漫画针灸学

主 编 陈 波

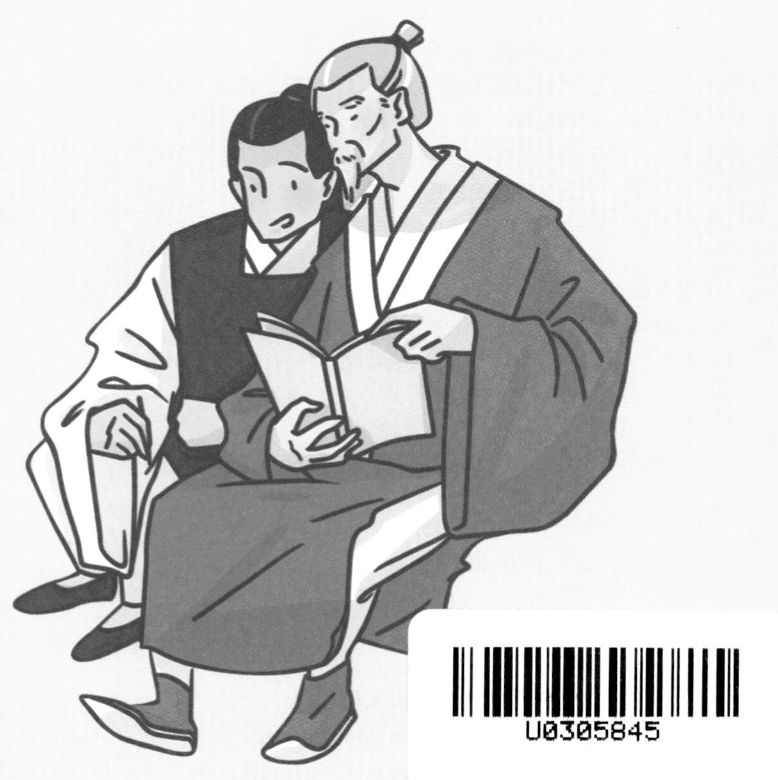

全国百佳图书出版单位
中国中医药出版社
·北 京·

图书在版编目（CIP）数据

漫画针灸学 / 陈波主编 . — 北京：中国中医药出版社，2023.5
ISBN 978-7-5132-7995-6

Ⅰ . ①漫…　Ⅱ . ①陈…　Ⅲ . ①针灸学—普及读物
Ⅳ . ① R245-49

中国版本图书馆 CIP 数据核字（2022）第 248359 号

中国中医药出版社出版
北京经济技术开发区科创十三街 31 号院二区 8 号楼
邮政编码　100176
传真　010-64405721
河北品睿印刷有限公司印刷
各地新华书店经销

开本 880×1230　1/32　印张 6.75　字数 219 千字
2023 年 5 月第 1 版　2023 年 5 月第 1 次印刷
书号　ISBN 978-7-5132-7995-6

定价　79.00 元
网址　www.cptcm.com

服 务 热 线　010-64405510
购 书 热 线　010-89535836
维 权 打 假　010-64405753

微信服务号　zgzyycbs
微商城网址　https://kdt.im/LIdUGr
官 方 微 博　http://e.weibo.com/cptcm
天猫旗舰店网址　https://zgzyycbs.tmall.com

《漫画针灸学》编委会

主　审　郭　义　　李志道

主　编　陈　波

副主编　陈泽林　　李　昕　　李明月

李柠岑　　徐　媛　　郭　扬

编　委（按姓氏笔画排序）

于海龙　　公一囡　　田筱婵

吕中茜　　庄彩薇　　许莹鸿

李　丹　　李忠正　　邱继文

张　阔　　陈　勇　　周　丹

赵　雪　　胡细佑　　殷子睿

黄蔚琪　　康梦妍

郭　序

“仓颉之初作书，盖依类象形，故谓之文；其后形声相益，即谓之字。文者，物象之本，字者，言孳乳而浸多也。”(《说文解字·叙》) 即文字最初从图形来，即象形文字。《说文解字》释“文”，云:“文，错画也。象交文。”依类象形，象纹理纵横交错。从生理学角度来说，人们认识事物，往往从事物形象入手。因此，从图像角度认识事物，容易入门，也容易理解。

中华医道，其来久矣！医道深邃，医技玄奥，文字易学，其理难明，在心易了，指下难辨。若辅之以图画，或可思过半矣。

《漫画针灸学》以全国中医药行业高等教育规划教材《针灸学》为基础，以漫画方式叙述，内容包括经络腧穴、刺灸法、针灸治疗等，图画人物构思源于《黄帝内经》，借黄帝、岐伯的师徒关系，以师徒对话为主线，将晦涩难懂的理论形象化，把散在杂乱的知识点系统化，以图释文，以形释理，集艺术性、幽默性、科学性于一体，当属不易。

《中医药发展战略规划纲要（2016—2030 年）》有言:“促进中医药与广播影视、新闻出版、数字出版、动漫游戏、旅游餐饮、体育演艺等有效融合，发展新型文化产品和服务。”《中医药文化建设“十三五”规划》亦言要充分发挥报刊、广播、电视、网络等媒体的作用，打造中医药文化传播新媒体。

陈波博士为吾门生，勤于教学，深植临证，钻研针道，属一代青年才俊，知进取而日新，日新者日进也。其于思之中竭心尽力，斟酌再三，如切如磋，如琢如磨，言针灸学之基础，亦融其观点，著成《漫画针灸学》一书，为广大针灸爱好者开启乐学国学之旅。时维葭月，树树秋声，橙黄橘绿之际，欣闻此书付梓，甚喜作序。

首届全国中医药高等学校教学名师

国家“万人计划”教学名师

天津中医药大学副校长

郭义

庚子年深秋于津·团泊湖畔

刘 序

中医药是中国古代科学的瑰宝，也是打开中华文明宝库的钥匙，是中华民族独特的健康认知，在维护人民健康方面发挥着重要的作用，承载着古代先驱深邃的智慧。针灸是中医之精华，作为人类非物质文化遗产，是目前世界上广泛使用的传统医学方法，并已走入主流医学体系，成为民心相通、文明互鉴的使者，走向世界的靓丽名片和构建人类卫生健康共同体的桥梁和纽带。

针灸源远流长，在几千年的发展中形成了浩瀚的古籍文献，《黄帝内经》中用图来展示针灸工具，宋代更是创立了《铜人腧穴针灸图经》，用图和铜人模型形象化地描述经络穴位。但用漫画的形式，以生动之形、风趣之语、深奥之理，将针灸与漫画相结合的科普作品尚不多见。欣闻陈波博士的《漫画针灸学》即将付梓，先睹为快，眼前为之一亮。此书去晦涩难晓之言与严板之象，借妙趣横生之画，配以浅显之文，以释论针灸之精妙，展针灸学之微意，既传承了古人用图形描述经络、腧穴之法，亦合新时代中医针灸文化广传之求。书中所涉针灸知识科学准确，通俗易懂，贴近生活，特别适合针灸爱好者入门学习，也可作为儿童、青少年中医药知识科普读物普及推广。本书的出版可丰富中医药文化产品和服务供给，拓宽针灸文化与知识传播覆盖面，让更多的人，尤其是儿童、青少年在不经意之中了解针灸并体验针灸。此书出自一个青年人之手，难能可贵，甚喜作序。

世界针灸学会联合会主席
中国针灸学会会长
欧亚科学院院士
刘保延
2022 年 7 月 18 日

编者按

天津中医药大学针灸推拿学是国家重点学科、国家双一流专业，针灸学教学团队是国家级教学团队。2016 年本人博士毕业，留校工作，有幸成为其中一员。萌发编写此书的想法，源于第一年的《针灸学》的带教，在讲授经络腧穴各论过程中，为方便学生记忆和总结腧穴的定位，要求学生在写点穴实验报告或笔记整理时，不按经脉，按部位总结腧穴定位的规律，并手绘此部位与腧穴定位相关的解剖组织，以及某一解剖位置与之相关的腧穴及其定位。这一探索取得了不错的教学效果，而且还发现了几位特别擅长绘画的同学，如本书的作者之一李昕，就是当时 2014 级康复专业的学生，她在本书筹划、绘画、统稿等过程中做了大量的工作。在往后几届的《针灸学》教学过程中，我会留意绘画或总结能力较强的学生，吸纳到本书的创造之中。本书的编委多为我曾带教的本科生，他们极富创造力和想象力，把一些抽象、复杂的知识点通过漫画形象浅显易懂地展示给大家，且极富表现力。

如今漫画教学已应用于多个学科，成为课堂教学的有效补充并成功发挥其优势。针灸学是建立在中医基础理论之上的，其思维抽象、经典厚重、操作复杂，清代名医李守先自述学习针灸过程就遇到“经络穷会，寻之为难”“一入认穴，繁而且碎”“或止之曰穴难，不知难不在穴，在手法耳”等难题，因此，许多针灸初学者和爱好者望而却步。

一、编写特点

本书编写以全国中医药行业高等教育规划教材《针灸学》为蓝本，以漫画形式展示，主要有以下几个特点：

1. 形象生动，简单明了 本书以师徒两人对话为主线，一问一答，在故事中学习，简单易记；以漫画形式展示重点、难点，形象生动。例如经脉的概念、奇经八脉的作用、五输穴的经气流注、腧穴的命名等。以图释理，使晦涩难懂的理论形象化。

2. 考点全面，重点突出 本书按照《针灸学》教学大纲知识点要求，全面总结了大纲所要求的知识点，突出重点、难点的总结与分析，如在腧穴各论、针灸治疗等篇章突出介绍了重点穴位最重要的功效及其针灸治疗疾病的基本处方。

3. 横向总结，串联比较 教材授课主要是按照十四经的顺序进行纵向教学，学生容易遗忘或者记忆混淆。本书对相关知识点进行横向总结，把要点进行串联、比较、分析，提高学生综合应用能力，以图释文使繁碎杂乱的关联系统化。例如：①腧穴各论总结了每条经脉所关联的重要脏腑或组织器官，以及某些重要脏腑、组织器官所关联的经脉及其关联方式。②经脉、腧穴的“和而不同”：手三阳经都上行于头面，治疗头面五官疾病，有何不同？十二井穴都具有清热、开窍、醒神的作用，用于急救，各自又有何不同？络脉与经别都加强十二经脉的联系，扩大了其主治范围，有何不同？③以解剖结构为参照系，按部记穴：课堂教学是以穴找解剖结构，实际上同一解剖结构可以关联多个穴位，以解剖位置找穴，更便于记忆，取穴也更加精准。如内踝部位，后面有“太溪”，下面是“照海”，前下方是“商丘”，前面是“中封”。

二、学术观点

本书在介绍《针灸学》基本知识点的基础上，也融入了编者的一些个人学术观点，作为教学拓展延伸。

1. 腧穴分类 腧穴分经穴、经外奇穴、阿是穴三类，编者认为并不合理，有重叠之处。孙思邈首次在《备急千金要方》中提出的阿是穴实为“阿是之法”，是取穴的一种方法。

2. 郄穴的临床应用 “郄穴善于治疗急症，阴经郄穴治血，阳经郄穴治痛。”此观点源于《针灸甲乙经》对十六郄穴主治的统计分析，60%～70% 的郄穴主治范围属于“急症”，3 个阴经郄穴涉及血证，7 个阳经郄穴涉及急痛证。因此，强调“郄穴不只治急症，阴经郄穴不只治血，阳经郄穴不只治痛”。

3. 腧穴的远治作用 “经脉所过，主治所及”，这里强调的经脉不仅仅是十四正经，应扩大到整个经络系统。

4. 押手的作用 押手不只有固定穴位、辅助进针的作用，在针刺整个过程中都发挥了重要作用，针刺前“诊察号穴，揣穴定位”，针刺中“参与进针，进针补泻”，针刺后“出针补泻，整理善后”。

5. 得气的描述 教材有关“得气”的描述有不恰当之处，“得气”不等同与“气至”，亦与“针感”有所区别。

6. 总结提出针刺，拔罐补泻手法 针刺、拔罐补泻手法都遵循“推而内之，是谓补，动而伸之，是谓泻”（《难经·七十八难》）的原则。

7. 提出“平补平泻”实为“和合之法” 最早是指“先补后泻”或“先泻后补”。

8. 提出“御针之术”概念 在介绍针刺角度、方向、深度三要素的时候，提出了“御针之术”的概念，强调了如何通过控制针刺的角度、方向、深度，驾驭针感的传导，提高针刺疗效，保障针刺安全。

9. 提出“放白血”概念　在介绍“天灸”相关内容时，提出了“放白血”的概念，刺络放血，可分“赤血”“白血”，天灸发疱、四逢穴挑刺等都属于“放白血”。

10. 取穴方法　在腧穴定位教学过程中，提出了“摸骨循筋”“横纵坐标”等取穴方法。

感谢中国科协青年人才托举工程项目（2019–2021ZGZJXH–QNRC001）的资助。感谢我的两位托举导师郭义教授和刘保延教授的悉心指导。他们为此书作序，使书更加增色添彩。感谢郭义教授一直以来在生活上的帮助、学业上的培养、事业上的支持。感谢津沽针灸名家李志道先生在针灸临床、教学上的指导，有幸参与先生《腧穴明理与实践心得》《针灸临床应用发挥》两本专著的撰写，收获颇丰，很多学术观点皆源于先生。感谢中国中医药出版社高欣编辑，为本书的顺利出版提供了诸多建设性意见和帮助。感谢天津中医药大学对我的培养，自2005年本科入校学习，2016年博士毕业留校工作至今已17载，天中情，难忘却。本书从2016年开始构思，2017年开始讨论撰写，本着“如琢如磨”的态度，反复推敲，尽心尽力，5年有余，但限于自身水平，无论是文字绘画水平还是学术观点可能存在不少疏漏和错误，付梓之际，仍诚惶诚恐。诚望广大读者斧正，以便修改提高。

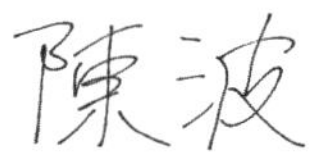

于团泊湖畔·天津中医药大学明堂园

目录

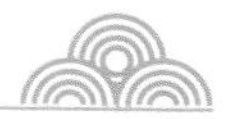

第一回　绪论

第二回　经络总论

第三回　腧穴总论

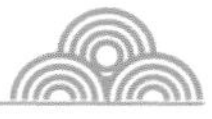

第四回 腧穴各论

第五回 刺灸法

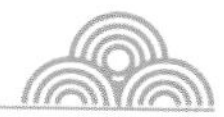

第六回　针灸治疗

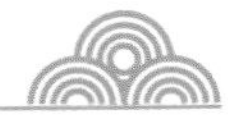

第一回　绪论

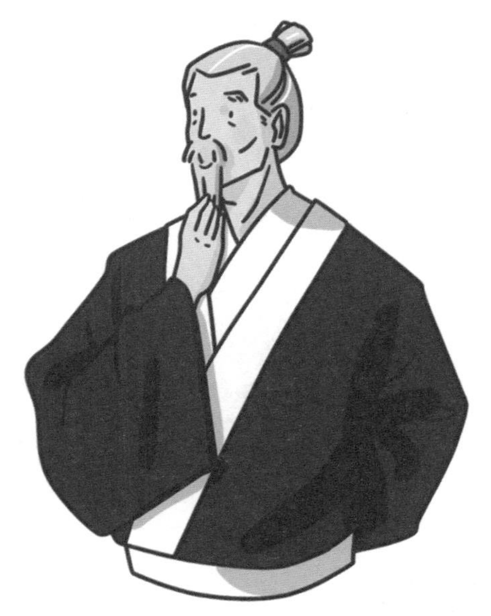

人物介绍：本书人物构思源于《黄帝内经》，借用黄帝与岐伯的师徒关系，以师徒对话为主线，介绍了中医理论体系中针灸部分的基本理论和临床应用。

师父，精医术脉理，才智过人。穷极天文地理，喜欢日月星辰、风土寒暑、山川草木等自然界的事物和现象。

徒弟，敏而好学，切问多思，博学笃志，立志成为医学家。偶尔粗心，但是善于观察，学习勤奋刻苦，不知疲倦。

【针灸学的概念、特点及优势】

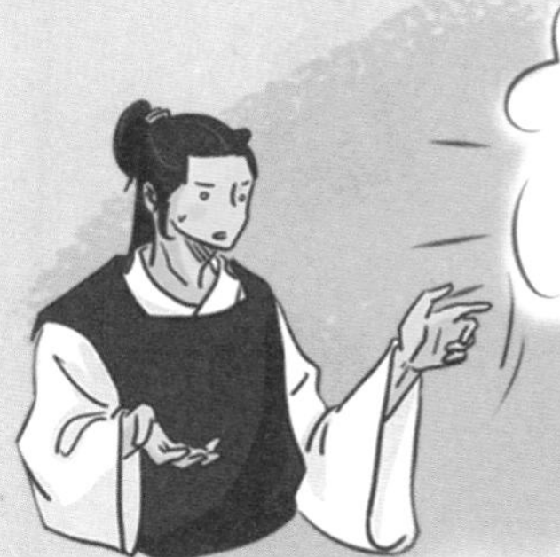
天师，敢问何为针灸疗法？不知其道，愿闻其说。

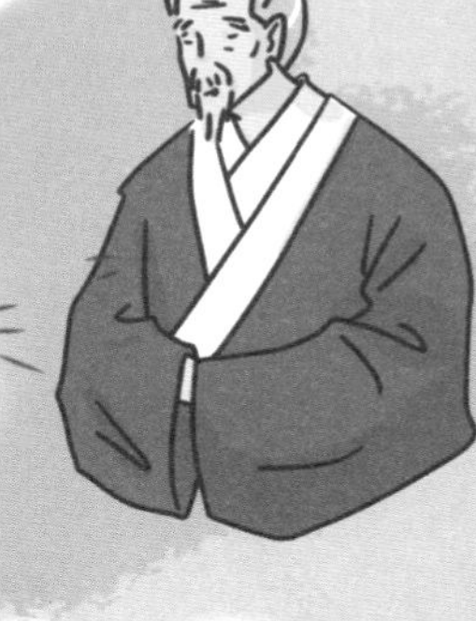
简单来说，针灸疗法就是将针扎到穴位上，从而防治疾病的一种方法。

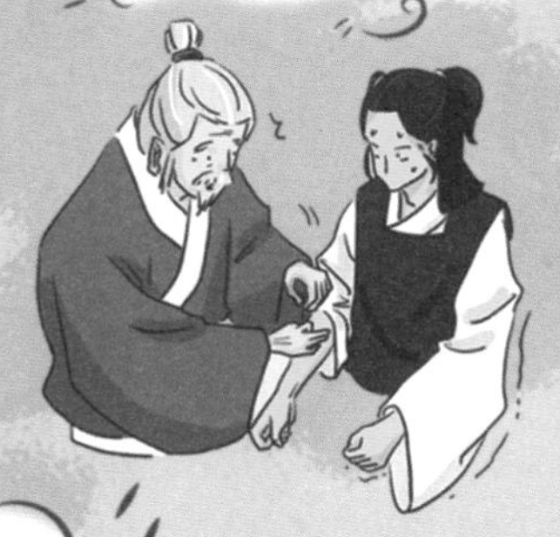
老臣为你医治，让你亲身感受。

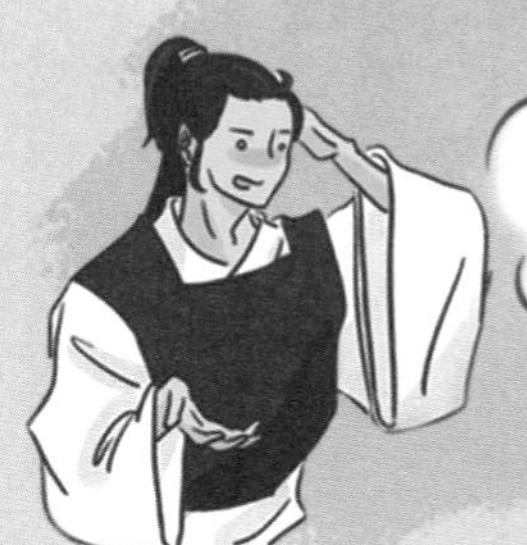
那针灸疗法有何特点与优势呢？

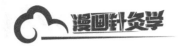

首先，其适应证非常广泛。

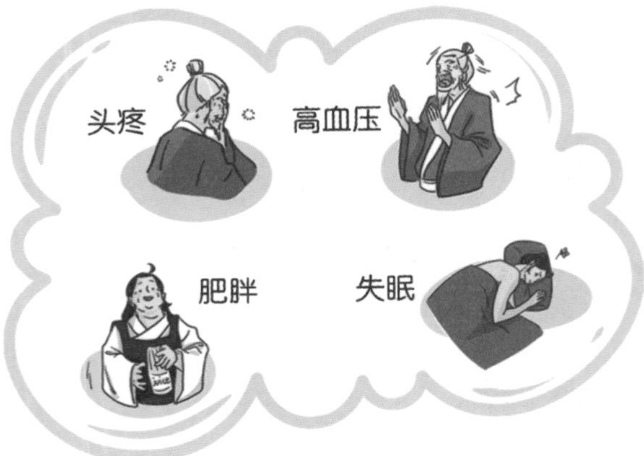
头疼
高血压
肥胖
失眠

其次，其疗效相当显著，有时一针见效。

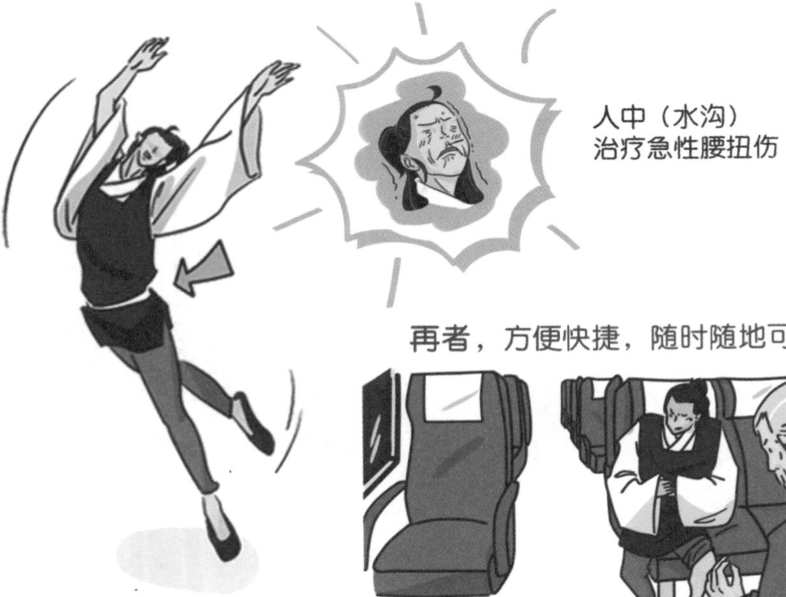

人中（水沟）
治疗急性腰扭伤

再者，方便快捷，随时随地可用。

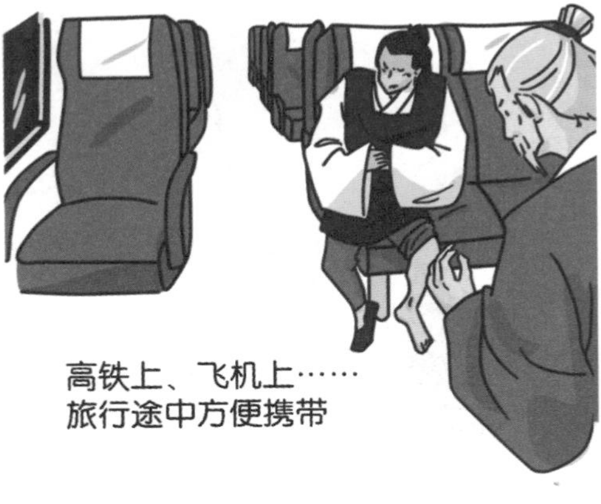

高铁上、飞机上……
旅行途中方便携带

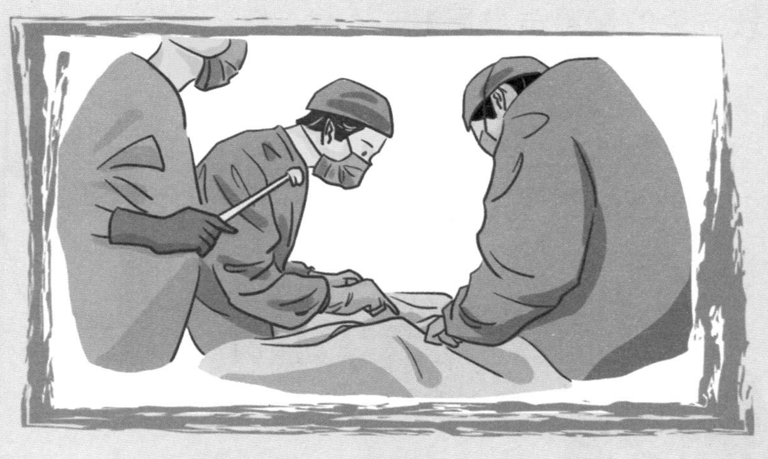

最后，针灸治疗安全经济，风险较小，
老百姓都能负担得起啊！

TOXIC
有毒

无手术创伤风险

无药物不良反应

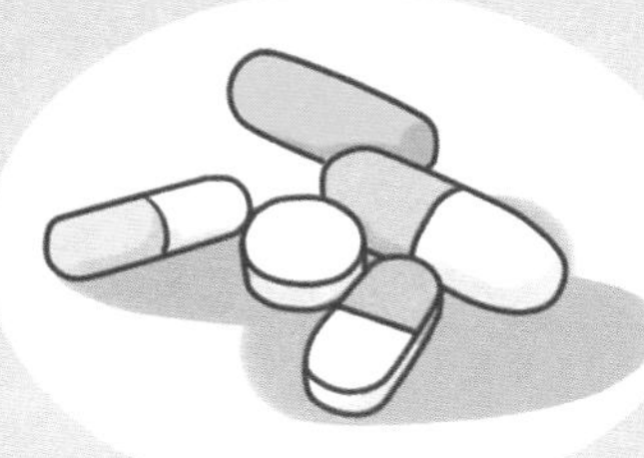

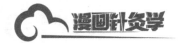

【针与灸的起源与发展】

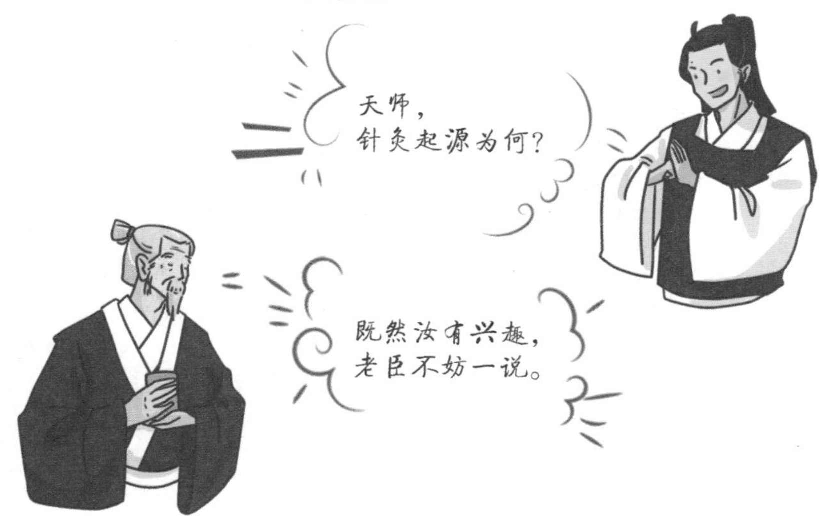
天师，
针灸起源为何？
既然汝有兴趣，
老臣不妨一说。

故东方之域，天地之始所生也。
鱼盐之地，海滨傍水，其民食鱼而嗜咸，皆安其处，美其食……
故其民皆黑色疏理，其病皆为痈疡。其治宜砭石，故砭石者，亦从东方来。

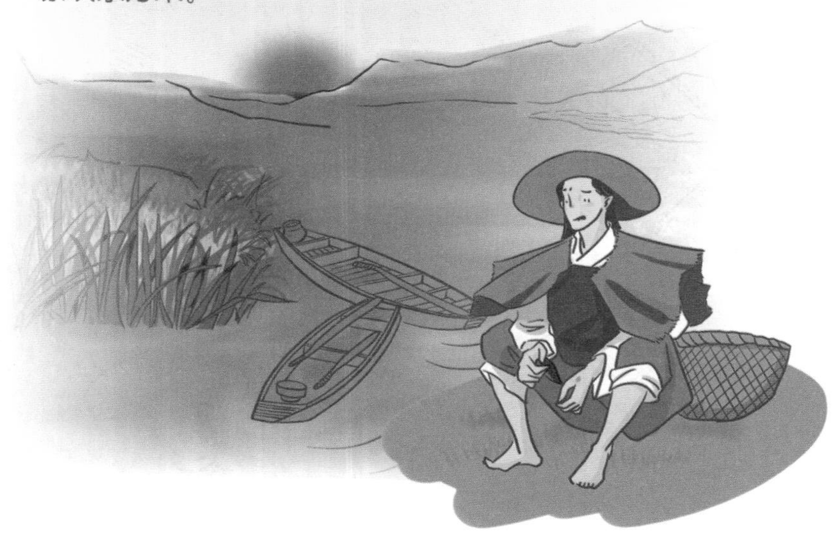

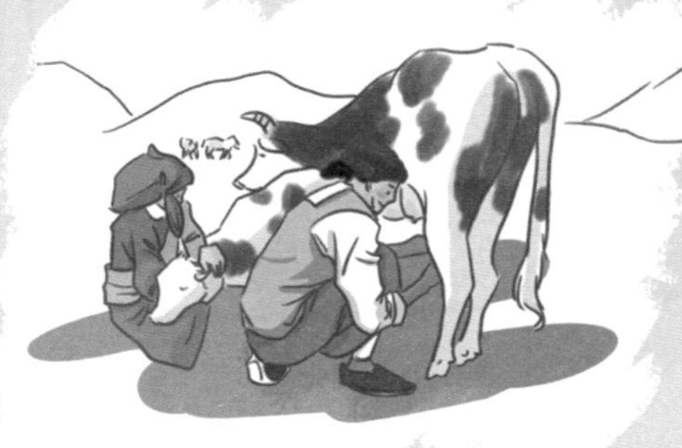

北方者，
天地所闭藏之域也，
其地高陵居，风寒冰冽。
其民乐野处而乳食。

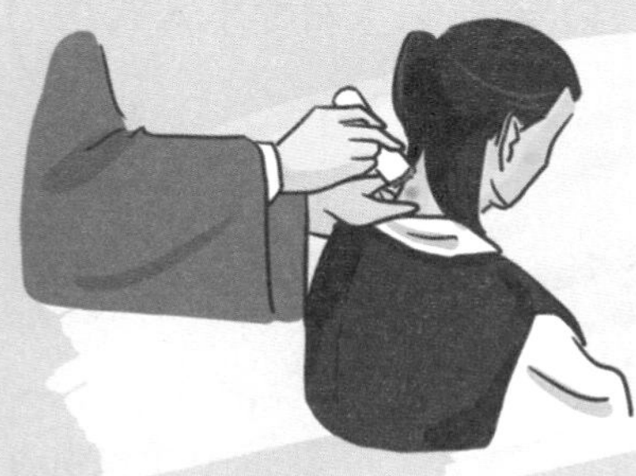

脏寒生满病亦，其治宜灸焫，
故灸焫者，亦从北方来。

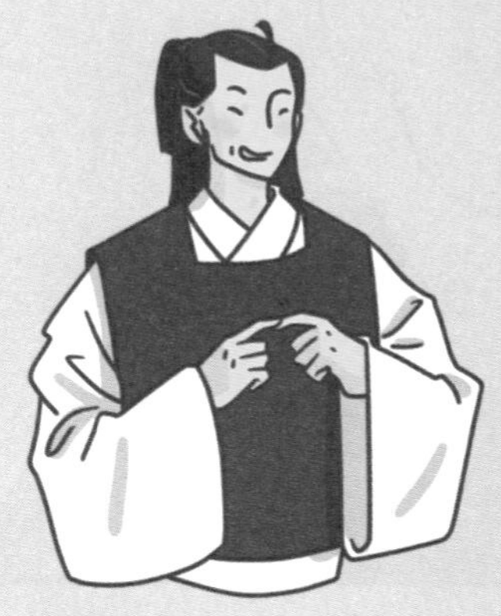
夫子，敢问针灸
是何时成为一门
独立学科的？

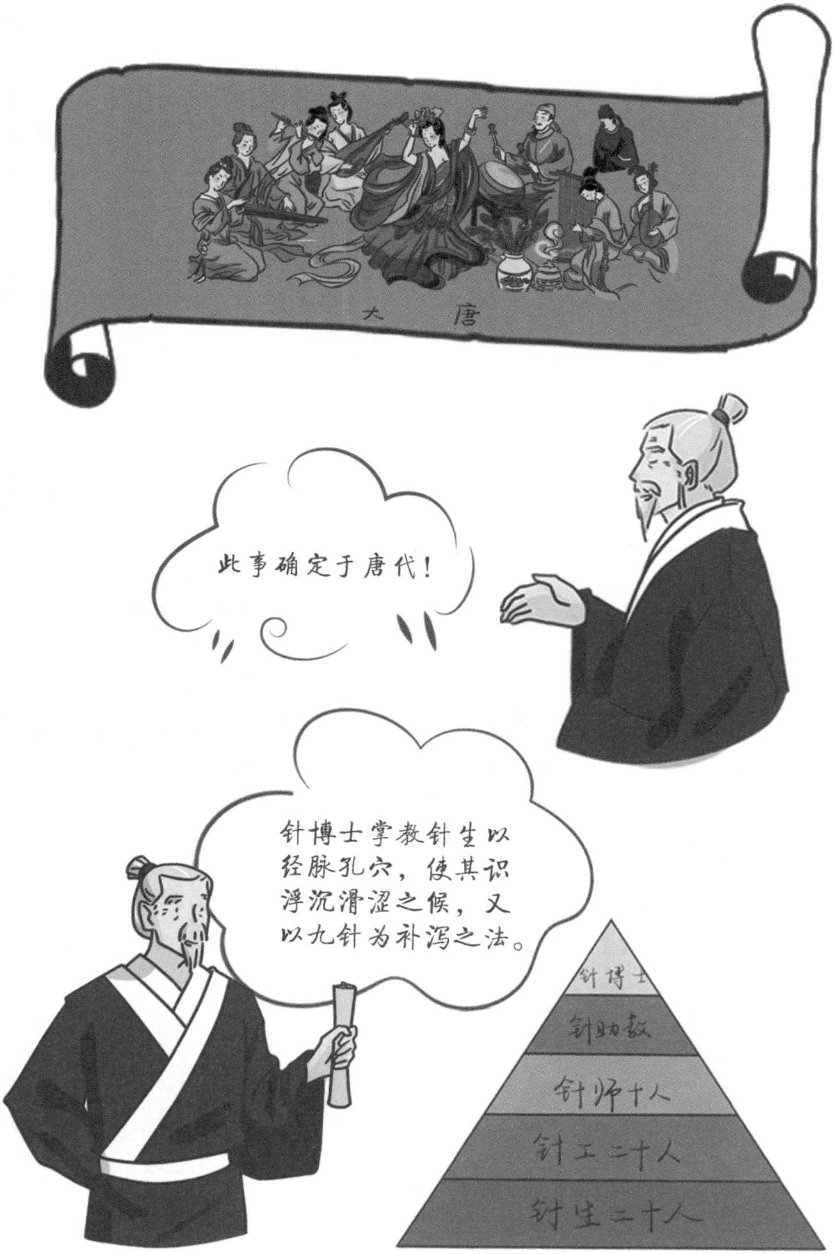

大 唐

此事确定于唐代！

针博士掌教针生以经脉孔穴，使其识浮沉滑涩之候，又以九针为补泻之法。

针博士
针助教
针师十人
针工二十人
针生二十人

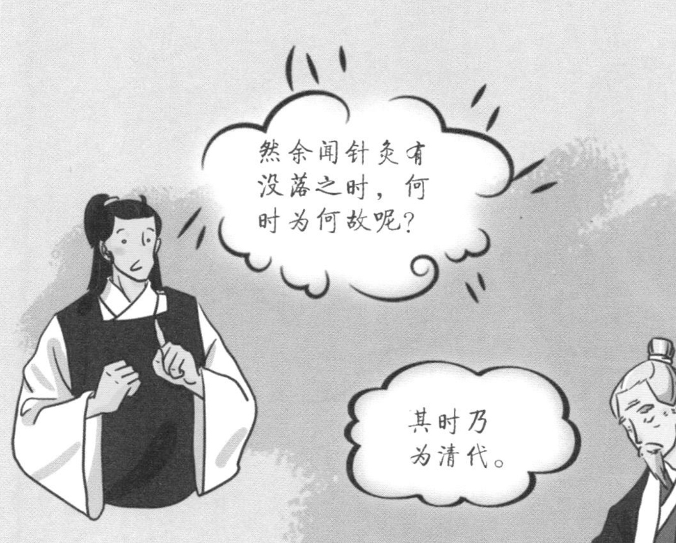
然余闻针灸有
没落之时，何
时为何故呢？
其时乃
为清代。

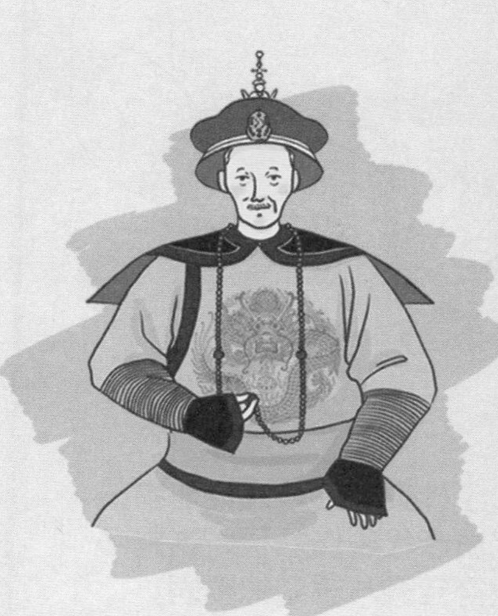

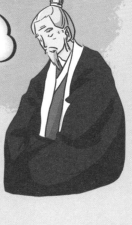

清朝时期，以道光皇帝为首的封建统治者找寻借口，以“针刺火灸，究非奉君之所宜”为理由，下令太医院停止使用针灸，废止针灸科。

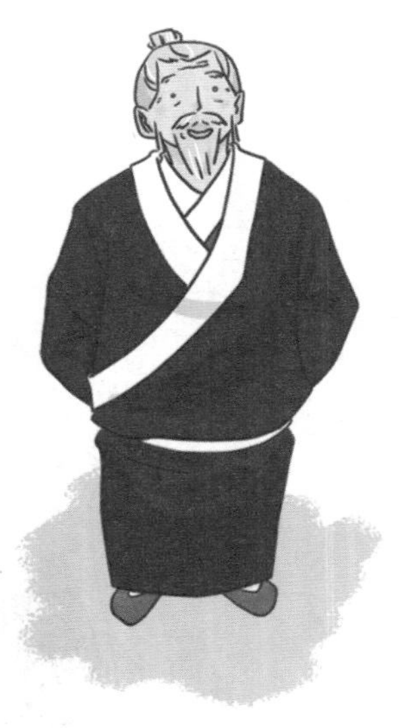

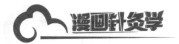

然针灸在当代发展
迅猛，不可小觑啊！

世界卫生组织（WHO）最新数据显示，有193个国家和地区在应用针灸疗法。

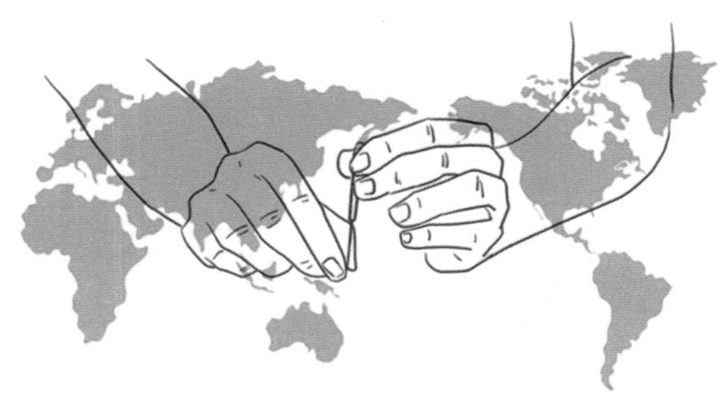

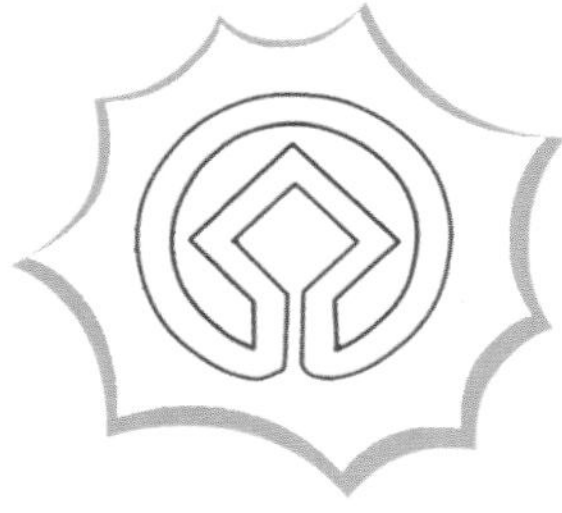

2010年针灸被列入人类非物质文化遗产代表作名录，这是多么值得自豪与骄傲的事啊！

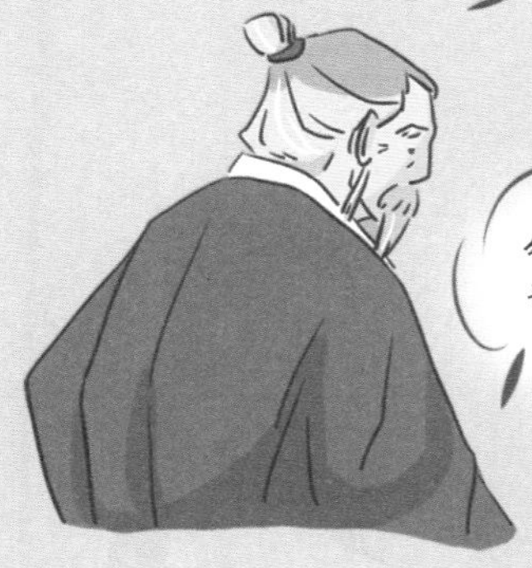

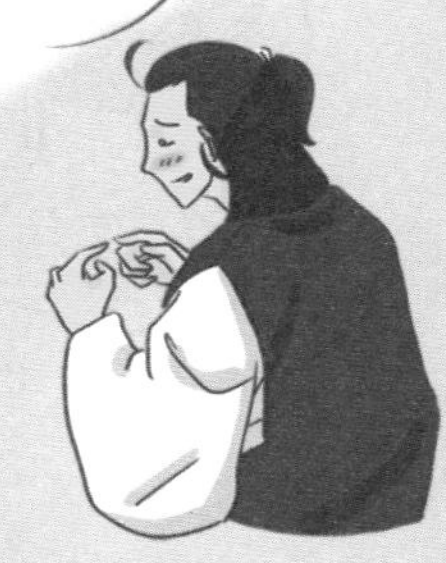
如此种种，使得我对针灸颇有兴趣，可心有余而力不足，不知该从何下手。
针灸铜人或可帮你解这一困境。

1026年，王惟一撰成《铜人腧穴针灸图经》，1027年其设计的两具铜人模型制成。我看此二物对你十分有用啊！

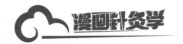

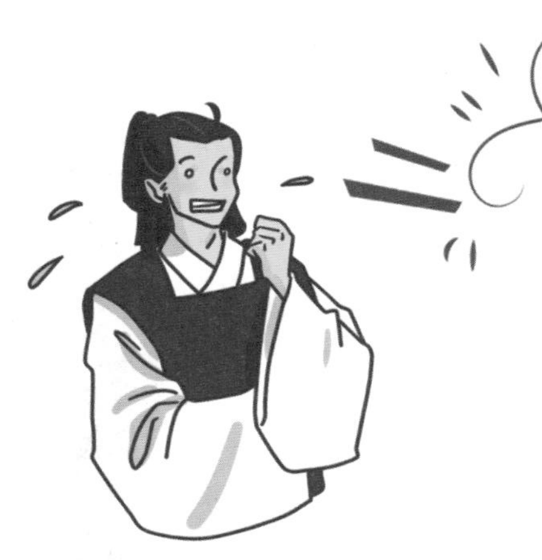
竟有如此操作！

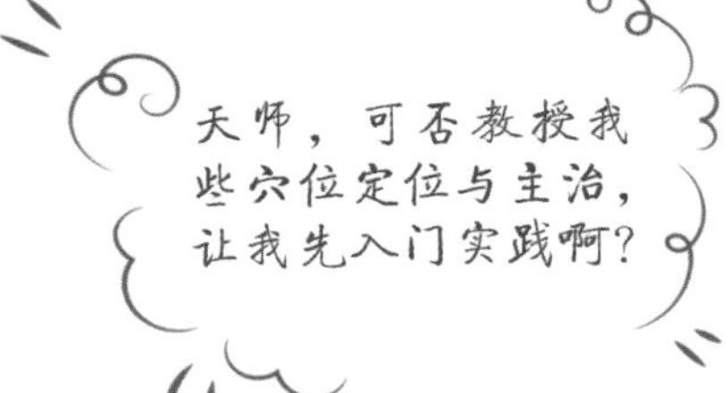
天师，可否教授我
些穴位定位与主治，
让我先入门实践啊？

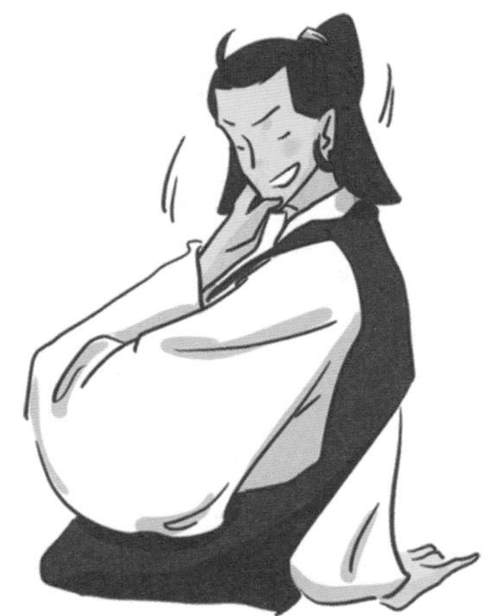

针灸逢源

先前，清代医家李学川所撰写的《针灸逢源》记载了361个穴位。

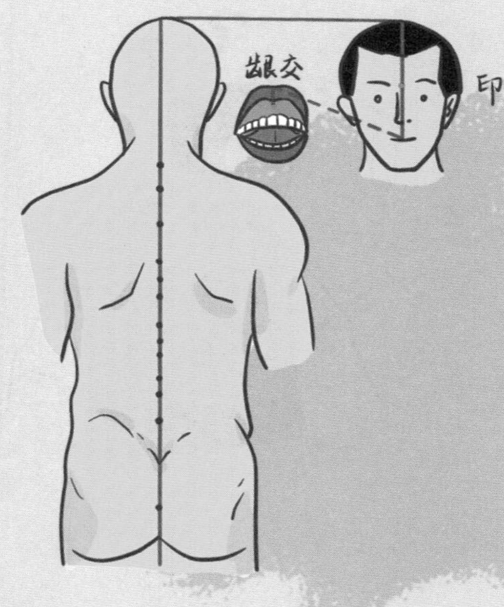
龈交
印堂

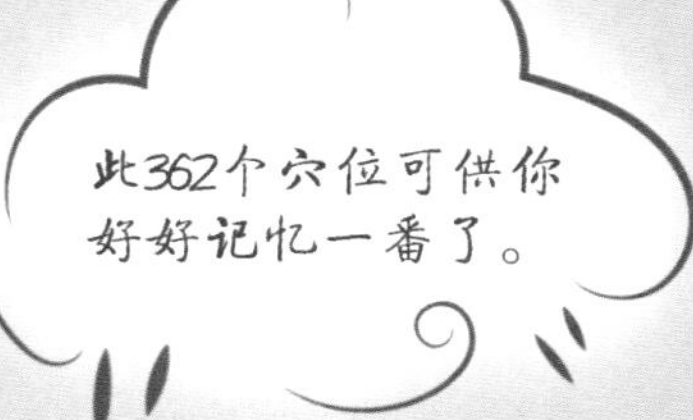
此362个穴位可供你好好记忆一番了。

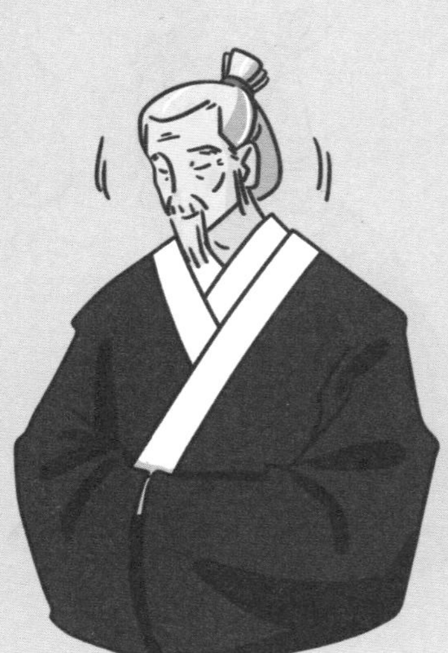

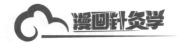

【关于针灸的3次总结】

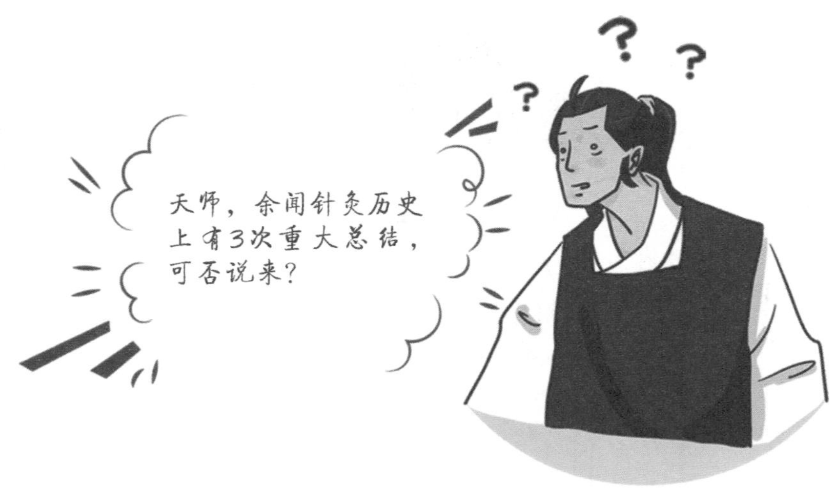
天师，余闻针灸历史上有3次重大总结，可否说来？

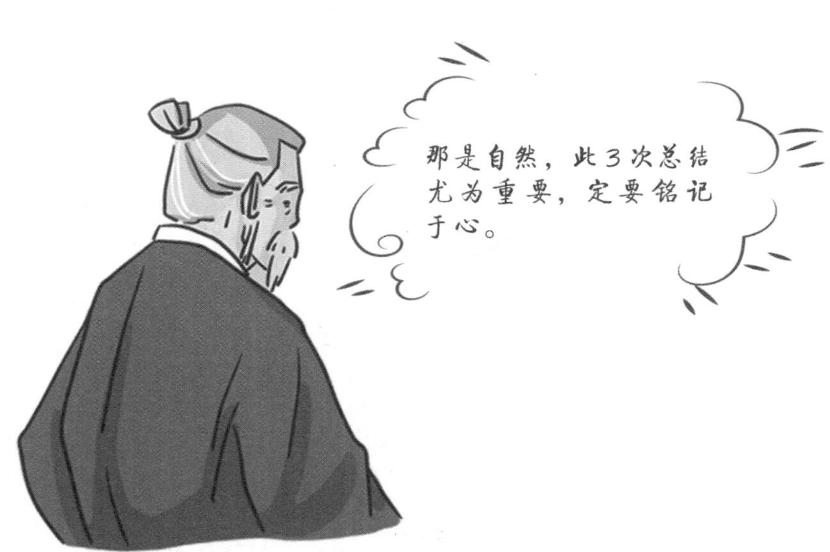
那是自然，此3次总结尤为重要，定要铭记于心。

黄帝内经

书名：《黄帝内经》
成书年代：前秦至西汉
作者：不详
贡献：第一次总结，标志针灸学理论体系基本形成

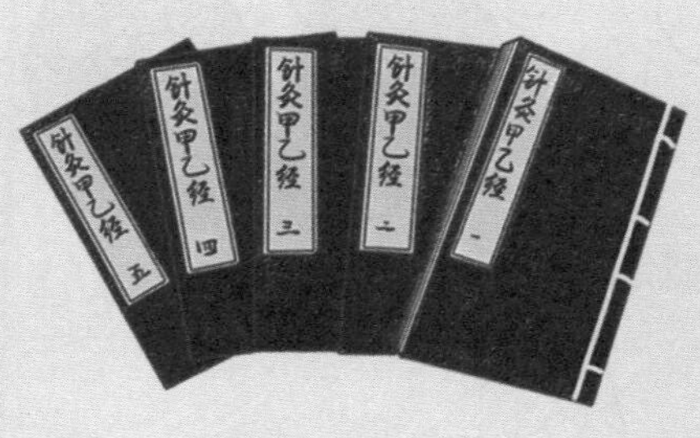
针灸甲乙经 五
针灸甲乙经 四
针灸甲乙经 三
针灸甲乙经 二
针灸甲乙经 一

书名：《针灸甲乙经》
成书年代：魏晋时期
作者：皇甫谧
贡献：第二次针灸总结，现存最早的针灸学专著

书名：《针灸大成》
成书年代：明代
作者：杨继洲
贡献：第三次总结

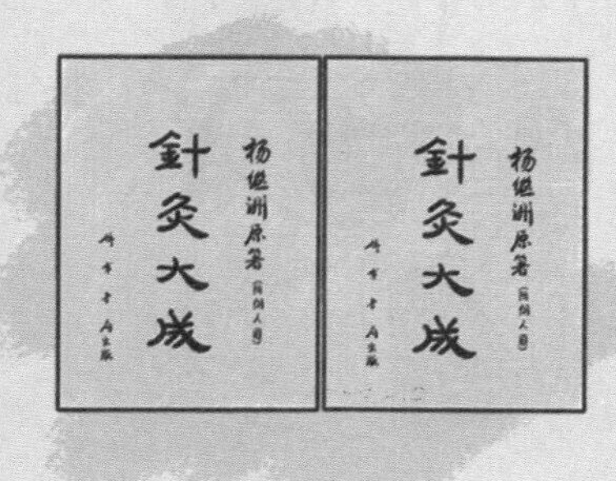

【著名医家医书与贡献】

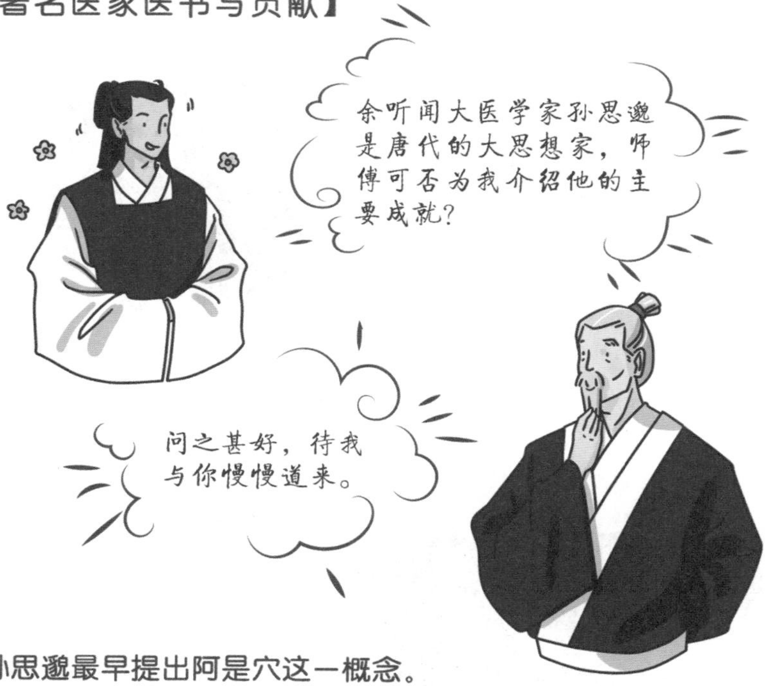

余听闻大医学家孙思邈是唐代的大思想家，师傅可否为我介绍他的主要成就？
问之甚好，待我与你慢慢道来。

孙思邈最早提出阿是穴这一概念。

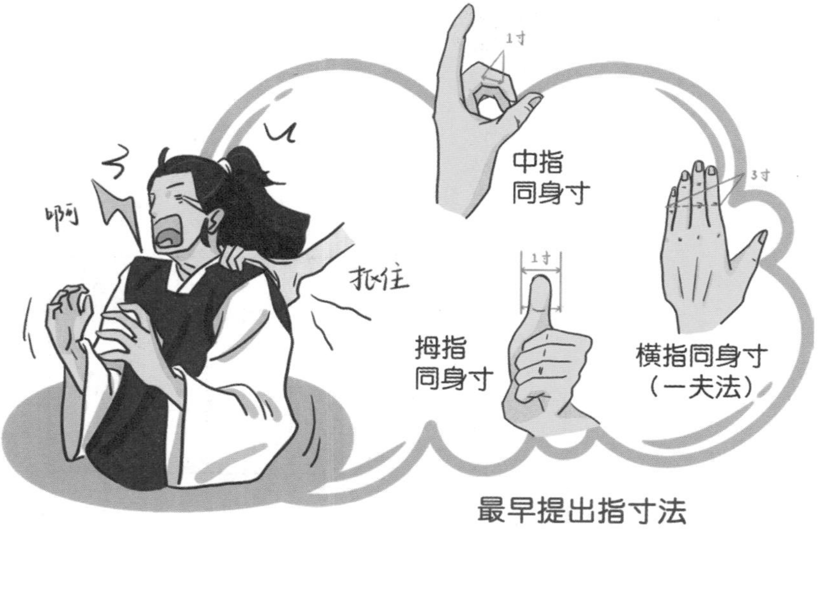

啊
抓住
1寸
中指同身寸
3寸
横指同身寸（一夫法）
1寸
拇指同身寸

最早提出指寸法

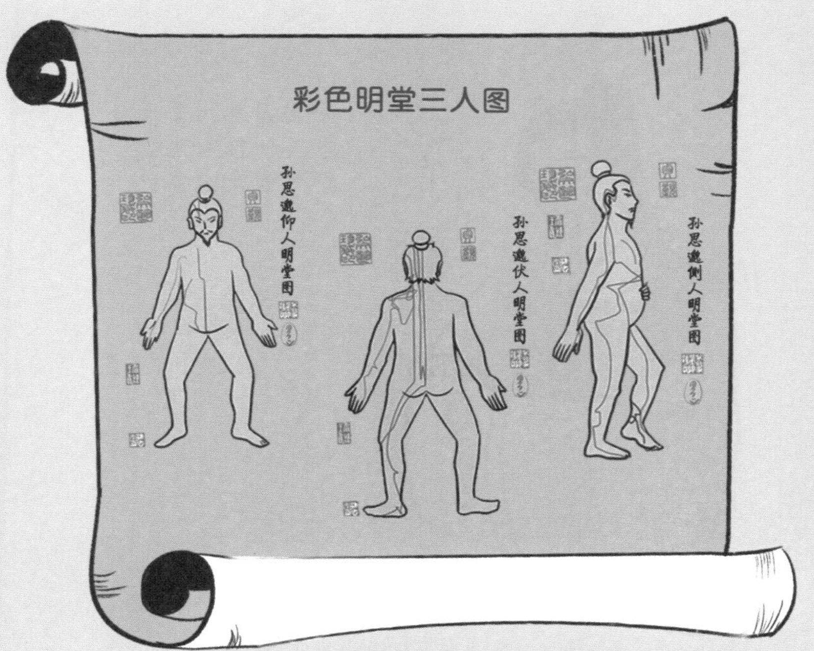
彩色明堂三人图
孙思邈仰人明堂图
孙思邈伏人明堂图
孙思邈侧人明堂图

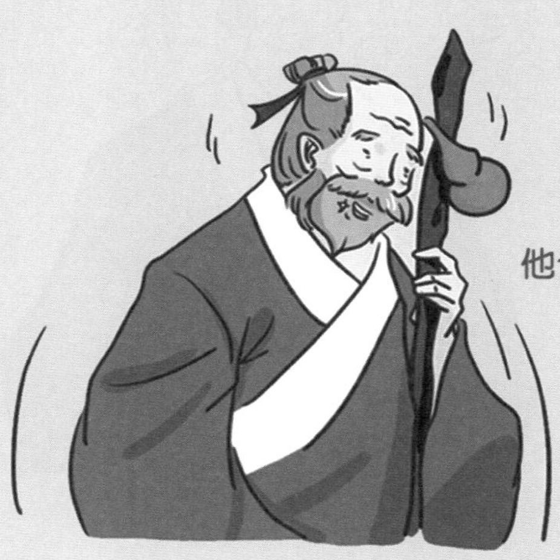

他也是成就颇高的针灸大家。

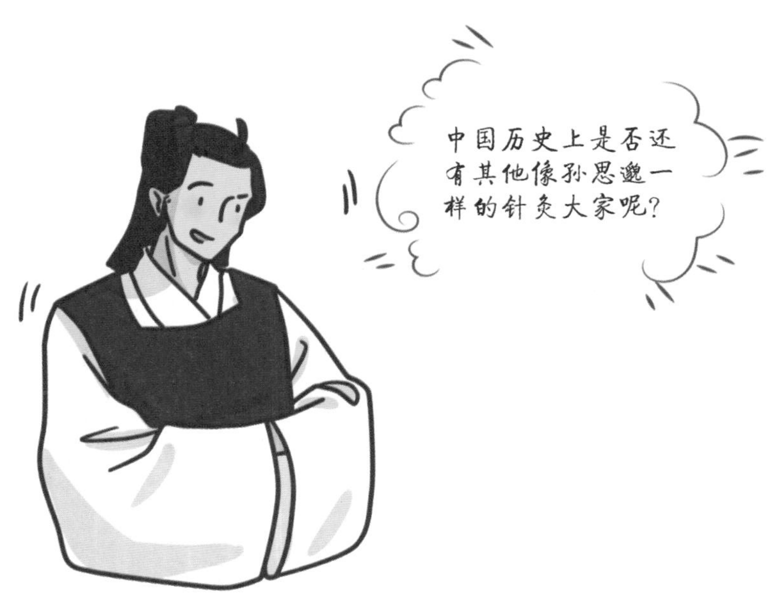

中国历史上是否还有其他像孙思邈一样的针灸大家呢？

那是自然，中国针灸历史源远流长，人才辈出。

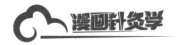

华佗首创
“华佗夹脊穴”。

秦越人（扁鹊）著
《难经》首创子母
补泻法。

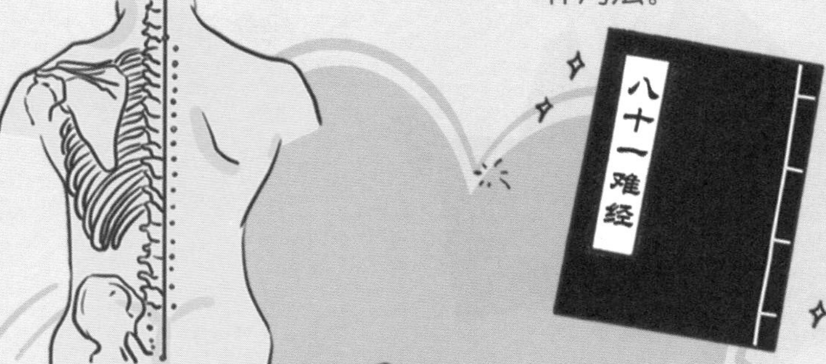
八十一难经

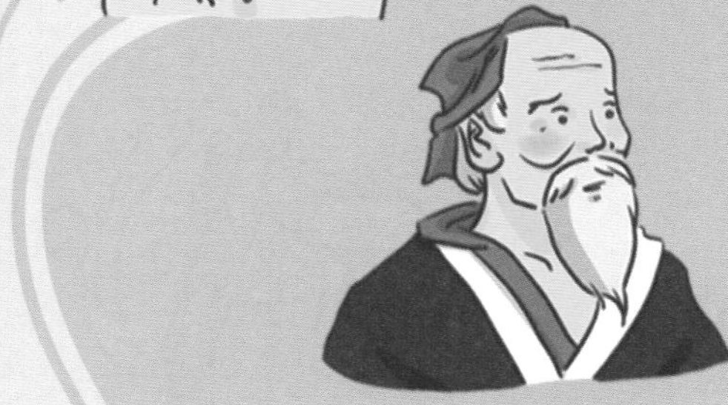

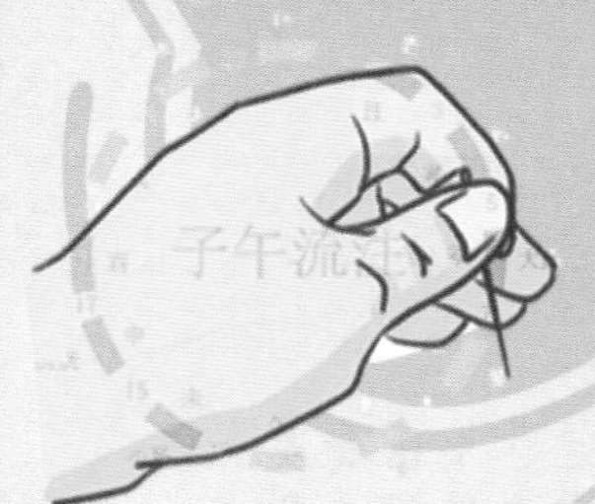

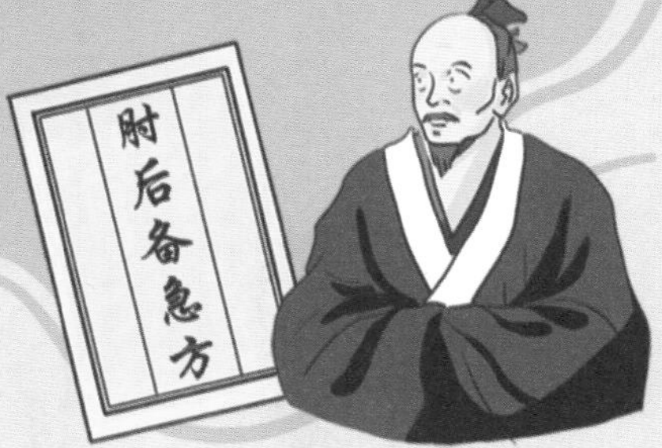
肘后备急方

何若愚提出了
子午流注针法。

葛洪《肘后备急方》
首次记载隔物灸。

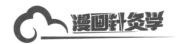

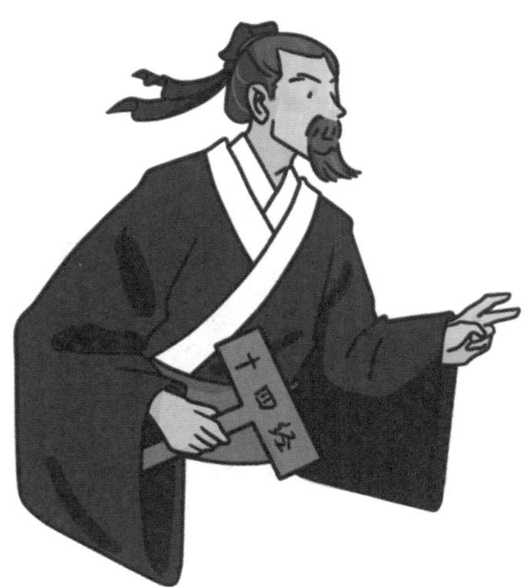
十四经

元代的滑伯仁（滑寿）首次把任、督二脉和十二经脉并称为“十四经”。

还有朱权的《寿域神方》中最早记载了艾条灸法。

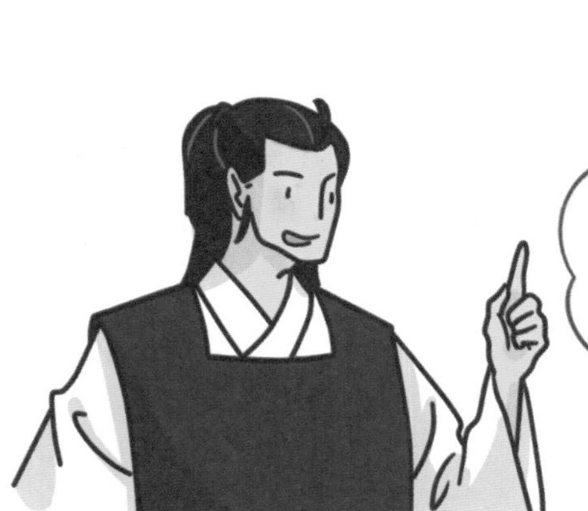
这些中医针灸大家真值得我们好好学习呀！

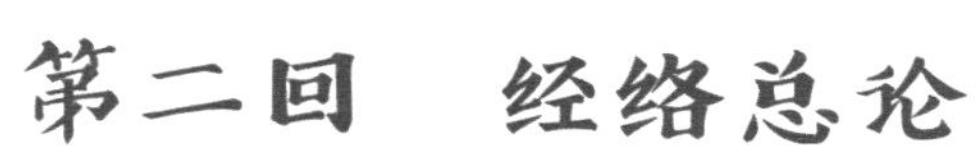

第二回　经络总论

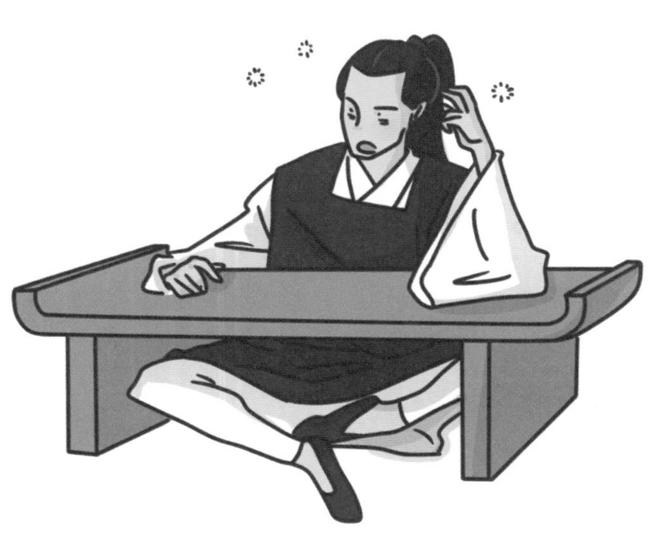

【经络概念及组成】

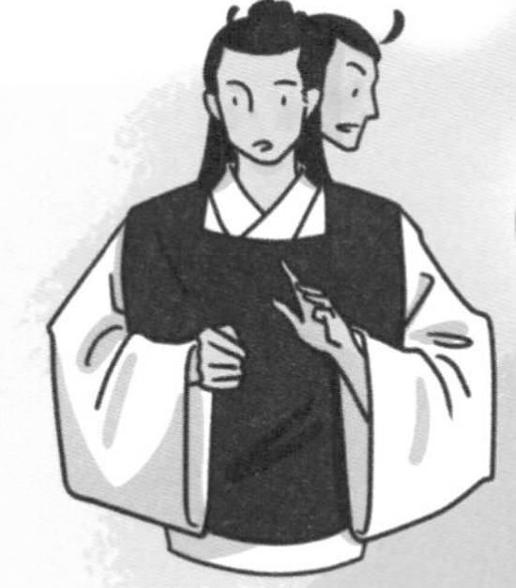
天师，请问何为经络？
请看老臣手里这片树叶，细看它的脉络。

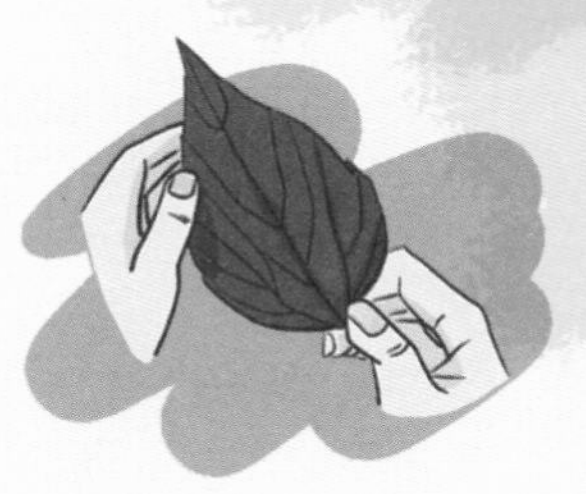

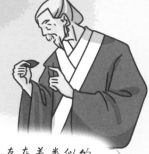

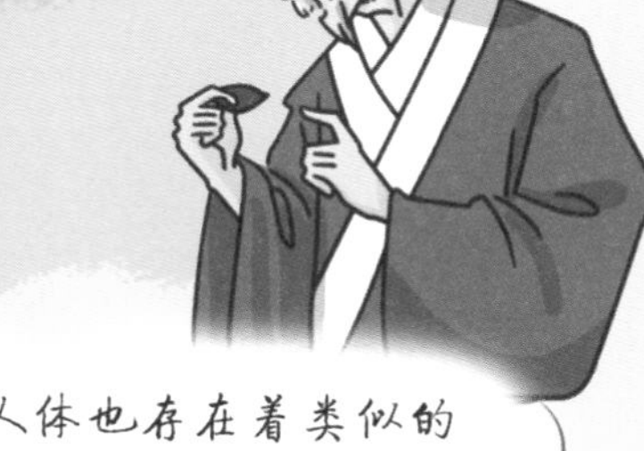
人体也存在着类似的通道系统，即为经络。

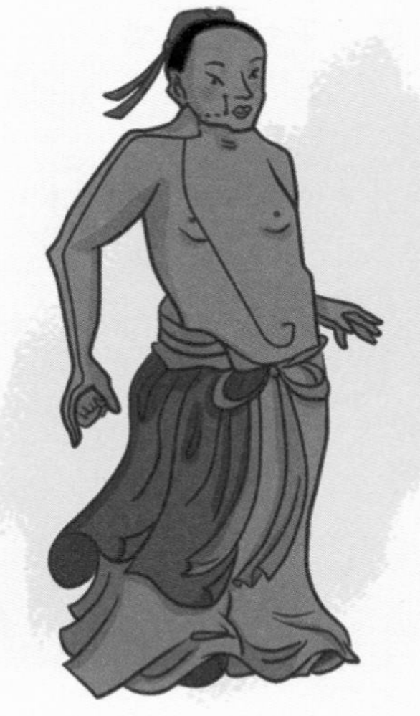

《灵枢·经别》记载：“经脉为里，支而横者为络，络之别者为孙。”

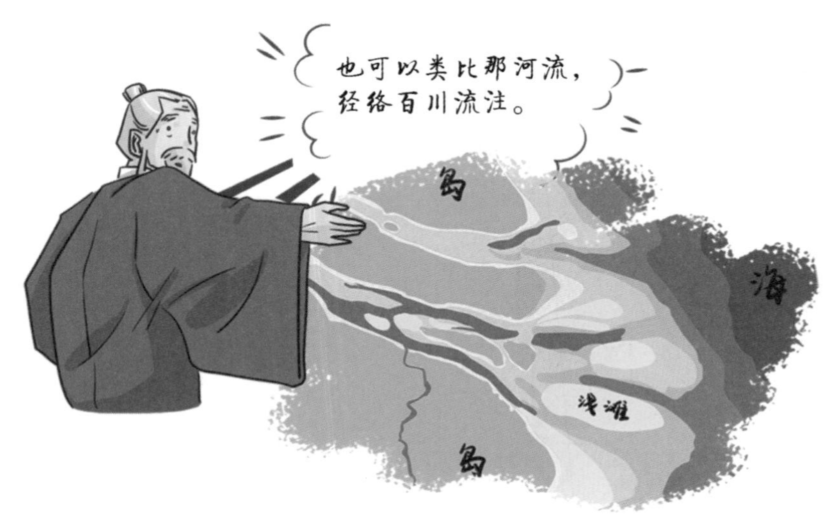
也可以类比那河流，
经络百川流注。
岛
海
浅滩
岛

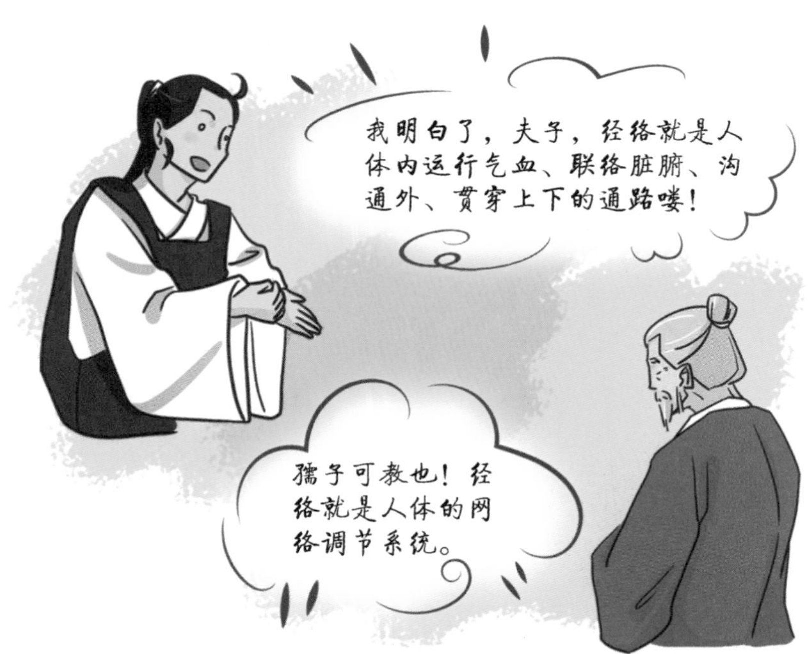
我明白了，夫子，经络就是人体内运行气血、联络脏腑、沟通外、贯穿上下的通路喽！
孺子可教也！经络就是人体的网络调节系统。

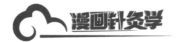

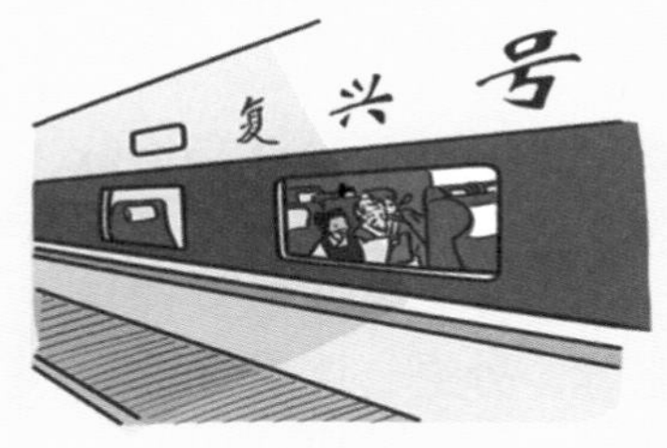
复兴号

譬如你从上海至北京，不仅可以乘坐复兴号动车前往，

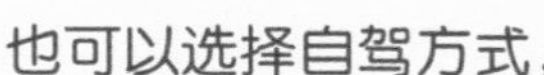

也可以选择自驾方式，

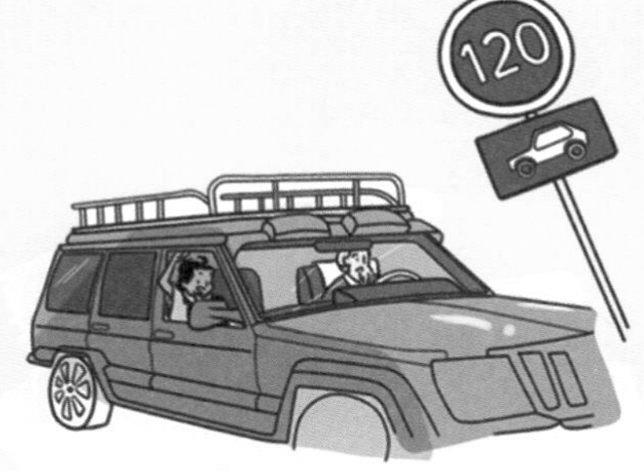
120

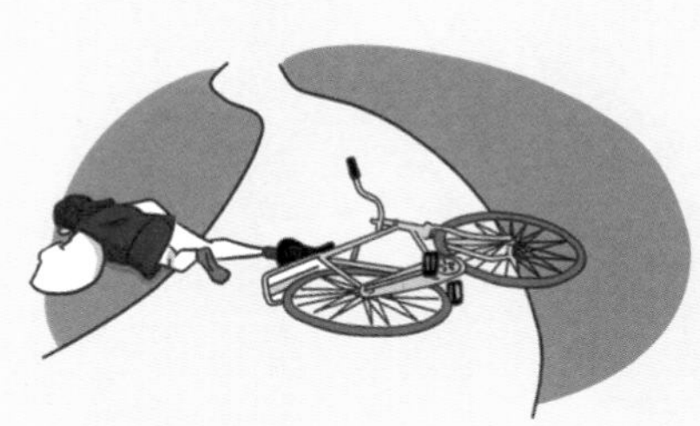

骑自行车穿梭于乡间的小路上，也是一个不错的选择。

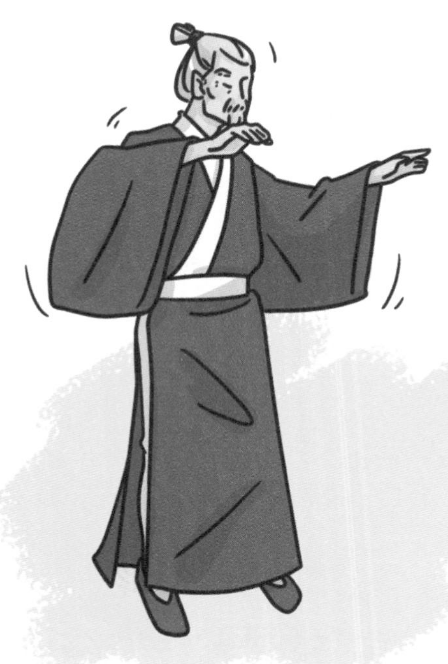

人体经络便是如此，可以通过不同的途径运行气血于周身。

经络不仅有经脉，还有络脉。经脉又包含十二经脉、奇经八脉、十二经别；络脉又包括十五络脉、孙络、浮络。

【十二经脉组成】

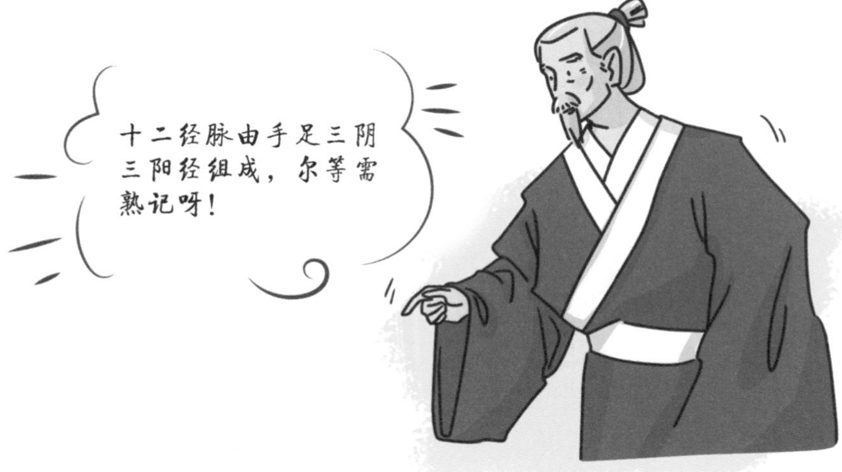
十二经脉由手足三阴三阳经组成，尔等需熟记呀！

手三阴经包括：
手太阴肺经、
手厥阴心包经、
手少阴心经。

手三阳经包括：
手阳明大肠经、
手太阳小肠经、
手少阳三焦经。

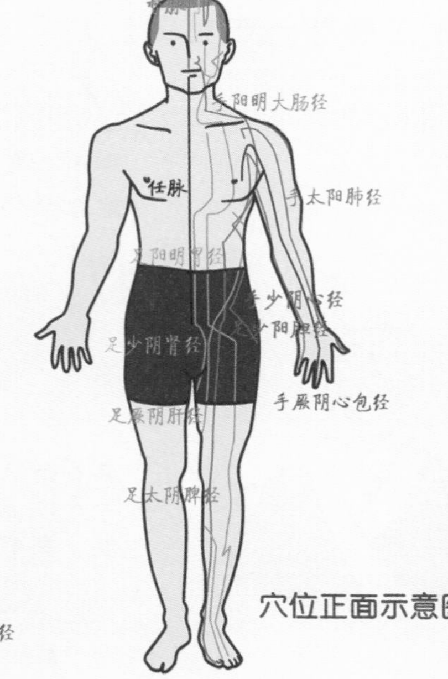
手阳明大肠经
任脉
手太阳肺经
足阳明胃经
手少阴心经
足少阴肾经
手厥阴心包经
足厥阴肝经
足太阴脾经

穴位正面示意图

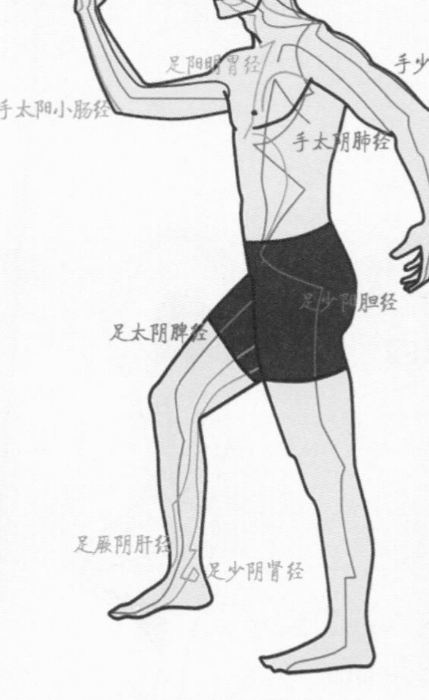
足少阳胆经
足阳明胃经
手少阳三焦经
手太阳小肠经
手太阴肺经
手阳明大肠经
足少阳胆经
足太阴脾经
足厥阴肝经
足少阴肾经

足三阴经包括：
足太阴脾经、
足厥阴肝经、
足少阴肾经。

足三阳经包括：
足太阳膀胱经、
足阳明胃经、
足少阳胆经。

穴位侧面示意图

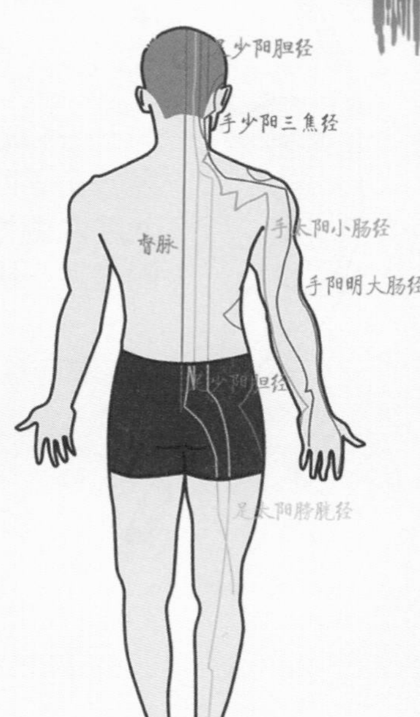
足少阳胆经
手少阳三焦经
督脉
手太阳小肠经
手阳明大肠经
足太阳膀胱经

穴位背面示意图

【十二经脉分布规律】

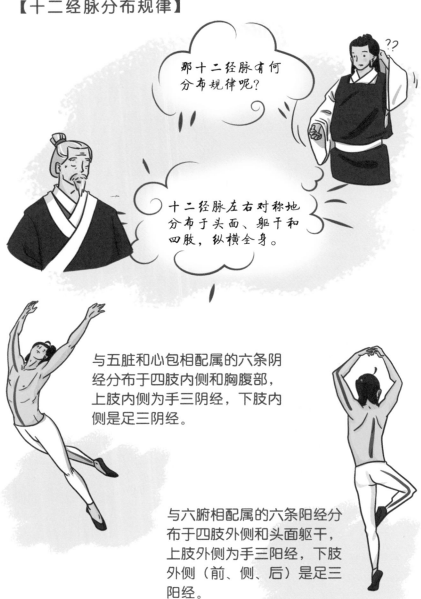

那十二经脉有何分布规律呢?

十二经脉左右对称地分布于头面、躯干和四肢，纵横全身。

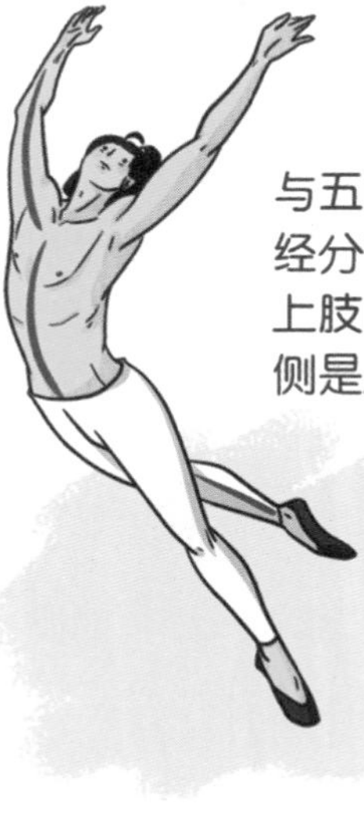

与五脏和心包相配属的六条阴经分布于四肢内侧和胸腹部，上肢内侧为手三阴经，下肢内侧是足三阴经。

与六腑相配属的六条阳经分布于四肢外侧和头面躯干，上肢外侧为手三阳经，下肢外侧（前、侧、后）是足三阳经。

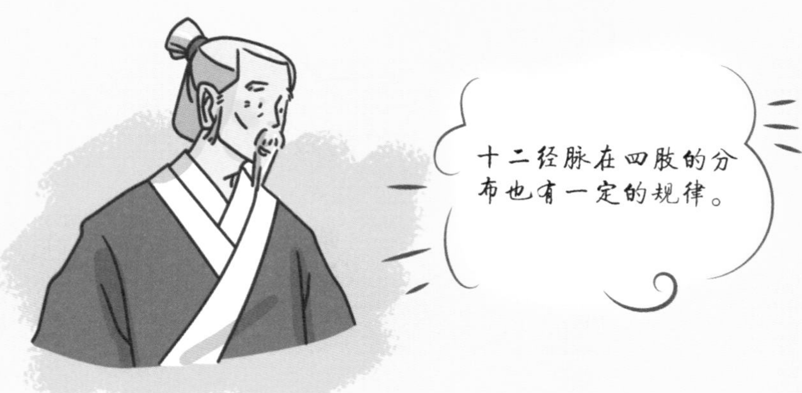
十二经脉在四肢的分
布也有一定的规律。

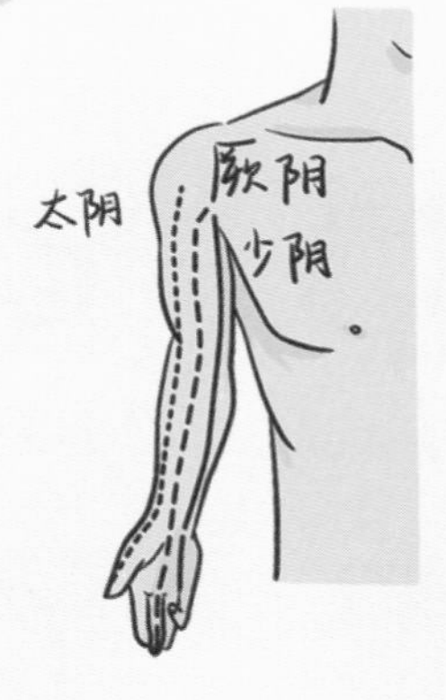
太阴
厥阴
少阴

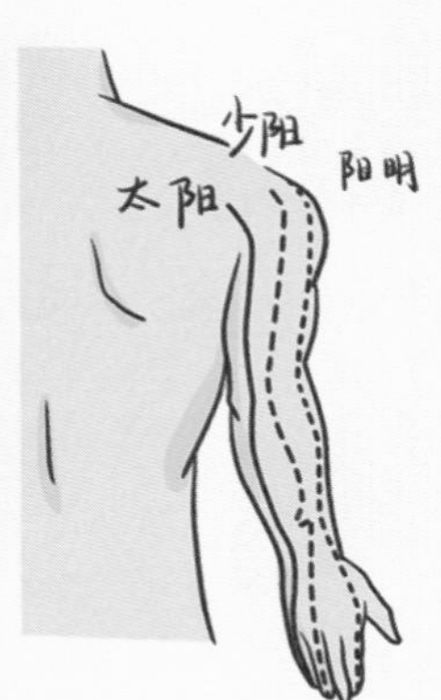
少阳
阳明
太阳

在上肢部，手三阳经为阳明在前、少阳在中、太阳在后，手三阴经为太阴在前、厥阴在中、少阴在后。

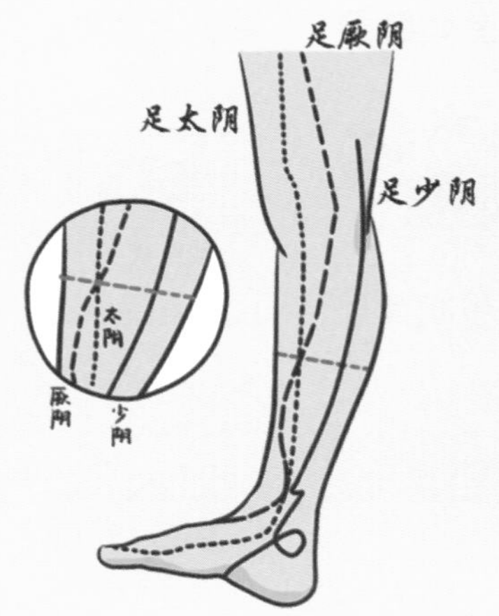
足厥阴
足太阴
足少阴
太阴
厥阴
少阴

足三阳经在下肢与手三阳经分布规律一致。足三阴经在内踝上8寸与手三阴经分布一致，但在内踝8寸以下的分布规律是厥阴在前、太阴在中、少阴在后。

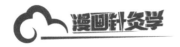

经脉的表里关系与脏腑表里相同。

阴经（属脏）	手	阳经（属腑）

阴经（属脏）	足	阳经（属腑）

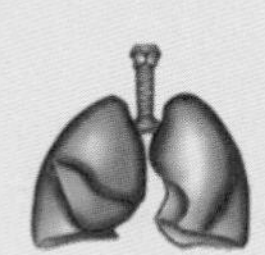
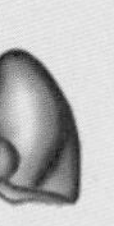
手太阴肺经

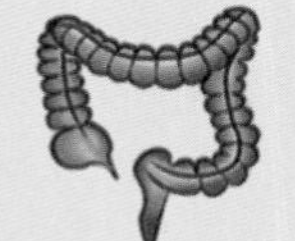
手阳明大肠经

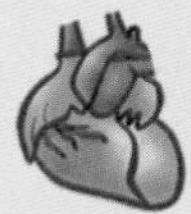
手厥阴心包经

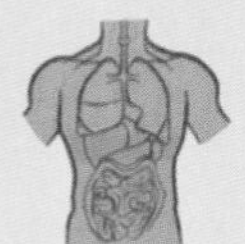
手少阳三焦经

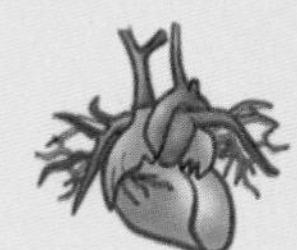
手少阴心包经

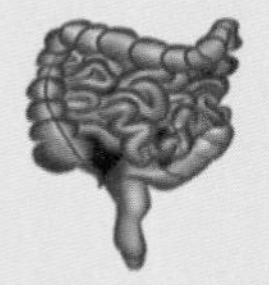
手太阳小肠经

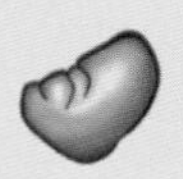
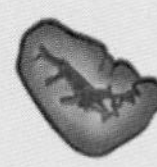
足太阴脾经

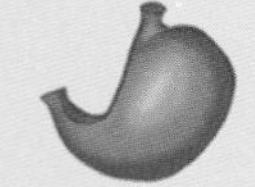
足阳明胃经

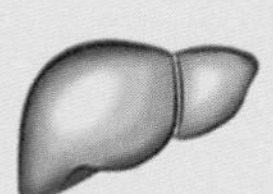

足厥阴肝经

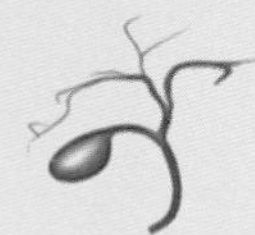
足少阳胆经

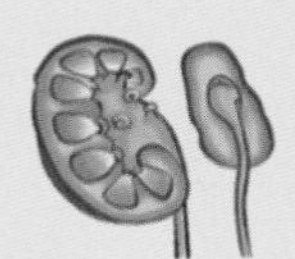
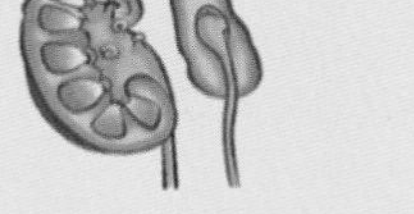
足少阴肾经

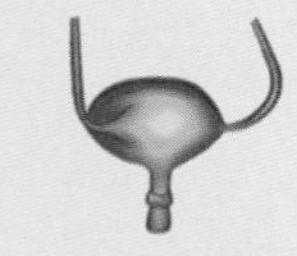
足太阳膀胱经

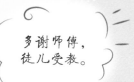

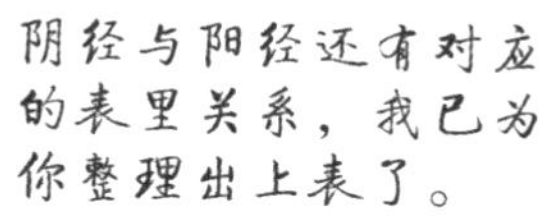
阴经与阳经还有对应的表里关系，我已为你整理出上表了。
多谢师傅，徒儿受教。

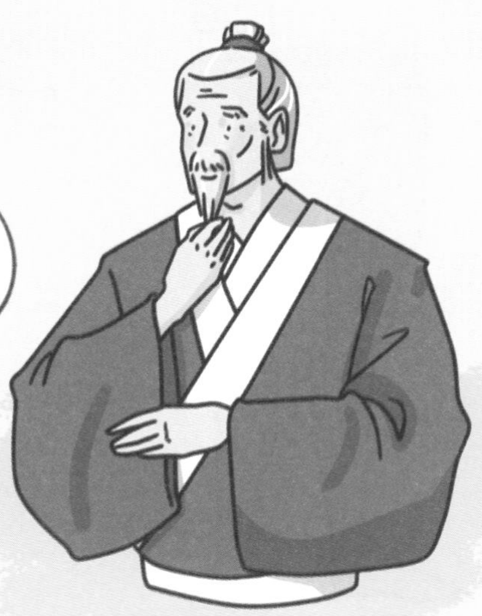
除上述十二经脉分布规律外，其还有交接和走向规律值得我们学习！

【十二经脉循行交接规律】

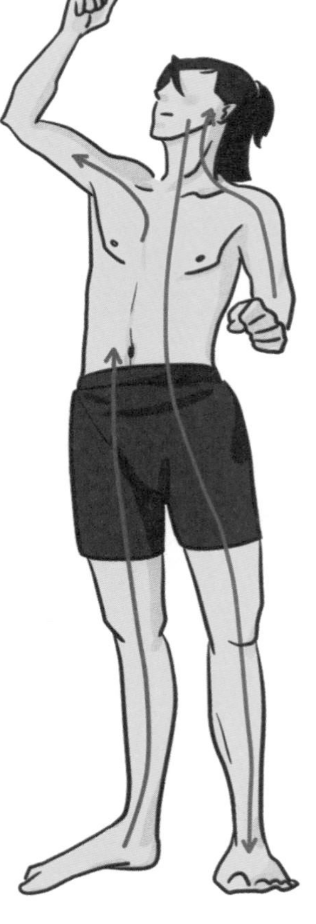

手之三阴，从胸走手
手之三阳，从手走头
足之三阳，从头走足
足之三阴，从足走腹

其交接规律为：

相表里的阴阳经在四肢末端相接；同名阳经与阳经在头面部交接；互相衔接的阴经与阴经在胸中交接。

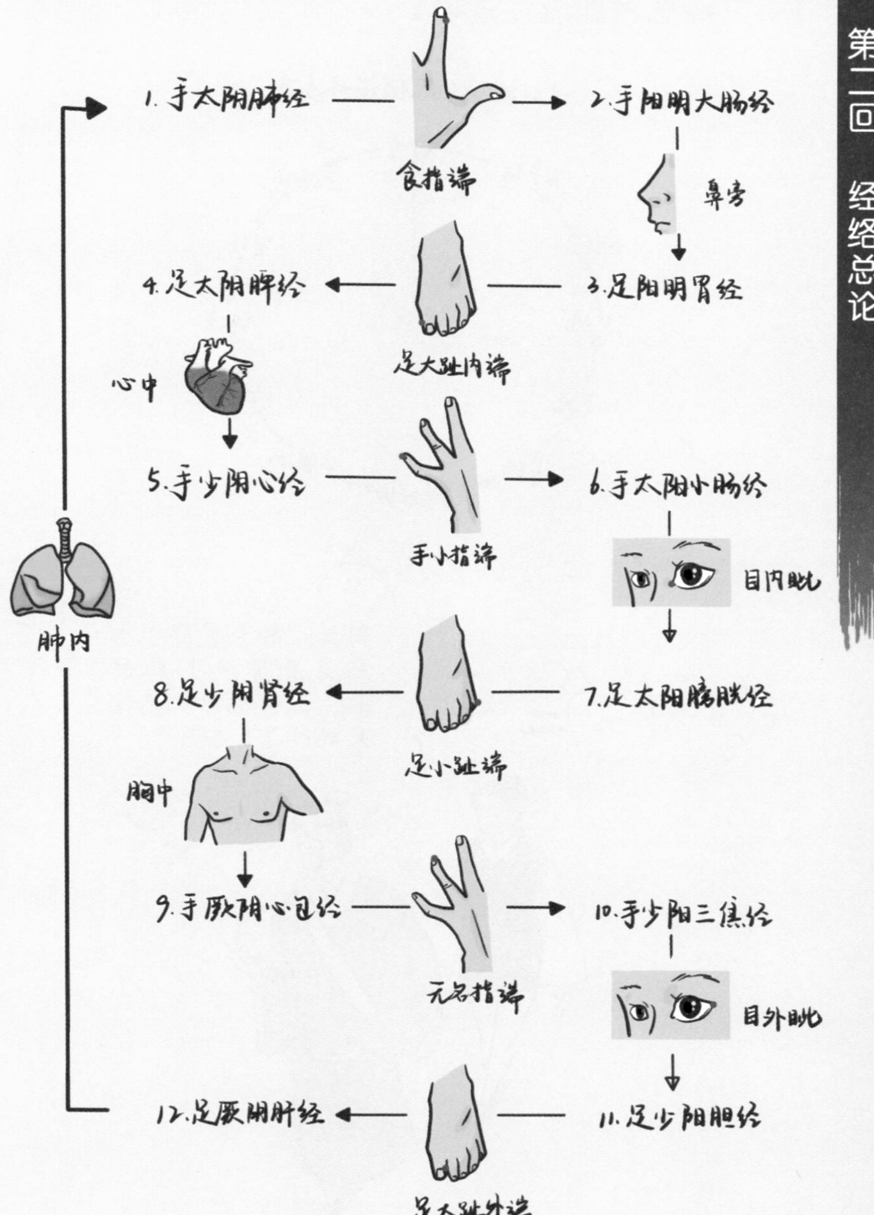
1.手太阴肺经
食指端
2.手阳明大肠经
鼻旁
3.足阳明胃经
足大趾内端
4.足太阴脾经
心中
5.手少阴心经
手小指端
6.手太阳小肠经
目内眦
7.足太阳膀胱经
足小趾端
8.足少阴肾经
胸中
9.手厥阴心包经
无名指端
10.手少阳三焦经
目外眦
11.足少阳胆经
足大趾外端
12.足厥阴肝经
肺内

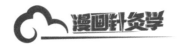

【十二经脉气血流注规律】

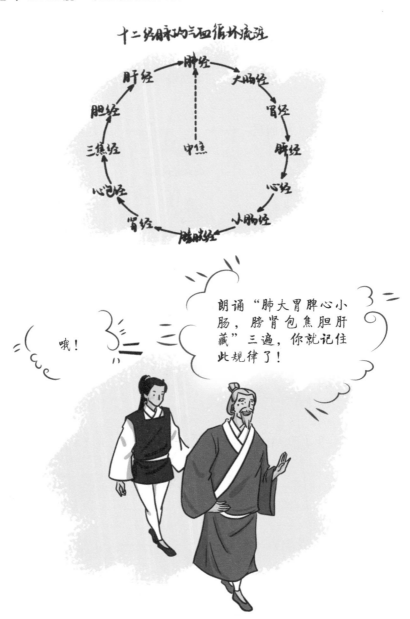

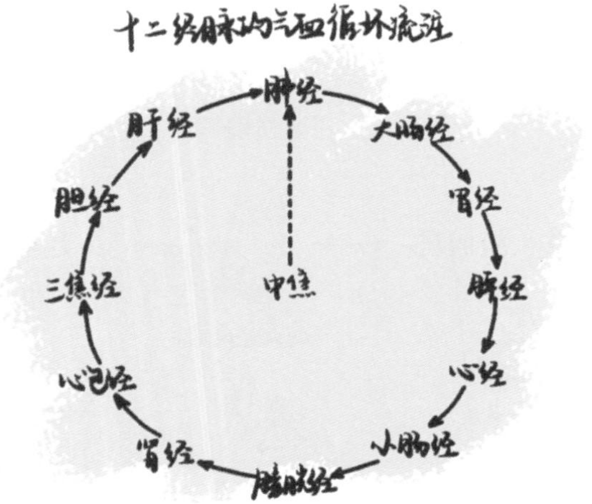

十二经脉的气血循环流注

中焦
肺经
大肠经
胃经
脾经
心经
小肠经
膀胱经
肾经
心包经
三焦经
胆经
肝经

哦！

朗诵“肺大胃脾心小肠，膀肾包焦胆肝藏”三遍，你就记住此规律了！

【奇经八脉（一源三歧）】

“奇经八脉”这一概念不知是否有所耳闻？臣愿与你传授！

奇经八脉指别道奇行的经脉，包括督脉、任脉、冲脉、带脉、阳维脉、阴维脉、阳跷脉、阴跷脉，共8条。

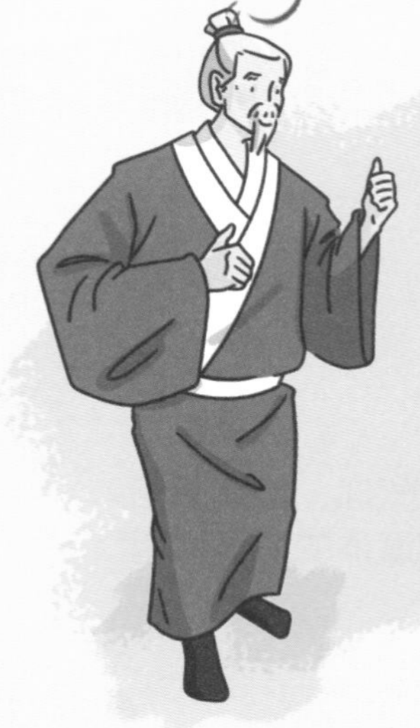

天师，余无意间听闻“一源三歧”，愿闻其详。

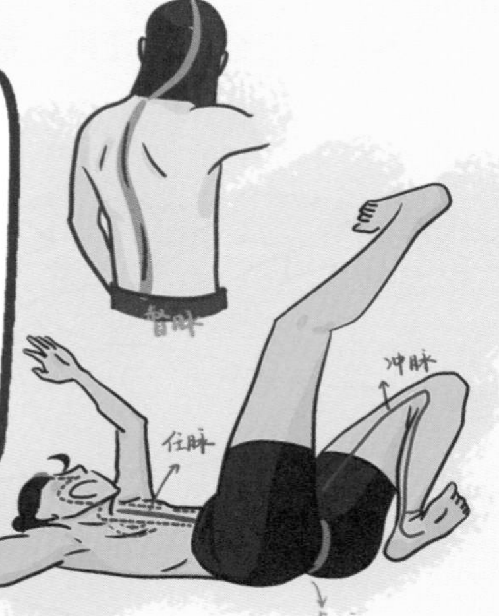
督脉
冲脉
任脉
督脉

甚好！任、督、冲三脉皆起于胞中，同出会阴而异行。其中督脉行于腰背正中，上至头面；任脉行于胸腹正中，上抵颏部；冲脉与足少阴肾经相并上行，环绕口唇，故称为“一源三歧”。

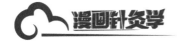

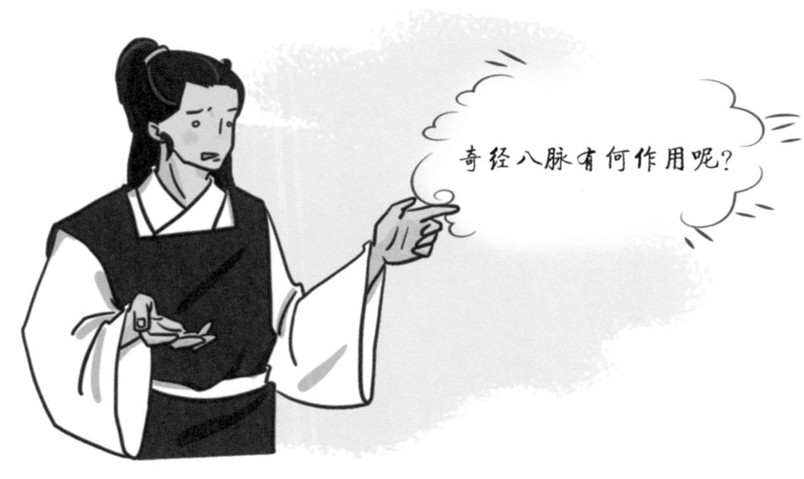
奇经八脉有何作用呢？

其一，沟通十二经，统摄有关经脉气血、协调阴阳；
其二，对十二经脉气血有着蓄积和灌渗的协调作用。

若喻十二经脉为江河，那么奇经八脉则如湖泊。

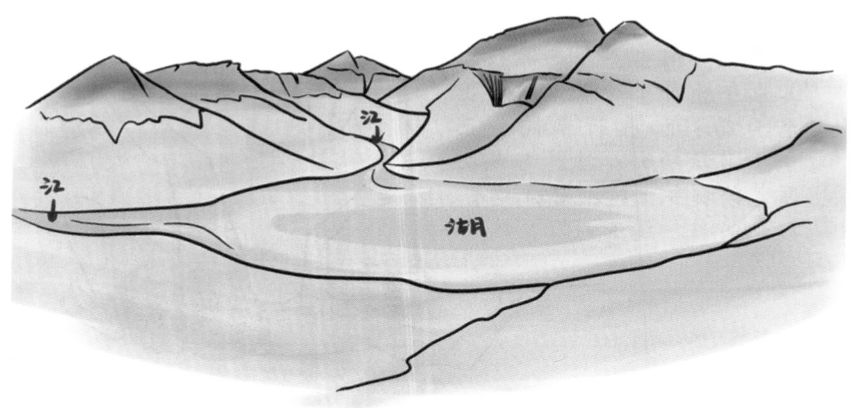
江
江
湖

【十五络脉】

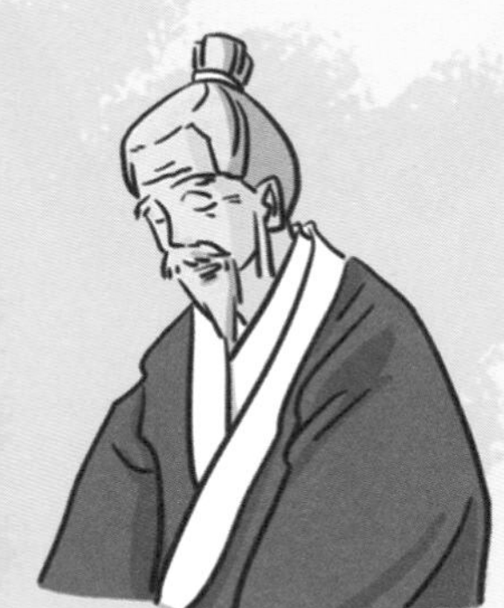
说罢奇经八脉，臣为你讲解经脉系统里另一个重要部分十五络脉。

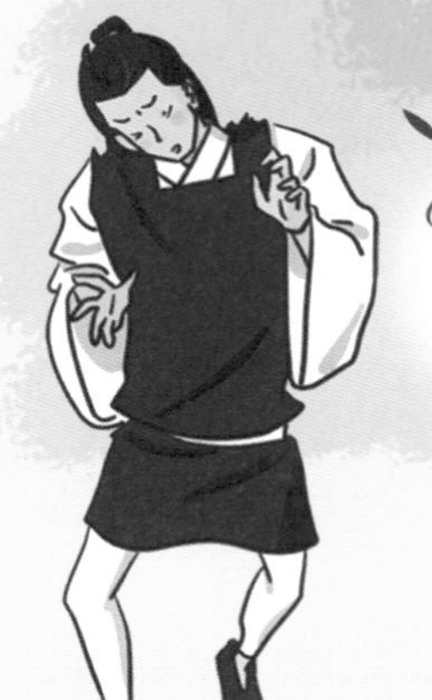
余略有耳闻。十二经脉和任、督二脉各自别出一络，加脾之大络，总计15条，称为十五络脉。

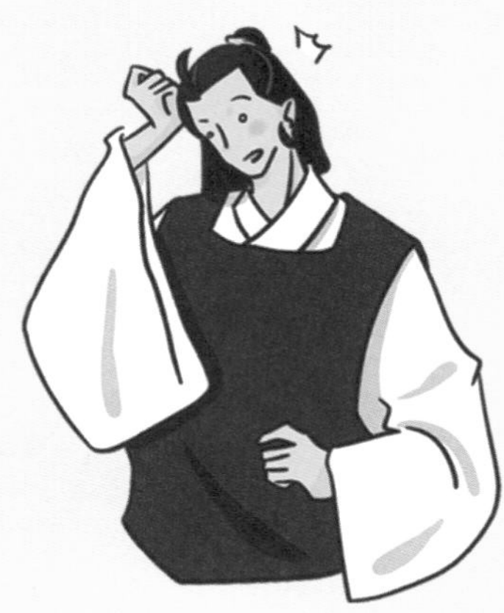

四肢部的十二络脉沟通表里两经的经气，补充十二经脉循行的不足。躯干部的任脉络、督脉络和脾之大络，输布气血以濡养全身。

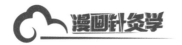

【经别、经筋、皮部】

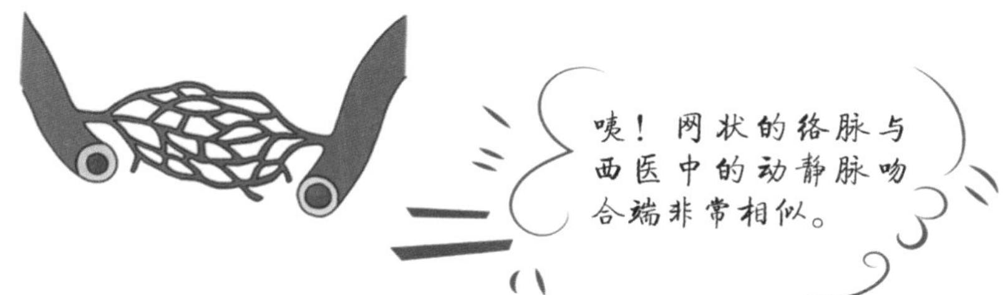
咦！网状的络脉与西医中的动静脉吻合端非常相似。

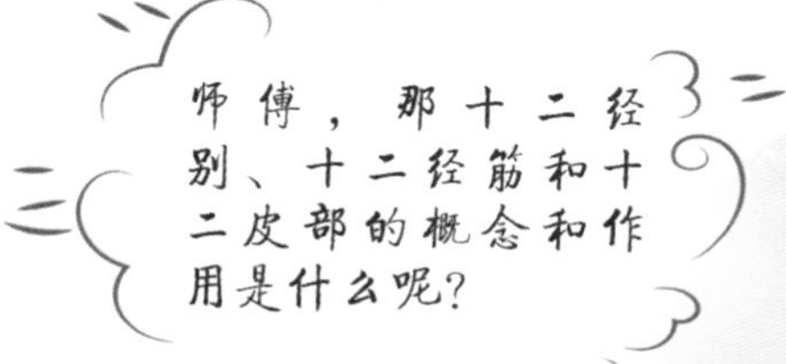
师傅，那十二经别、十二经筋和十二皮部的概念和作用是什么呢？

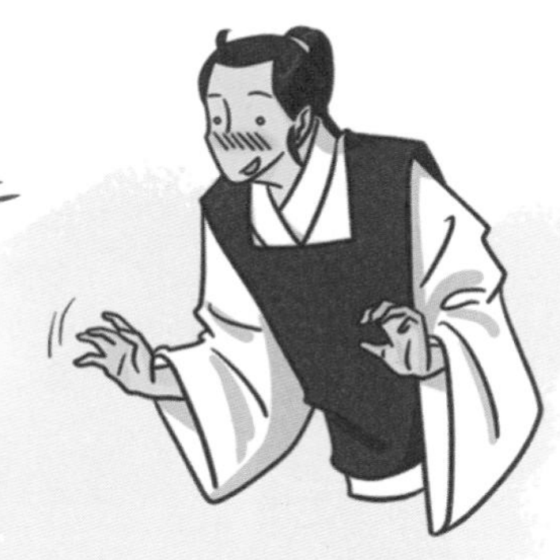

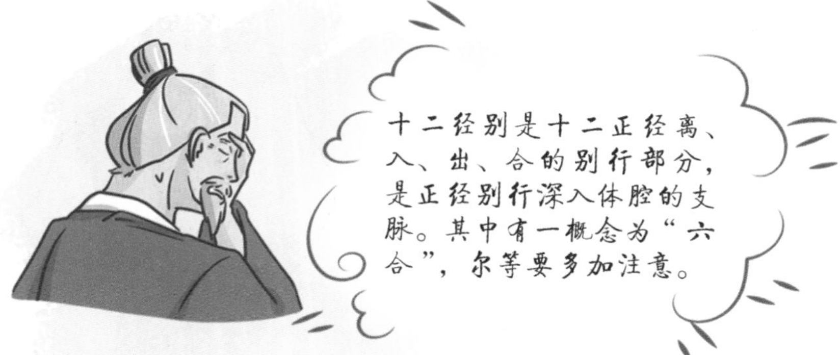
十二经别是十二正经离、入、出、合的别行部分，是正经别行深入体腔的支脉。其中有一概念为“六合”，尔等要多加注意。

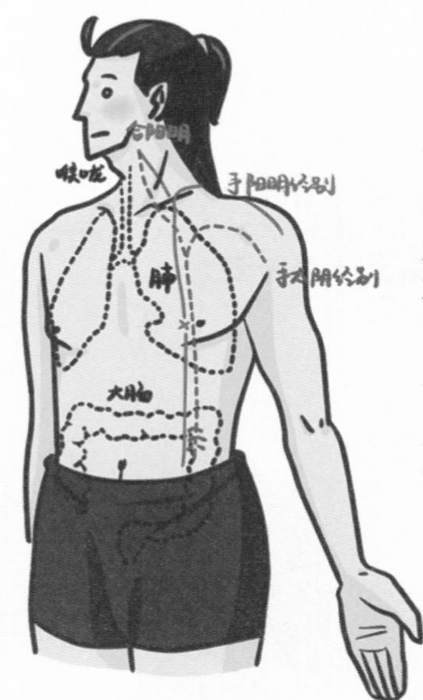
喉咙
手阳明经别
肺
手太阴经别
大肠

十二经别多从四肢肘膝关节附送的正经别出（离），经过躯干深入体腔，与相关的脏腑联系（入），再浅出于体表并上行于头项部（出），在头项部，阳经经别合于本经经脉，阴经经别合于相表里的阳经经脉（合），故有“六合”之称。

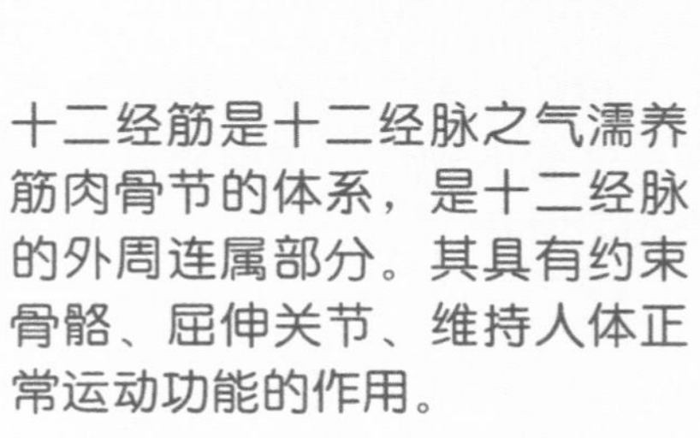

十二经筋是十二经脉之气濡养筋肉骨节的体系，是十二经脉的外周连属部分。其具有约束骨骼、屈伸关节、维持人体正常运动功能的作用。

如足阳明经别

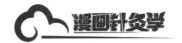

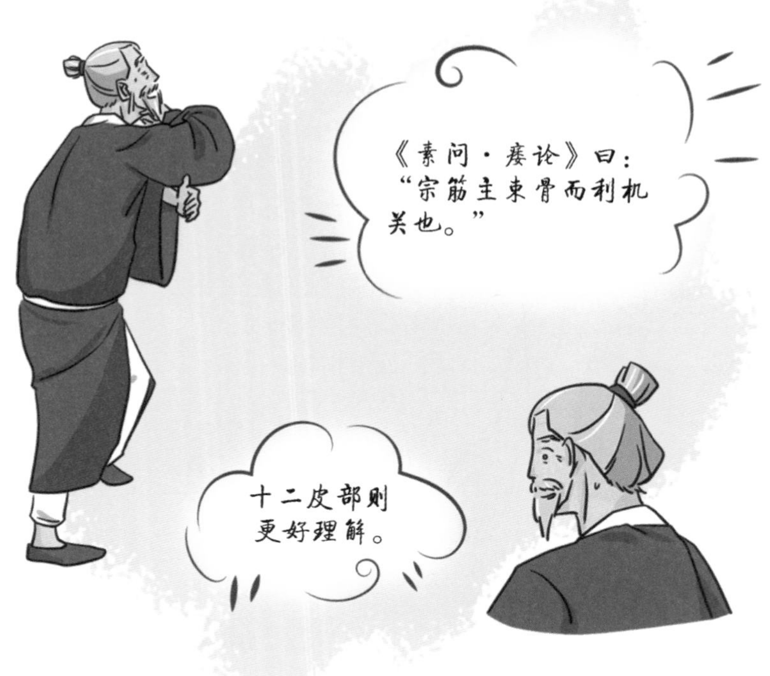
《素问·痿论》曰："宗筋主束骨而利机关也。"
十二皮部则更好理解。

十二皮部是十二经脉功能活动反映于体表的部位，也是络脉之气输布之所在。

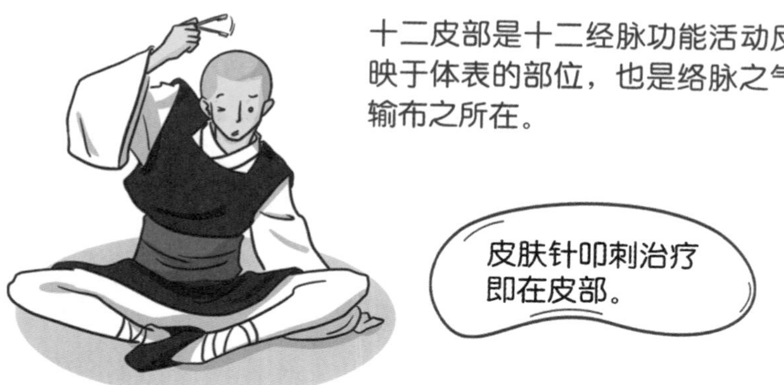
皮肤针叩刺治疗即在皮部。

【经络的作用】

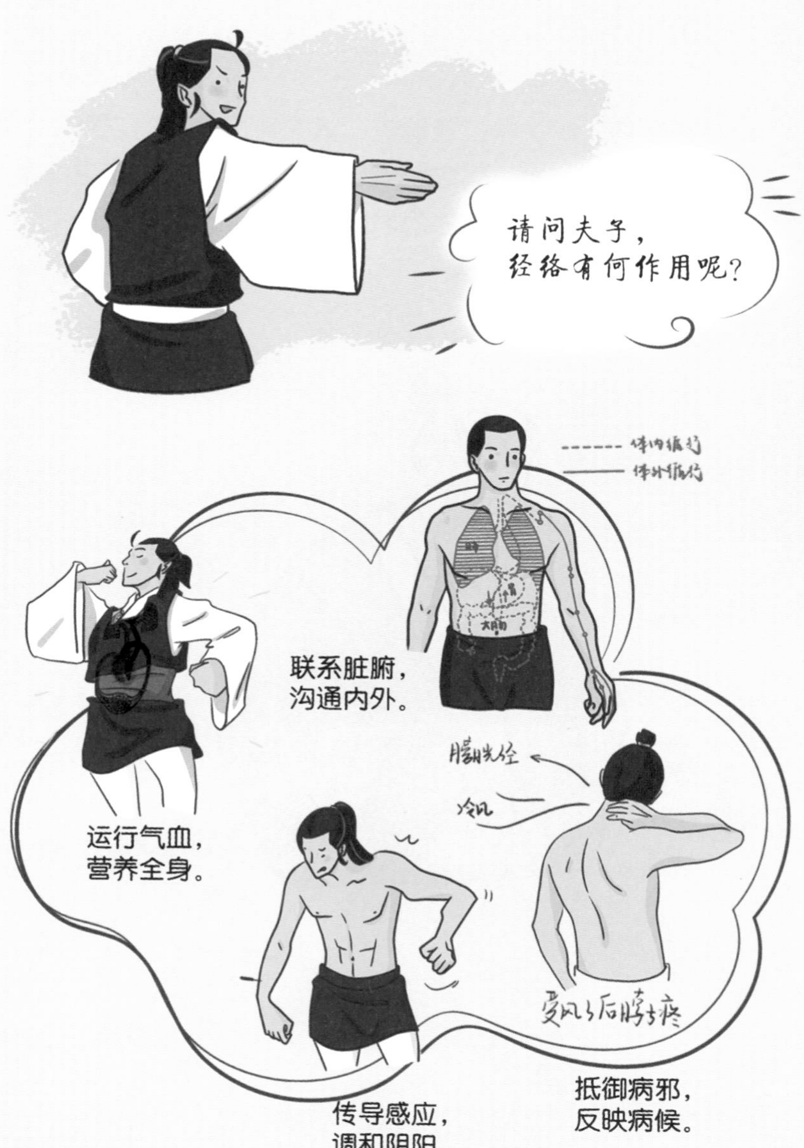
请问夫子，
经络有何作用呢？
体内循行
体外循行
联系脏腑，
沟通内外。
运行气血，
营养全身。
膀胱经
冷风
受风后脖子疼
传导感应，
调和阴阳。
抵御病邪，
反映病候。

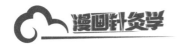

《灵枢》曰："夫十二经脉者，人之所以生，病之所以成，人之所以治，病之所以起，学之所以始，工之所以止，粗之所易，上之所难也。""经脉者，所以能决死生，处百病，调虚实，不可不通。"

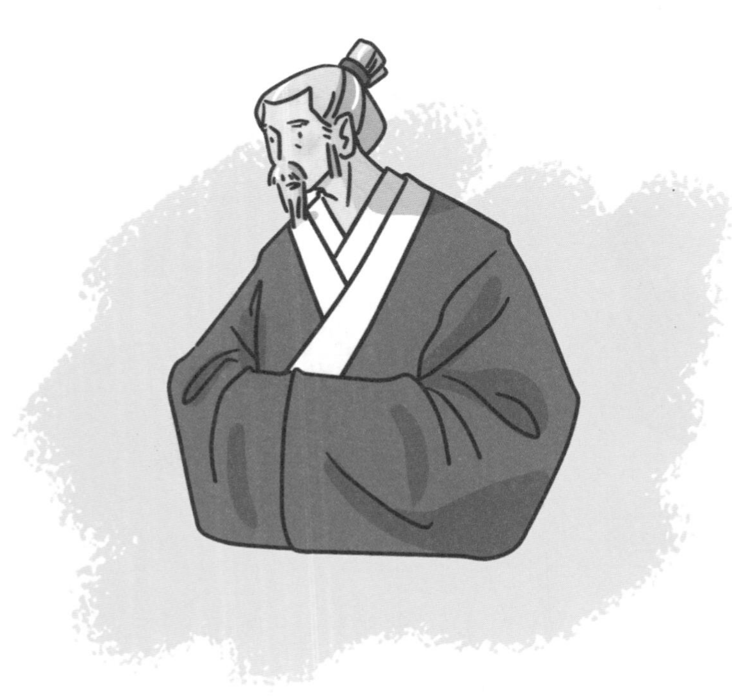

第三回　腧穴总论

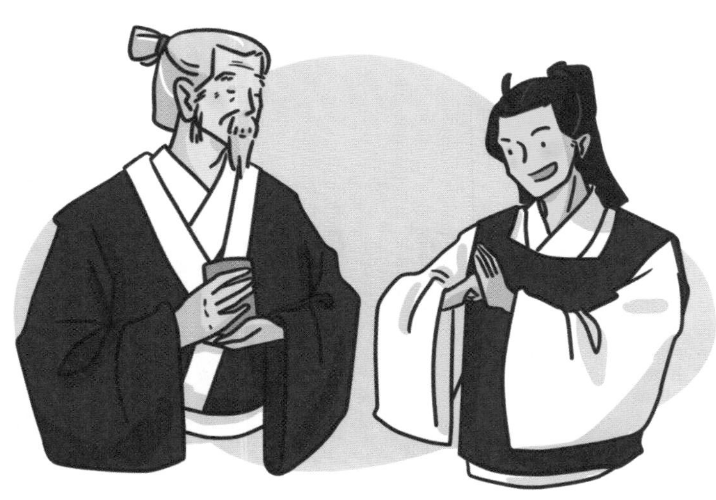

【腧穴的概念】

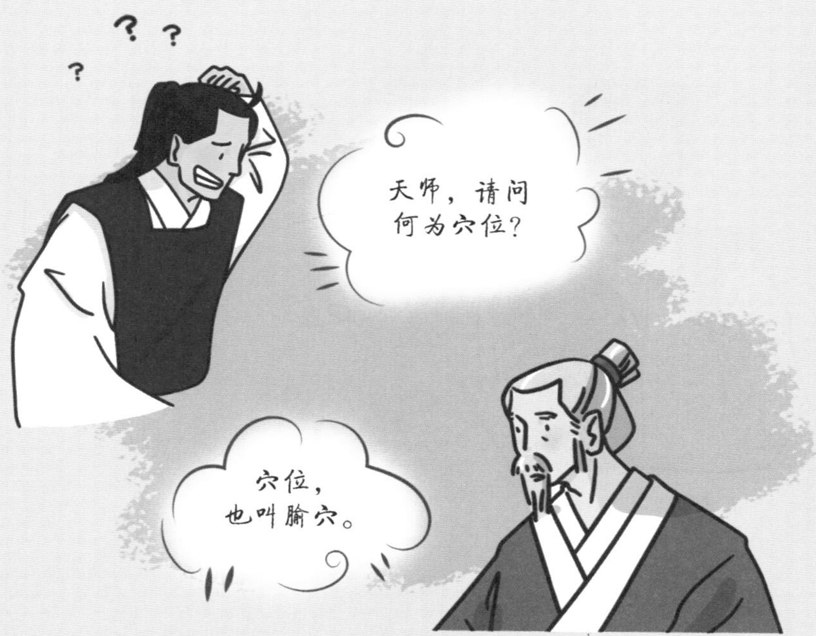
天师，请问
何为穴位？
穴位，
也叫腧穴。

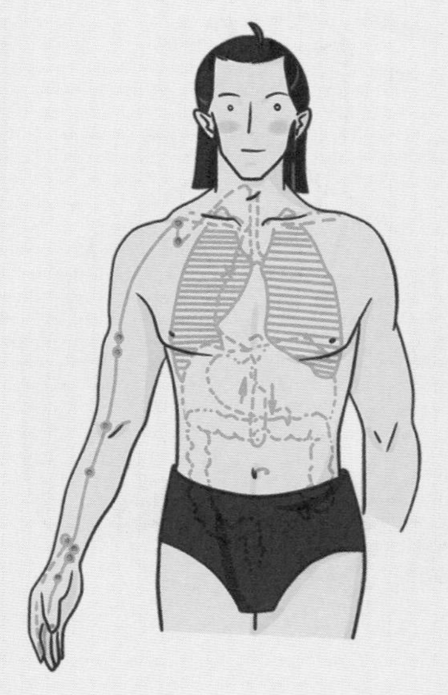

腧穴是人体脏腑经络之气输注于体表的特殊部位。

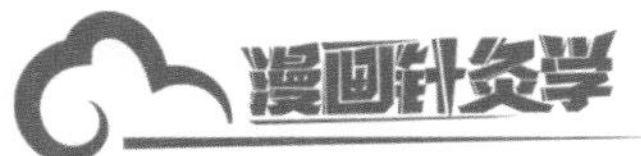

【腧穴的分类】

天师，余近日有一事不明，腧穴的数目如此之众，如何对它们进行辨别和分类？

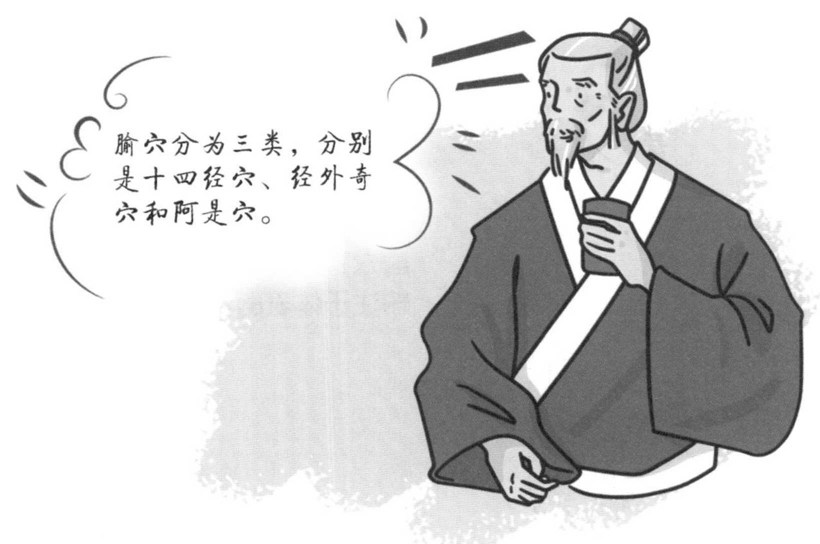
腧穴分为三类，分别是十四经穴、经外奇穴和阿是穴。

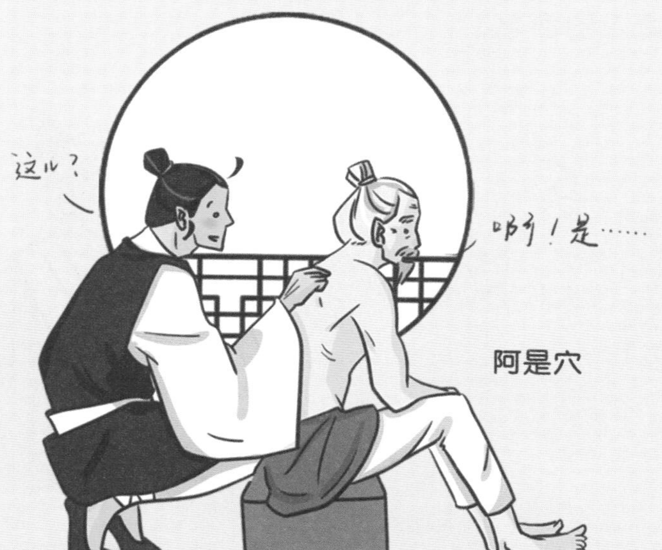
这儿？
啊！是……

阿是穴

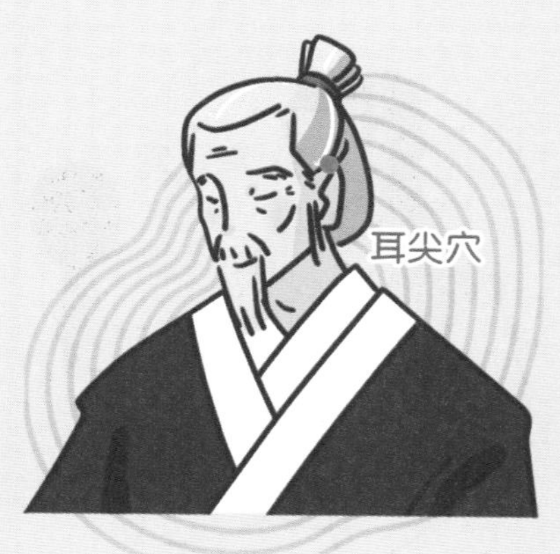
耳尖穴

经外奇穴

十四经穴

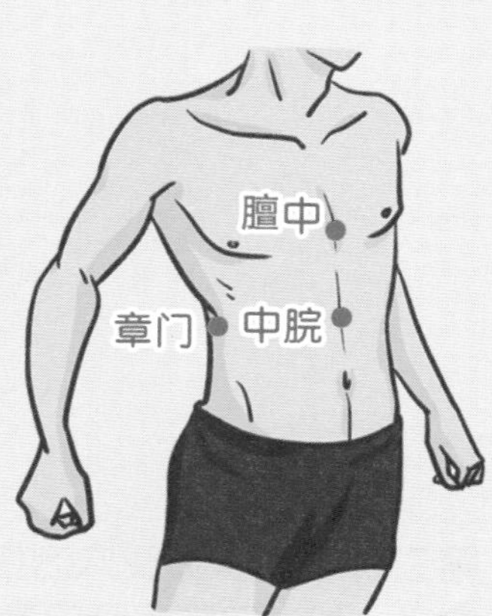
膻中
章门
中脘

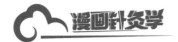

【腧穴的命名】

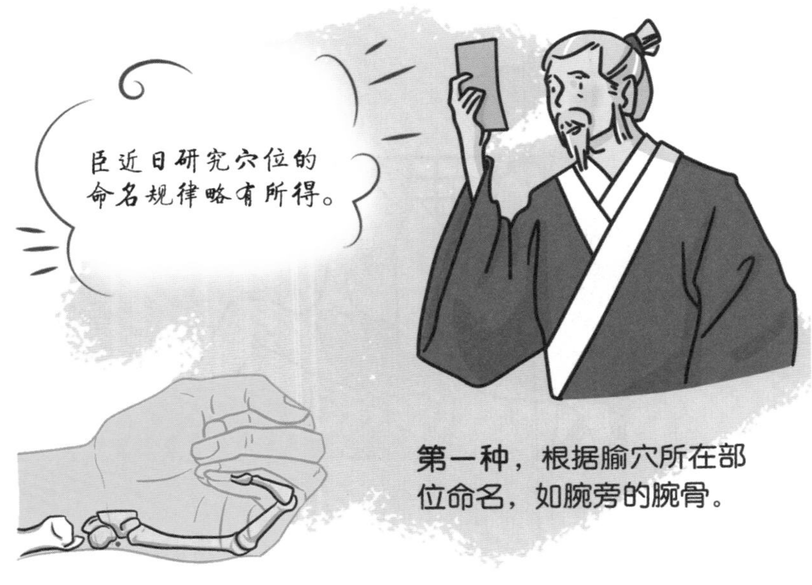
臣近日研究穴位的
命名规律略有所得。
第一种，根据腧穴所在部
位命名，如腕旁的腕骨。
腕骨穴

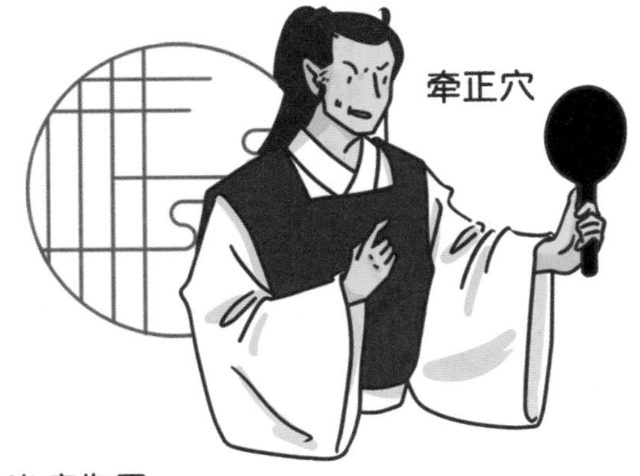
牵正穴

第二种，可根据腧穴治疗作用命名，如治口眼㖞斜的牵正。

第三种，利用天体地貌命名，如日月、承山。

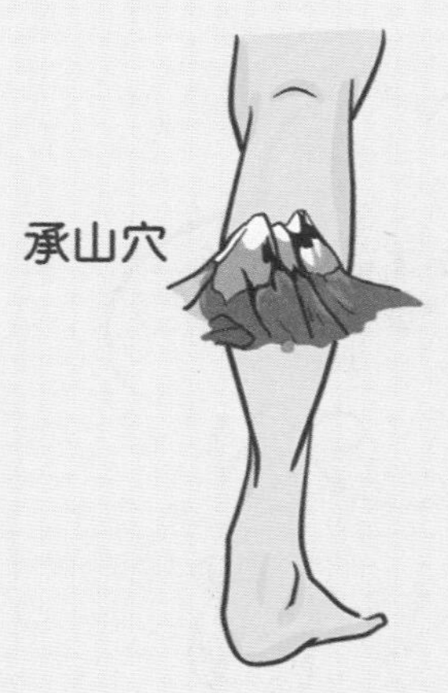
承山穴

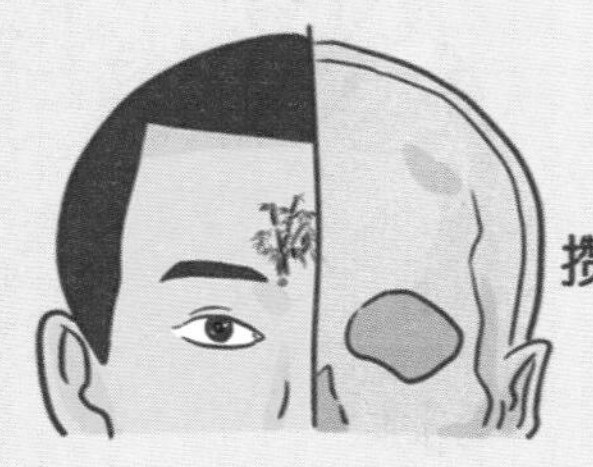
攒竹穴

第四种，参照动植物命名，如鱼际、攒竹。

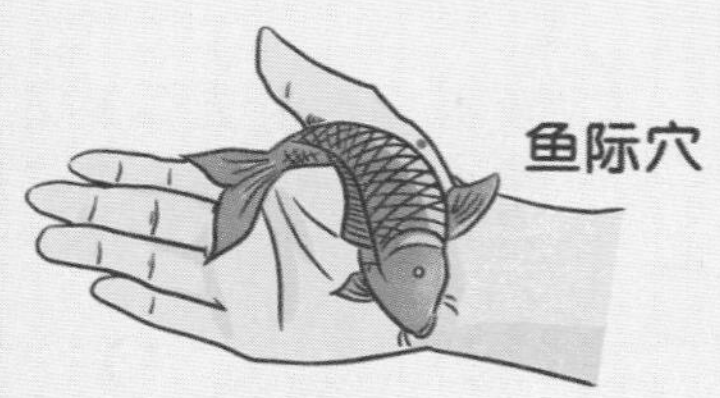
鱼际穴

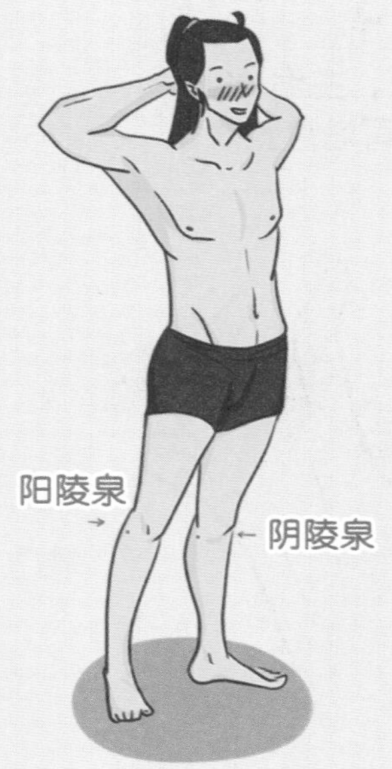
阳陵泉
阴陵泉

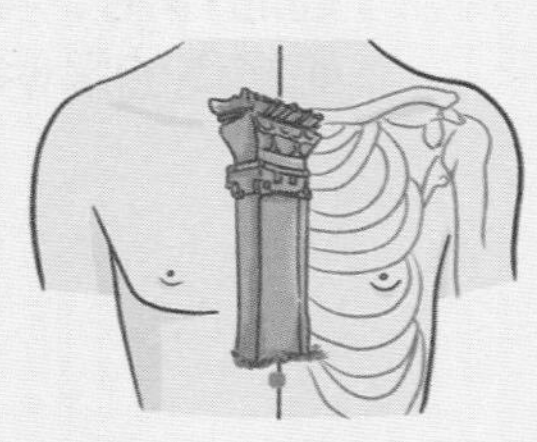

第五种，借助建筑物命名，如巨阙。

第六种，结合中医学理论命名，如阴陵泉、阳陵泉。

【腧穴的主治特点与规律】

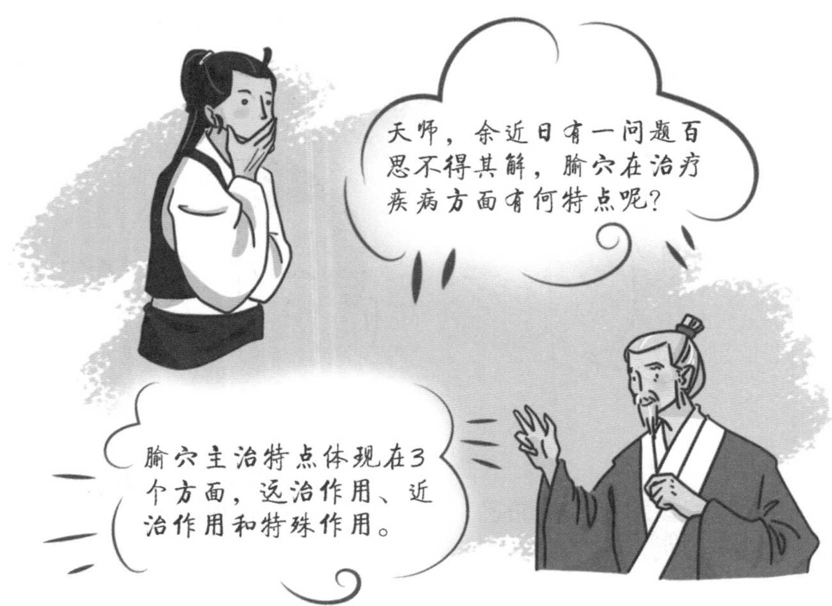
天师，余近日有一问题百思不得其解，腧穴在治疗疾病方面有何特点呢？
腧穴主治特点体现在3个方面，远治作用、近治作用和特殊作用。

近治作用，体现于“腧穴所在，主治所在”。如眼周的睛明、承泣、攒竹都可治疗眼疾。

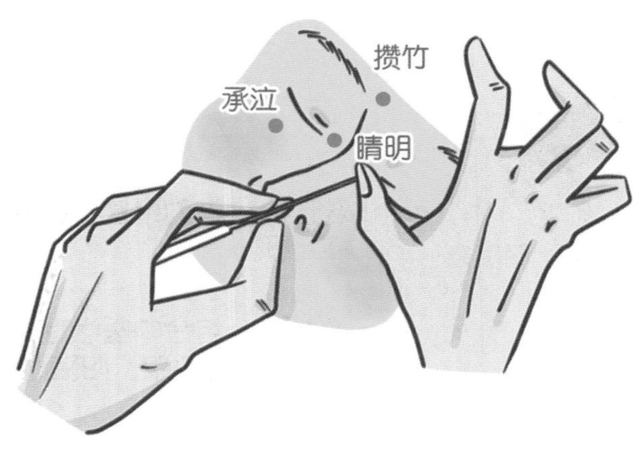
攒竹
承泣
睛明

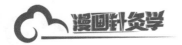

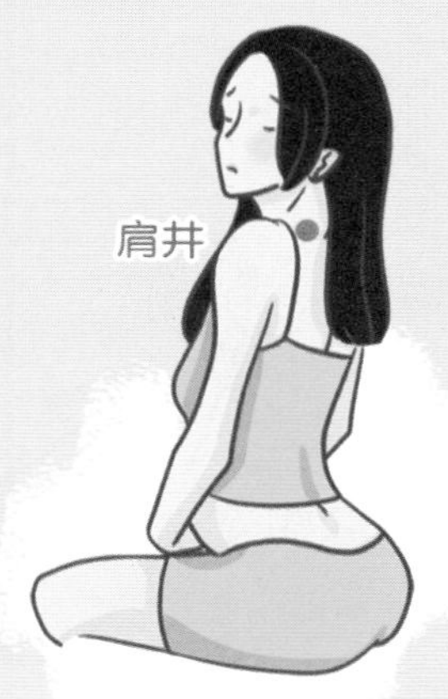
肩井

远治作用，可归纳为“经脉所过，主治所及”。

注意这里是指整个经脉系统。如肩井善治乳痈，但胆经不经过乳房，而经筋“系于膺乳”。

特殊作用，即穴位的双向良性调整作用和相对特异的治疗作用，如天枢穴既可通便又可止泻。

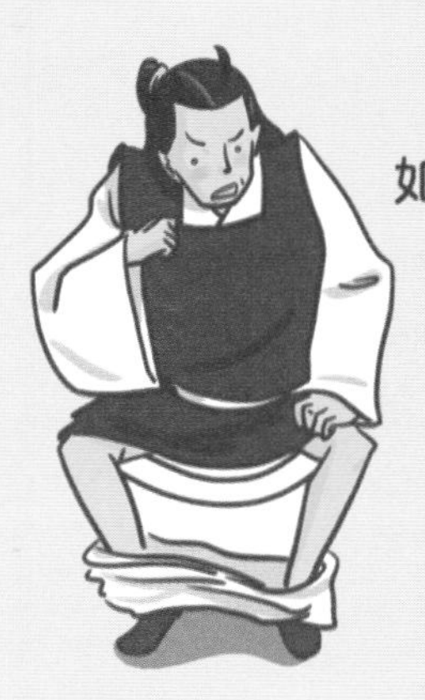
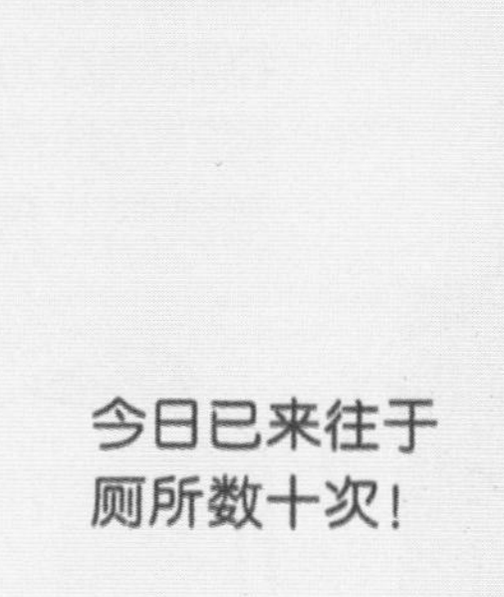
如厕困难啊！
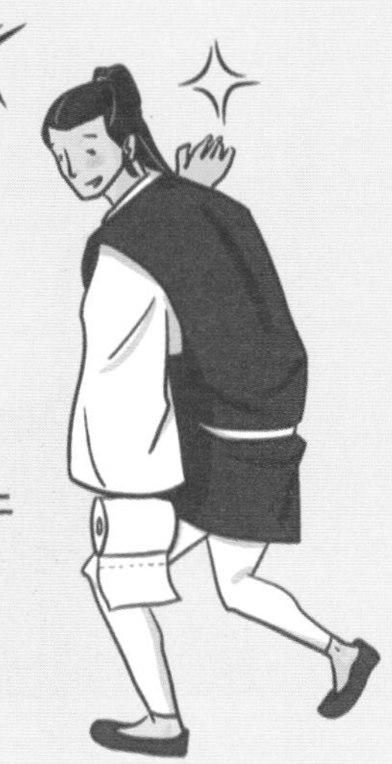
今日已来往于
厕所数十次！

【特定穴的概念及临床应用】

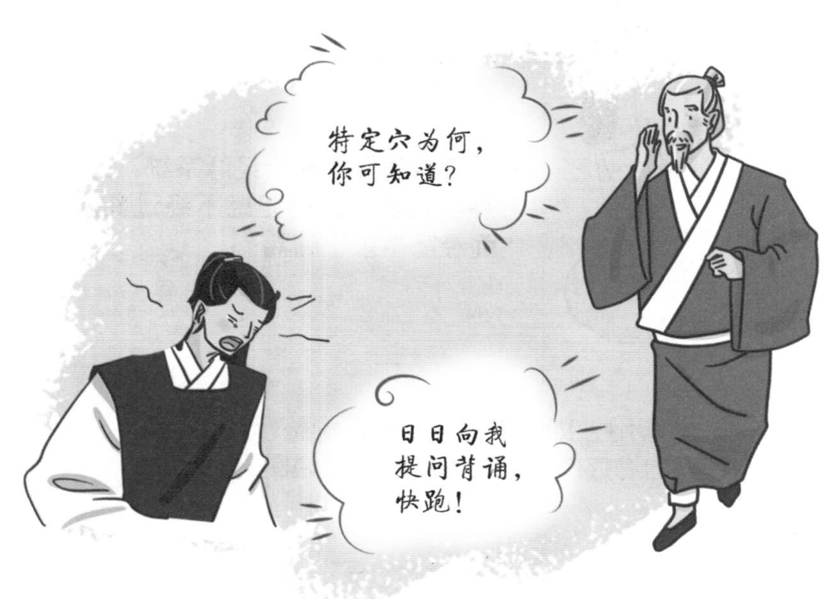
特定穴为何，
你可知道？
日日向我
提问背诵，
快跑！

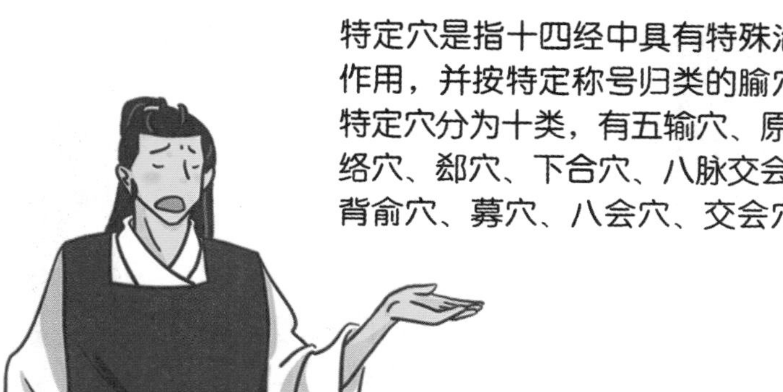
特定穴是指十四经中具有特殊治疗
作用，并按特定称号归类的腧穴。
特定穴分为十类，有五输穴、原穴、
络穴、郄穴、下合穴、八脉交会穴、
背俞穴、募穴、八会穴、交会穴。

五输穴

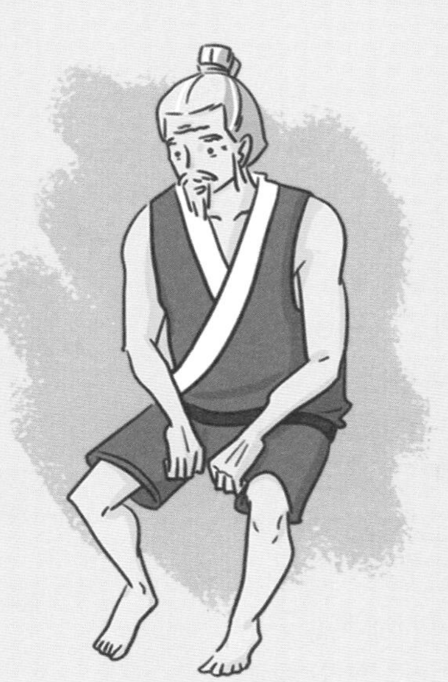

五输穴，即井、荥、输、经、合穴，分布在四肢肘、膝关节以下。

用自然界水流现象比喻人体内经气流注，有从小到大、由浅入深的特点。

井：谷井，水之源头，经气初起之处。

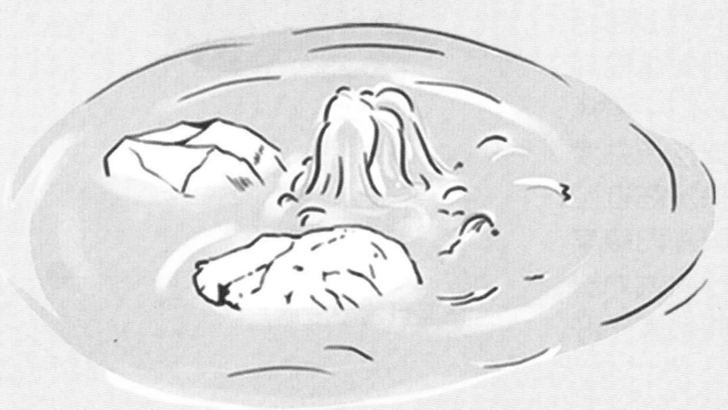

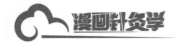

五输穴歌

少商鱼际与太渊，
经渠尺泽肺相联；
商阳二三间合谷，
阳溪曲池大肠牵；
厉兑内庭陷谷胃，
冲阳解溪三里随；
隐白大都太白脾，
商丘以及阴陵泉；
少冲少府属于心，
神门灵道少海寻；
少泽前谷后溪腕，
阳谷小海小肠经；
至阴通谷束京骨，
昆仑委中膀胱知；
涌泉然谷与太溪，
复溜阴谷肾所宜；
中冲劳宫心包络，
大陵间使传曲泽；
关冲液门中渚焦，
阳池支沟天井索；
窍阴侠溪临泣胆，
丘墟阳辅阳陵泉；
大敦行间太冲看，
中封曲泉属于肝。

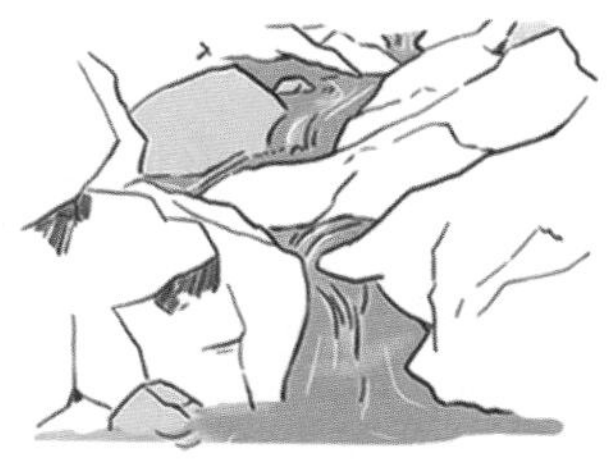

荥：小水，刚出的泉水微流，经气开始流动之处。

输：输注，水流由小到大，由浅入深，经气渐盛。

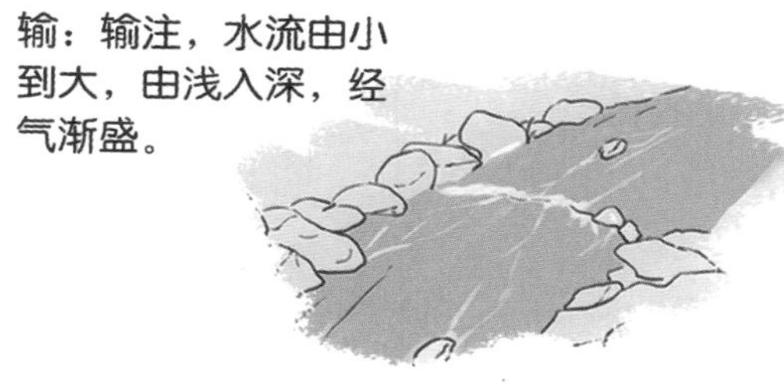

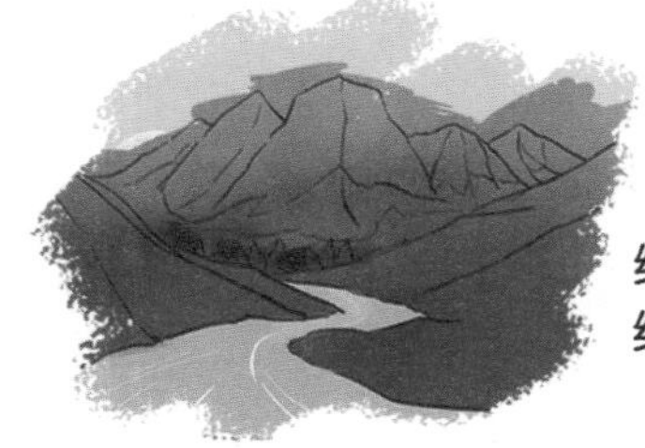

经：水流宽大通畅，经气盛大流行。

合：汇合，江河之水汇合入海，经气充盛且合于脏腑。

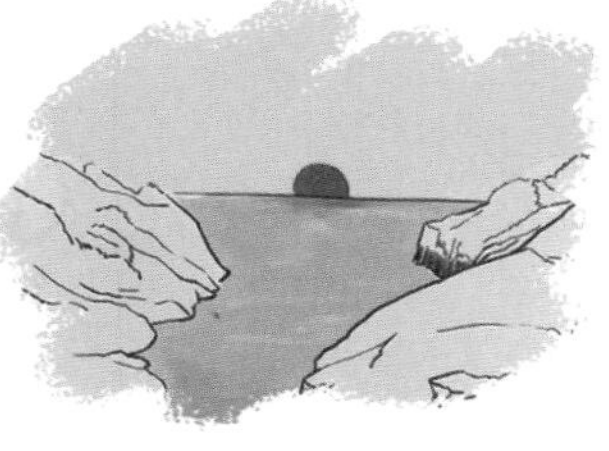

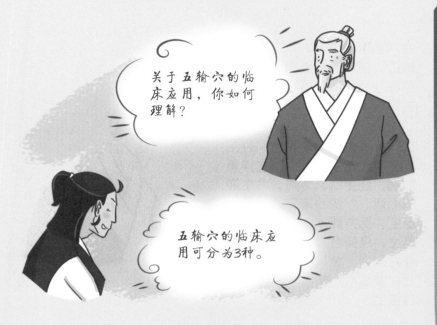

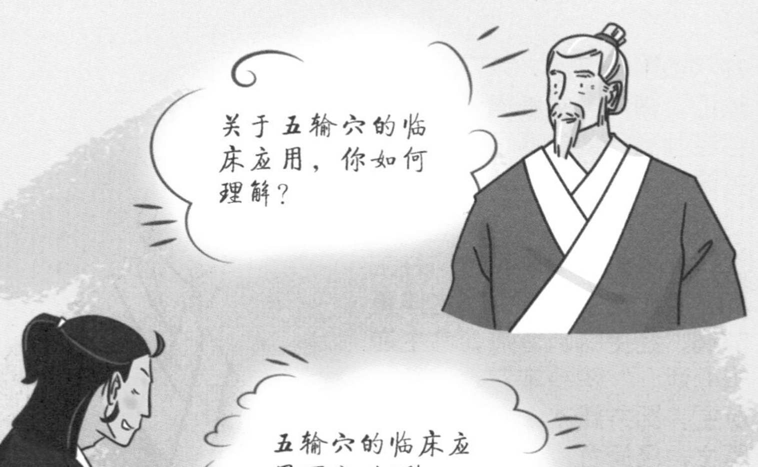
关于五输穴的临床应用，你如何理解？
五输穴的临床应用可分为3种。

第一种，按五输穴主病特点选用。

《灵枢·邪气脏腑病形》曰：“荥输治外经，合治内腑。”

荥、输及经穴适用于与经脉有关的病证，合穴适用于与腑有关的病证。

如足三里（胃的合穴）治胃腑病。

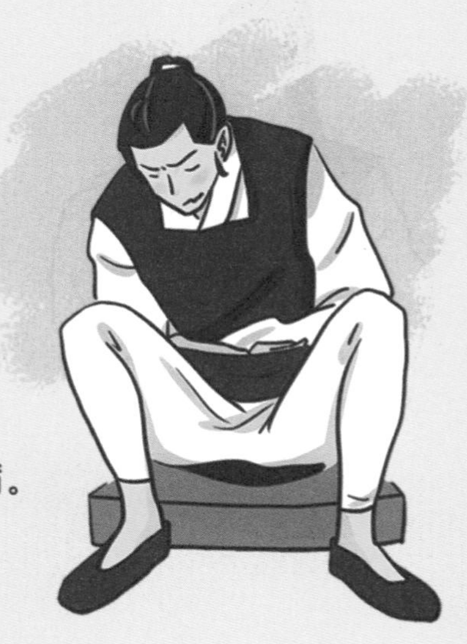

井穴多用于急救，荥穴多治疗热证，输穴多主脏病，经穴多主经脉循行部位病证，合穴多主腑病。

《难经·六十八难》：“井主心下满，荥主身热，输主体重节痛，经主喘咳寒热，合主逆气而泄。”阴经本穴为“木”所主，即井属木，荥属火，输属土，经属金，合属水。而阳经井穴为“金”所主，即井属金，荥属水，输属木，经属火，合属土。

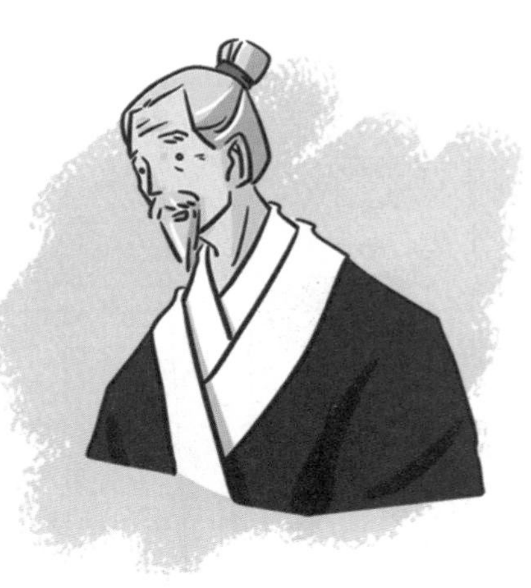

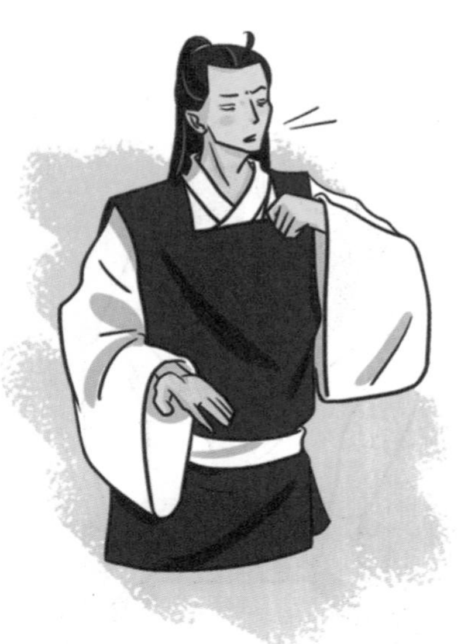

第二种，按五行生克关系选用。

《难经·六十九难》：“虚者补其母，实者泻其子。”

将五输穴配属五行，根据子母关系，虚证用母穴，实证用子穴。

子母补泻取穴法，分为本经子母补泻取穴法和他经子母补泻取穴法。

肺经实证

根据本经子母补泻法取肺经合穴尺泽。
根据他经子母补泻取肾经合穴阴谷。

肺经虚证

根据本经子母补泻取肺经输穴太渊。
根据他经子母补泻取脾经输穴太白。

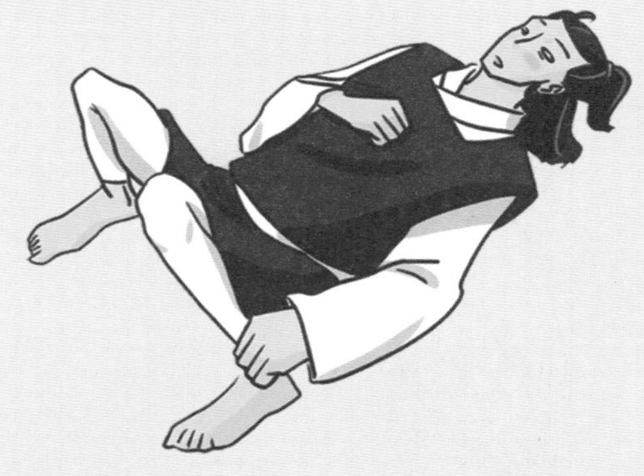

五输穴五行配属关系

六阴经		井（木）	荥（火）	输（土）	经（金）	合（水）
手三阴	肺（金）	少商	鱼际	太渊	经渠	尺泽
	心包（相火）	中冲	劳宫	大陵	间使	曲泽
	心（火）	少冲	少府	神门	灵道	少海
足三阴	脾（土）	隐白	大都	太白	商丘	阴陵泉
	肝（木）	大敦	行间	太冲	中封	曲泉
	肾（水）	涌泉	然谷	太溪	复溜	阴谷

六阳经		井（金）	荥（水）	输（木）	经（火）	合（土）
手三阳	大肠（金）	商阳	二间	三间	阳溪	曲池
	三焦（相火）	关冲	液门	中渚	支沟	天井
	小肠（火）	少泽	前谷	后溪	阳谷	小海
足三阳	胃（土）	厉兑	内庭	陷谷	解溪	足三里
	胆（木）	足窍阴	侠溪	足临泣	阳辅	阳陵泉
	膀胱（水）	至阴	足通谷	束骨	昆仑	委中

第三种，按时选用。

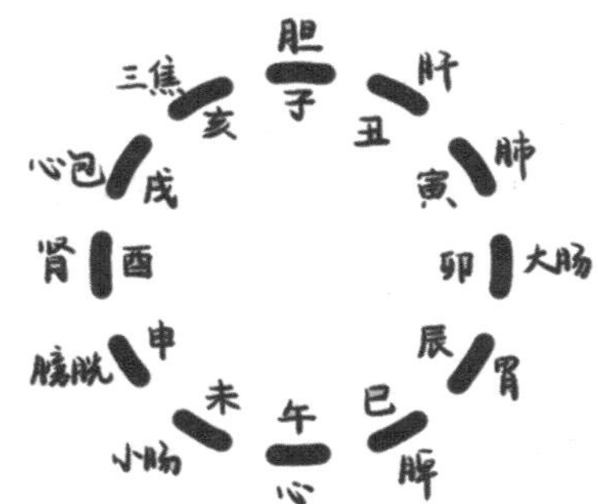
胆
子
肝
丑
肺
寅
大肠
卯
胃
辰
脾
巳
心
午
小肠
未
膀胱
申
肾
酉
心包
戌
三焦
亥

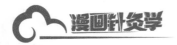

子午流注针法，根据一日之中十二经脉气血盛衰开阖的时间不同而选用不同的五输穴。

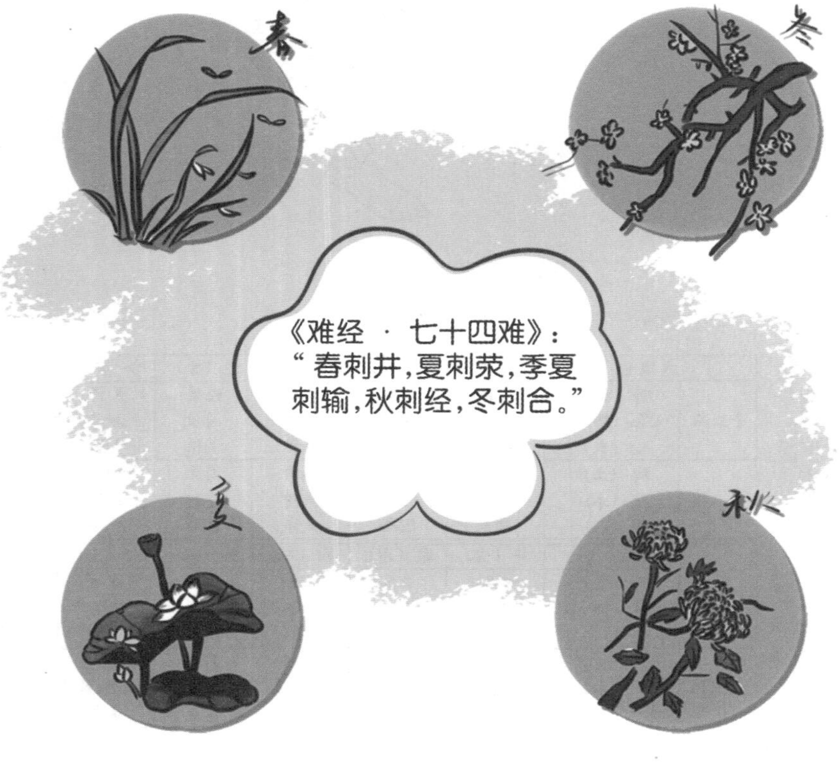

春

冬

《难经 · 七十四难》：
“春刺井，夏刺荥，季夏刺输，秋刺经，冬刺合。”

夏

秋

原穴

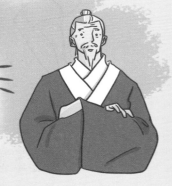

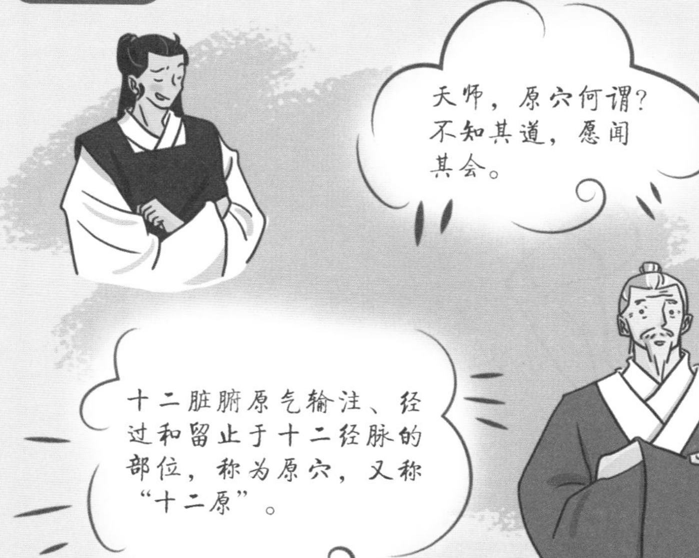
天师，原穴何谓？不知其道，愿闻其会。
十二脏腑原气输注、经过和留止于十二经脉的部位，称为原穴，又称“十二原”。

要注意：阳经有独立原穴，阴经无原以输代之。

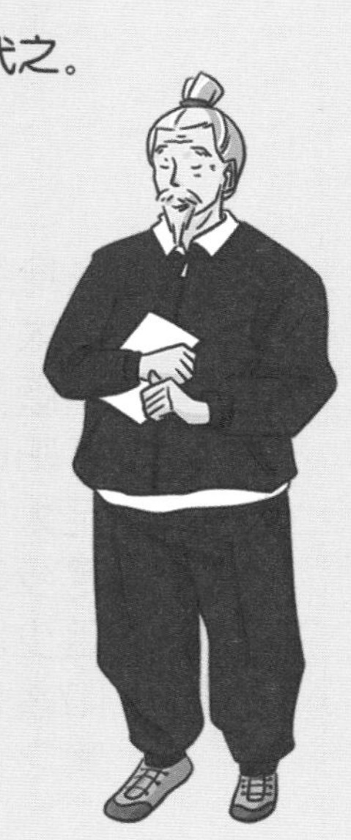

临床应用

（1）治疗疾病

《灵枢·九针十二原》曰：“五脏有疾当取之十二原。”

（2）协助诊断

《灵枢·九针十二原》曰：“五脏有疾也，应出十二原，而原各有所出，明知其原，睹其应，而知五脏之害矣。”

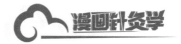

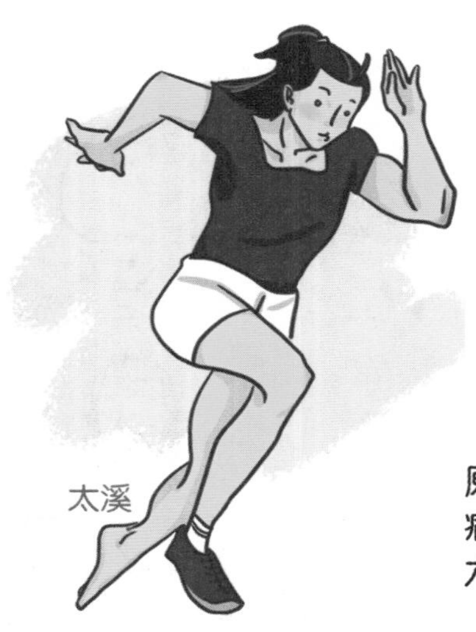
太溪

（3）原络配穴

原穴更擅长治疗五脏的病，下合穴更擅长治疗六腑的病证。

络穴

络穴是络脉从本经别出的部位。

十五络穴歌

人身络脉一十五，我今逐一从头数，
手太阴络为列缺，手少阴络即通里，
手厥阴络为内关，手太阳络支正是，
手阳明络偏历当，手少阳络外关位，
足太阳络号飞扬，足阳明络丰隆记，
足少阳络为光明，足太阴络公孙寄，
足少阴络名大钟，足厥阴络蠡沟其，
阳督之络号长强，阴任之络名鸠尾，
脾之大络是大包，十五络脉君须记。

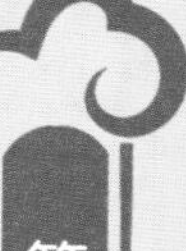

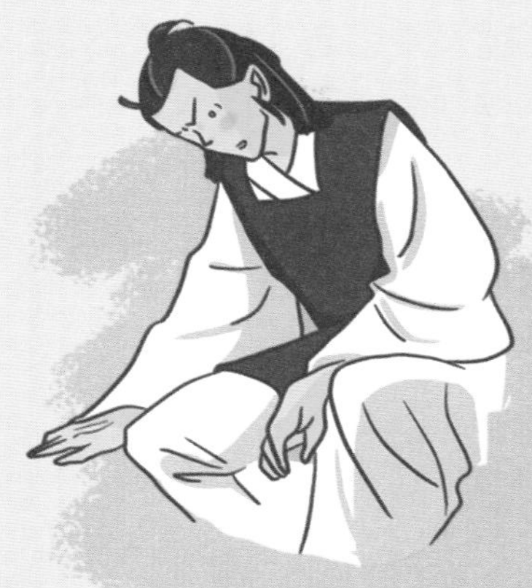

络穴可治疗络脉病证和表里两经的病证。

除此之外，更重要的临床应用为“原络配穴”。

把先病脏腑的原穴和后病的相表里经脉的络穴相配合，称为原络配穴法或主客配穴法。

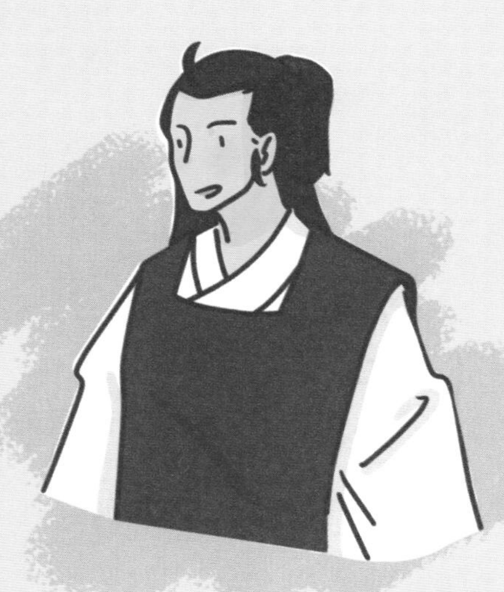

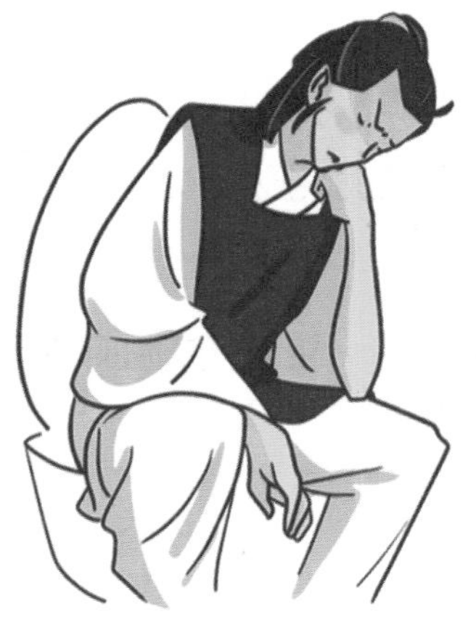

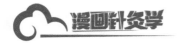

如感冒发烧引起了便秘，
是肺经先病，大肠经后病。

发烧 → 便秘

治疗时先取肺经原穴太渊，
再取大肠经络穴偏历。

又比如，小儿食积引起
发热，是大肠经先病，
肺经后病。

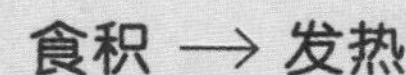

食积 → 发热

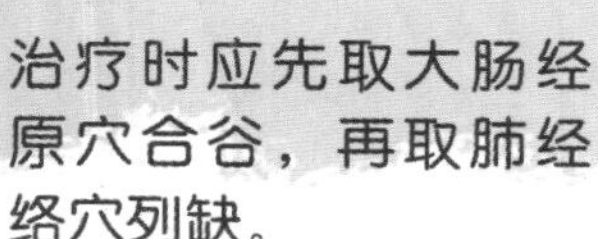

治疗时应先取大肠经
原穴合谷，再取肺经
络穴列缺。

郄穴

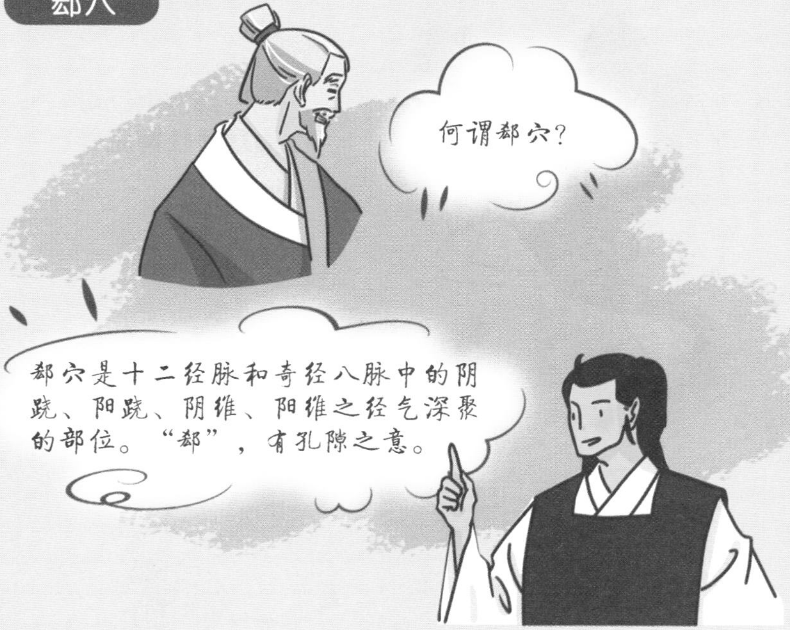

何谓郄穴？

郄穴是十二经脉和奇经八脉中的阴跷、阳跷、阴维、阳维之经气深聚的部位。“郄”，有孔隙之意。

阴经郄穴善于止血，阳经郄穴善于止痛。

郄穴在治疗急症方面有独特的疗效。

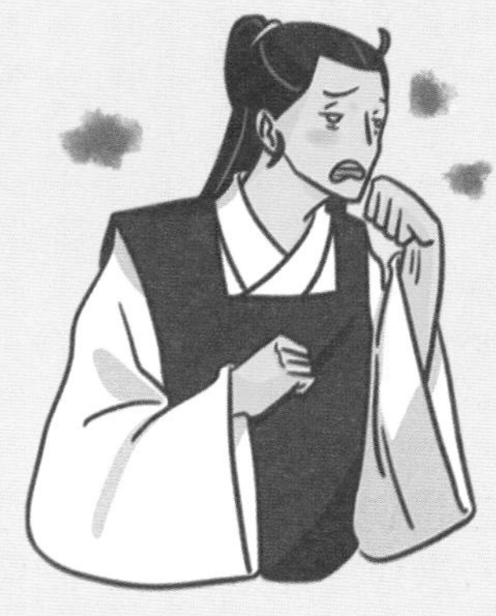

比如，肺经郄穴孔最可治疗肺病咳血。

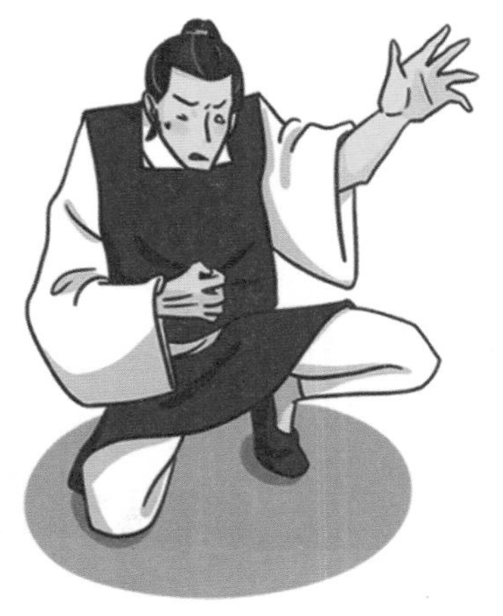

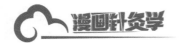

胃经郄穴梁丘可治疗急性胃脘痛。

臣补充一点，上面这个结论源自于《针灸甲乙经》郄穴主治病证的总结，实际上郄穴不仅治急症，阴经郄穴不仅止血，阳经郄穴不仅止痛。

阴经郄穴止血是说多用于止血，除了止血也可用于止痛，如脾经地机穴治疗痛经效果好。阳经郄穴同理。

背俞穴、募穴

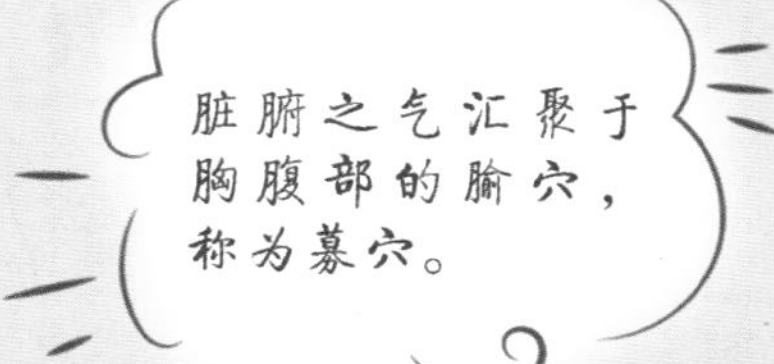
脏腑之气汇聚于胸腹部的腧穴，称为募穴。

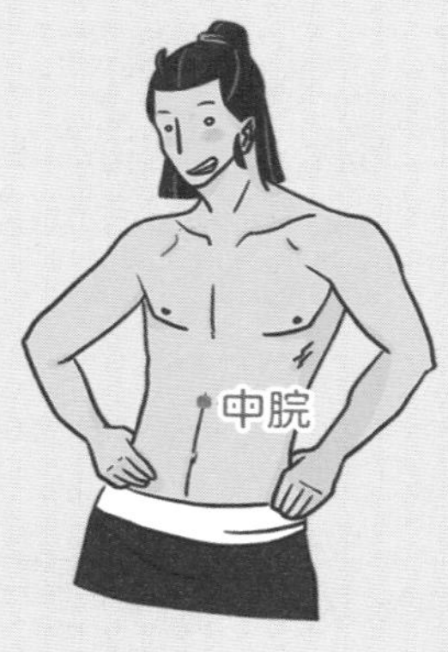
中脘

十二募穴歌

大肠天枢肺中府，
小肠关元心巨阙。
膀胱中极京门肾，
肝募期门胆日月。
胃中脘兮脾章门，
包膻三焦石门穴。

背俞穴均位于背腰部足太阳膀胱经第一侧线上。

肾俞

脏腑之气输注于腰背部的腧穴，称为背俞穴。

十二背俞穴歌

三椎肺俞厥阴四，心五肝九十胆俞。
十一脾俞十二胃，十三三焦椎旁居。
肾俞却与命门平，十四椎外穴是真。
大肠十六小十八，膀胱俞与十九平。

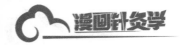

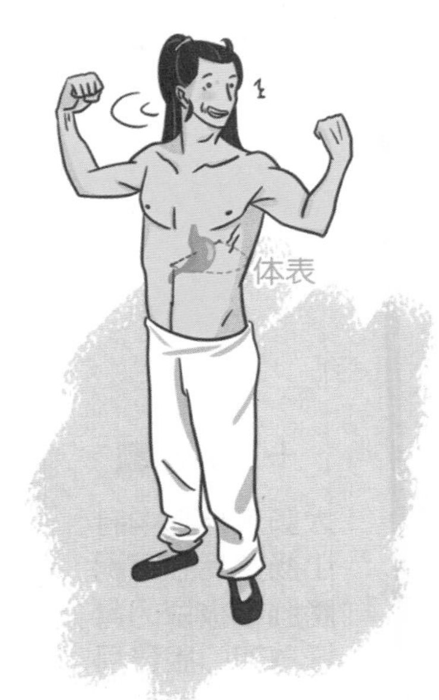
体表

临床上常常将病变脏腑的俞、募穴配合运用，此为俞募配穴法，又称“偶刺”。

气街理论是俞募配穴法的原理。气街有横向为主、上下分部、紧邻脏腑、前后相连的特点。《灵枢 · 卫气》载：“故气在头者，止之于脑。气在胸者，止之于膺与背俞。气在腹者，止之于背俞，与冲脉于脐左右之动脉者。气在胫者，止之于气街，与承山踝上以下。”

下合穴

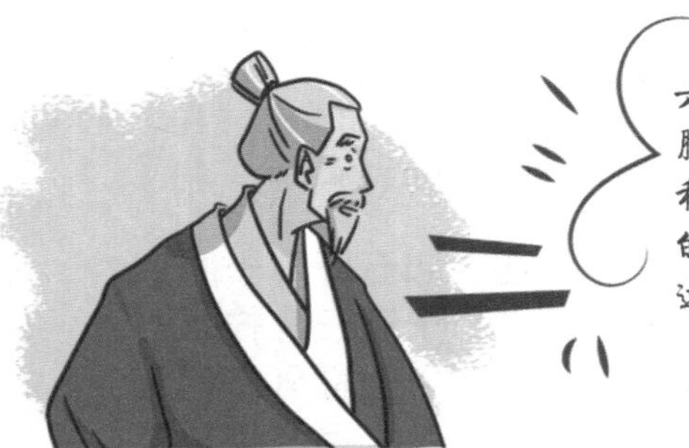
六腑之气下合于足三阳经的腧穴，称为“下合穴”，又称“六腑下合穴”。最典型的应用为“合治内腑”。这样的例子有很多。

下合穴歌

胃经下合三里乡，上下巨虚大小肠。
膀胱当合委中穴，三焦下合属委阳。
胆经之合阳陵泉，腑病用之效义彰。

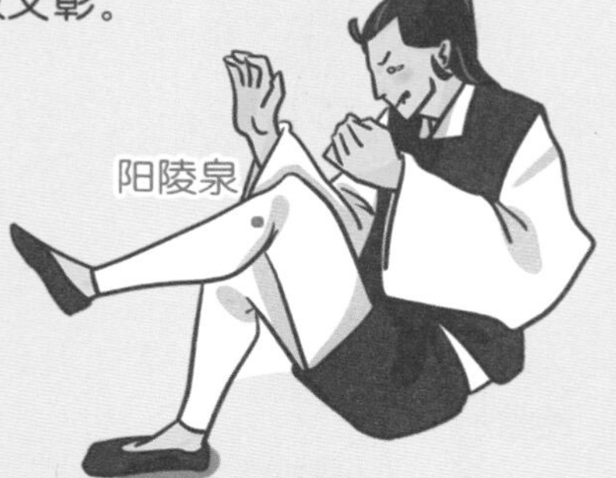
阳陵泉

胆囊疾病选阳陵泉

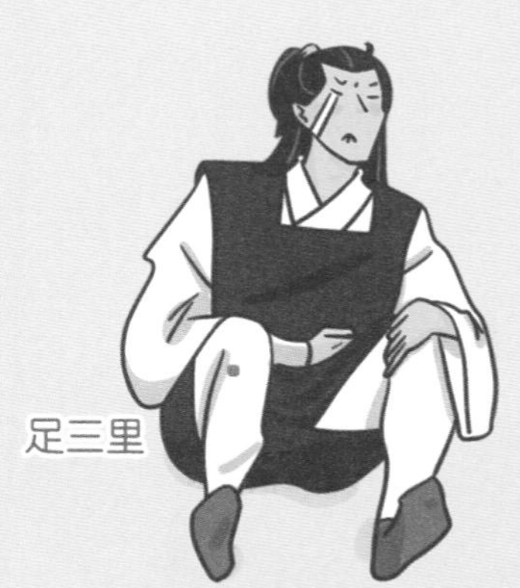
足三里

胃病选足三里

八会穴

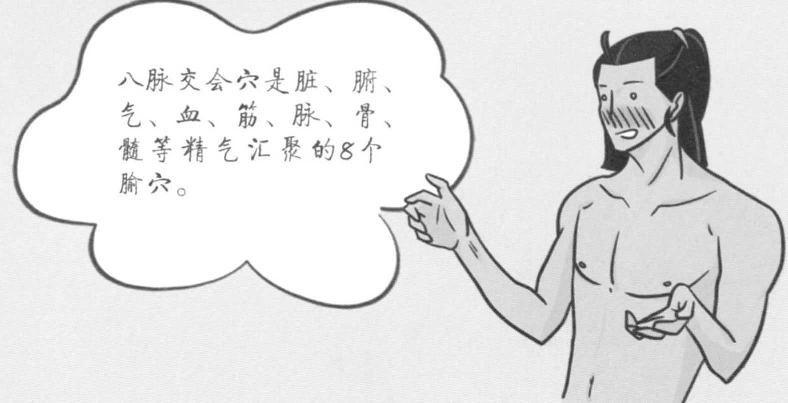
八脉交会穴是脏、腑、气、血、筋、脉、骨、髓等精气汇聚的8个腧穴。

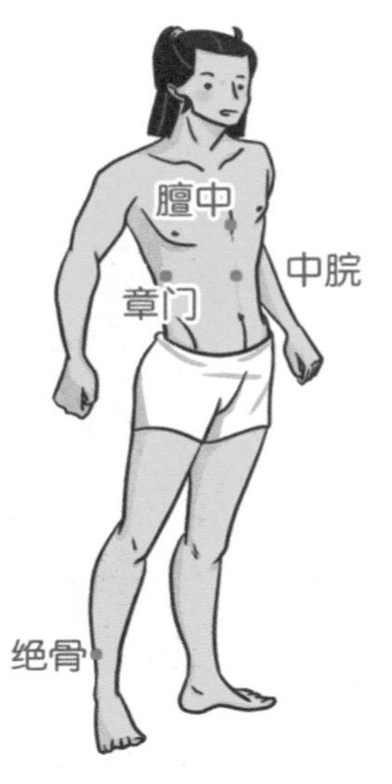
膻中
中脘
章门
绝骨

八会穴歌

腑会中脘脏章门，
髓会绝骨筋阳陵。
血会膈俞骨大杼，
脉太渊气膻中存。

【八脉交会穴】

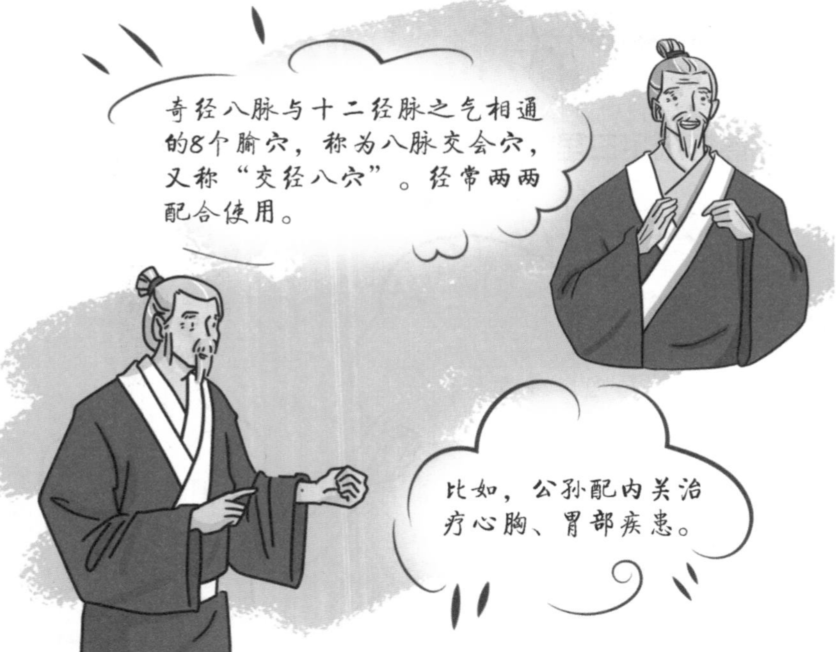

奇经八脉与十二经脉之气相通的8个腧穴，称为八脉交会穴，又称“交经八穴”。经常两两配合使用。

比如，公孙配内关治疗心胸、胃部疾患。

八脉交会穴主治病证

穴名	主治	相配合主治
公孙	冲脉病证	心、胸、胃疾病
内关	阴维脉病证	
后溪	督脉病证	目内眦、颈项、耳、肩部疾病
申脉	阳跷脉病证	
足临泣	带脉病证	目锐眦、耳后、颊、颈、肩部疾病
外关	阳维脉病证	
列缺	任脉病证	肺系、咽喉、胸膈疾病
照海	阴跷脉病证	

【交会穴】

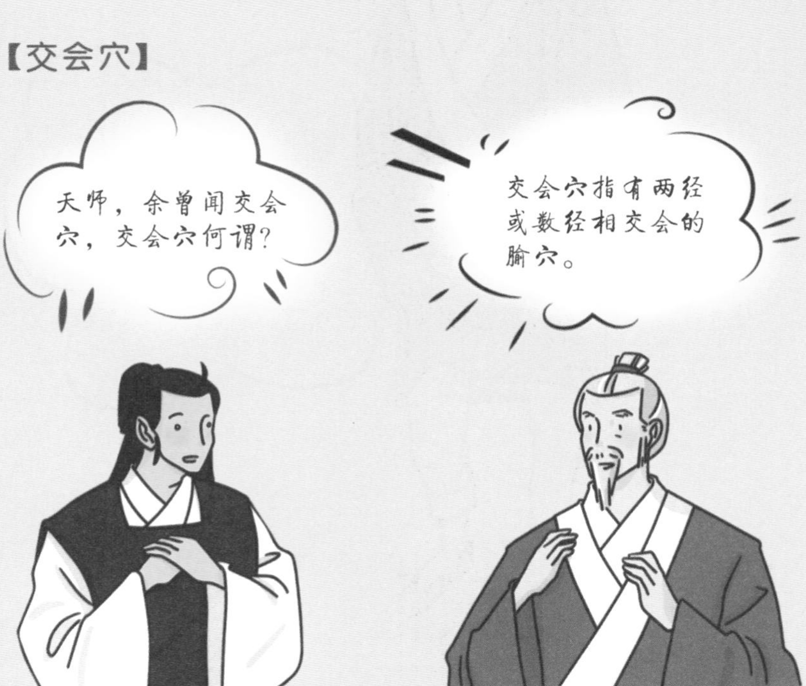
天师，余曾闻交会穴，交会穴何谓？
交会穴指有两经或数经相交会的腧穴。

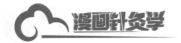

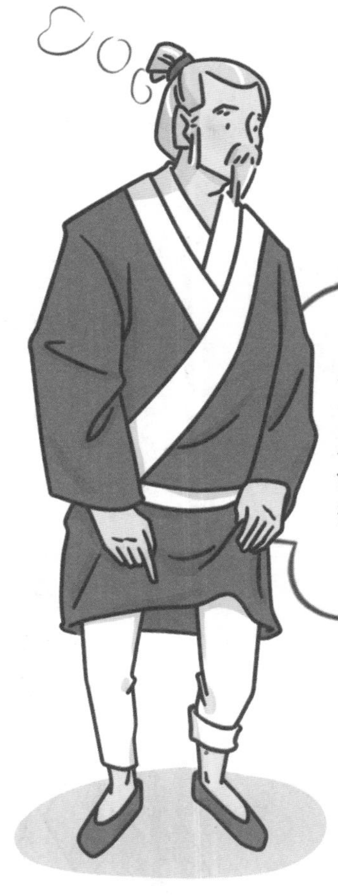
注意区分八会穴、八脉交会穴与交会穴的概念，不要混淆。
举一个交会穴的例子，三阴交为脾、肝、肾三经所交，能治疗脾经、肝经和肾经的病证。

【腧穴的定位方法】

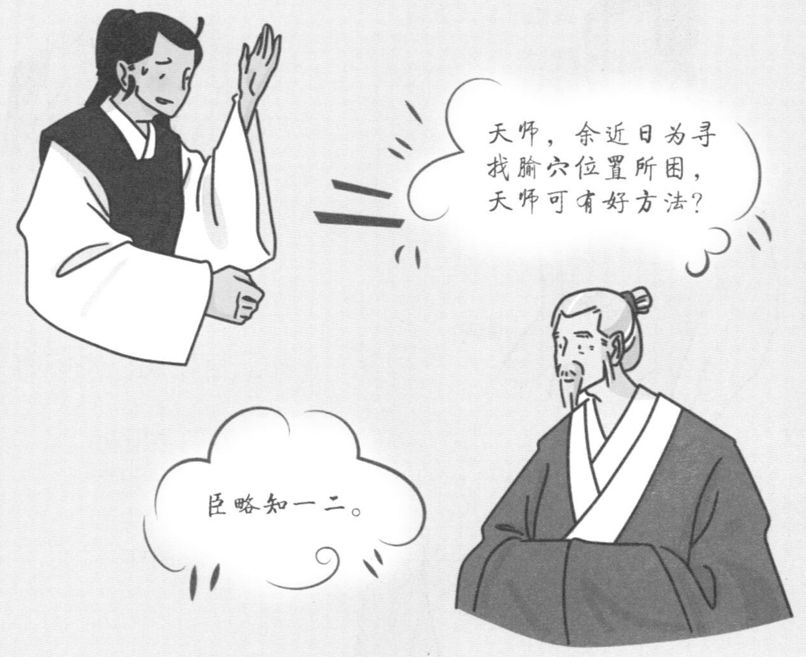
天师，余近日为寻
找腧穴位置所困，
天师可有好方法？
臣略知一二。

第一种，是体表解剖位置定位法。以人体解剖学的各种体表标志为依据来确定腧穴定位。

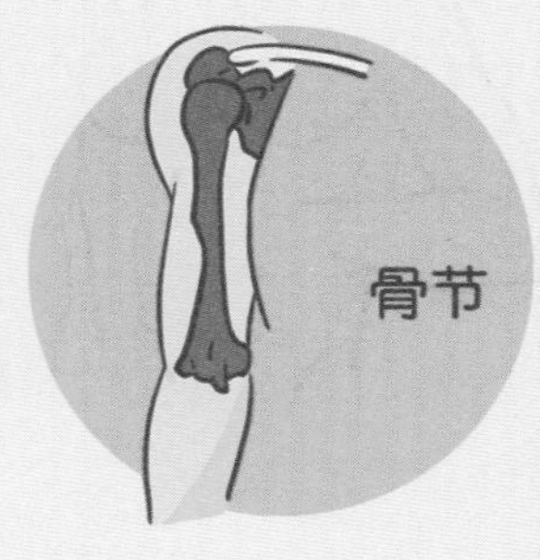
骨节

体表解剖位置分为两类。一是固定标志，即在人体自然姿势下可见的标志。

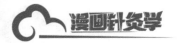

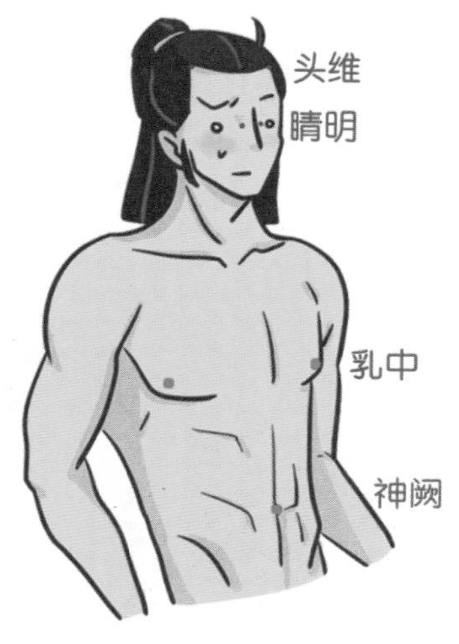
头维
睛明
乳中
神阙

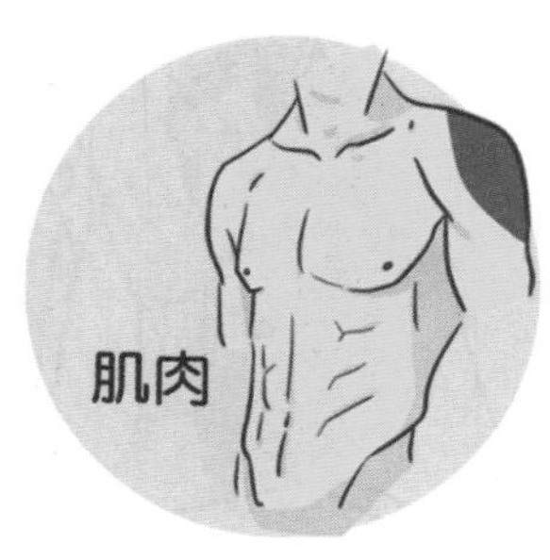
肌肉

如五官轮廓、发际等

头维穴在发际处
睛明穴在眼眶旁
乳中穴在乳头旁
神阙在肚脐中

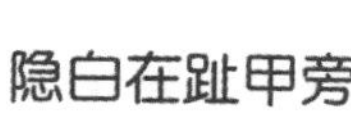
隐白在趾甲旁

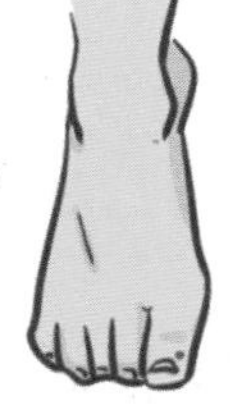
隐白

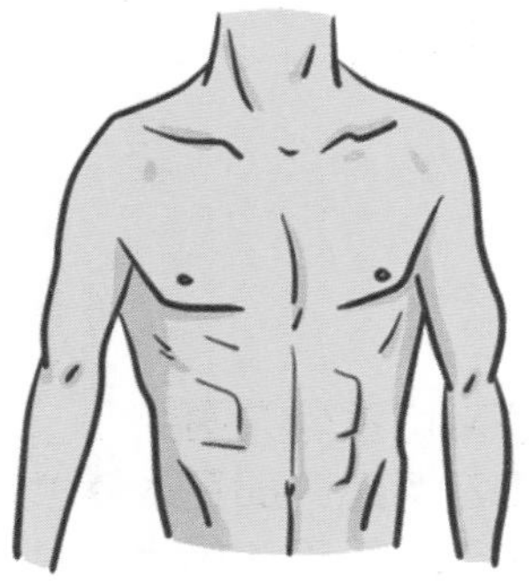

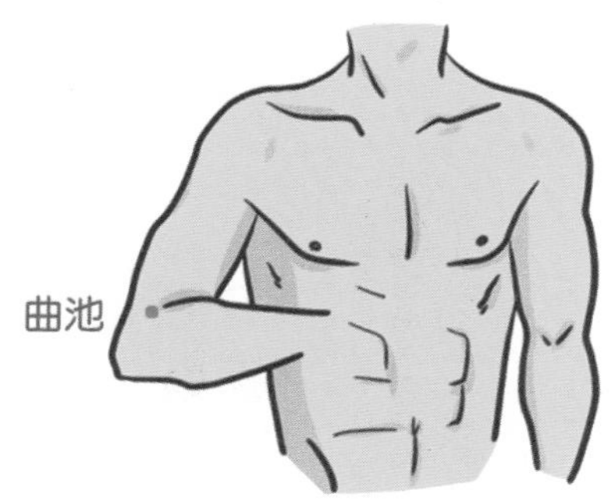
曲池

屈肘取曲池

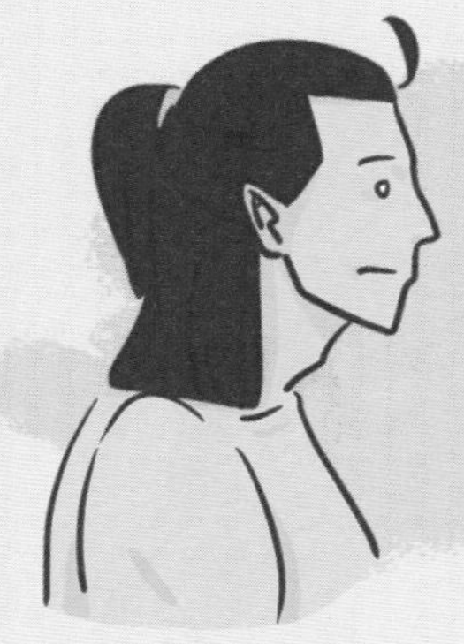

另一类是活动标志。

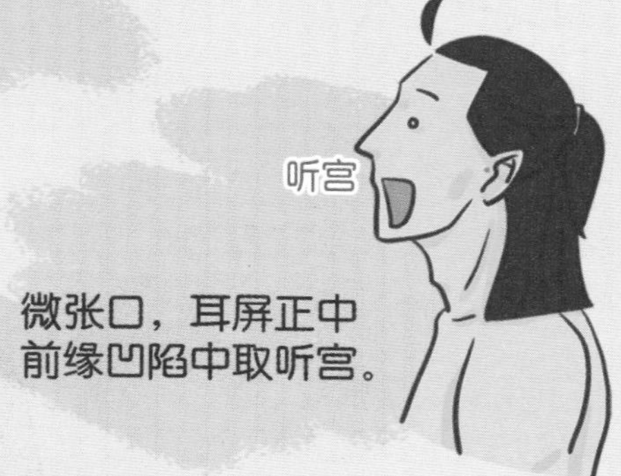
听宫
微张口，耳屏正中
前缘凹陷中取听宫。

第二种方法是骨度折量定位法。

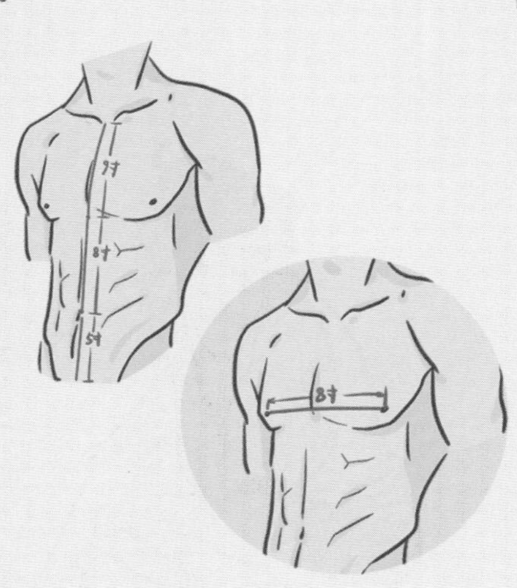
9寸
8寸
5寸
8寸

胸骨上窝（天突）至剑胸结合中点（歧骨）为9寸，剑胸结合中点（歧骨）至脐中为8寸，脐中至耻骨联合上缘（曲骨）为5寸。简便记忆为“985”。

两乳头之间为8寸。

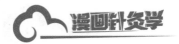

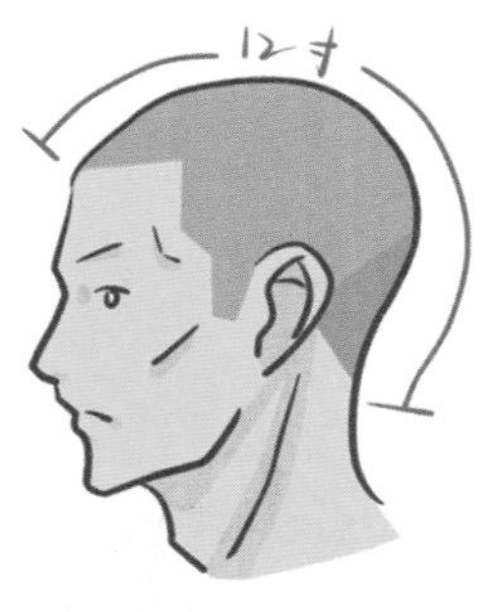
12寸

前发际正中至后发际正中为12寸。

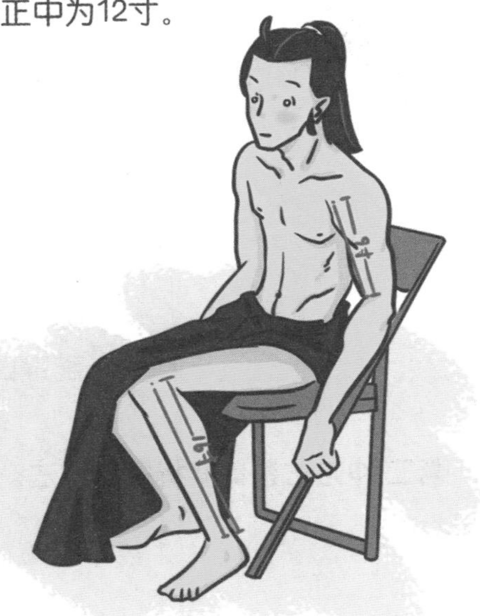
9寸
16寸

在上肢部，腋前、后纹头至肘横纹（平尺骨鹰嘴）为9寸。

在下肢部，腘横纹（平髁尖）至外髁尖为16寸。

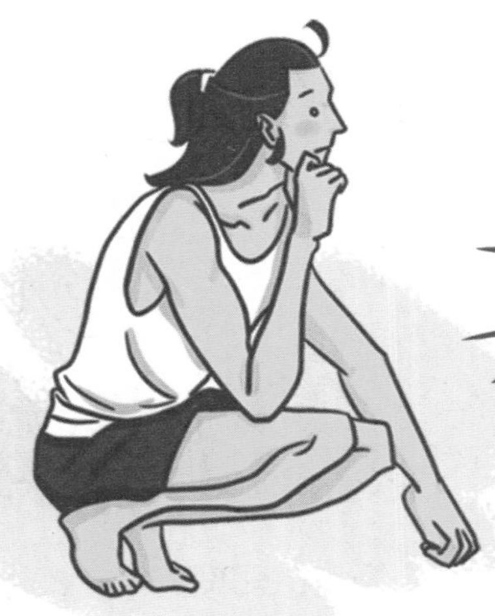
余曾闻简便取穴法，天师可否详解一番？

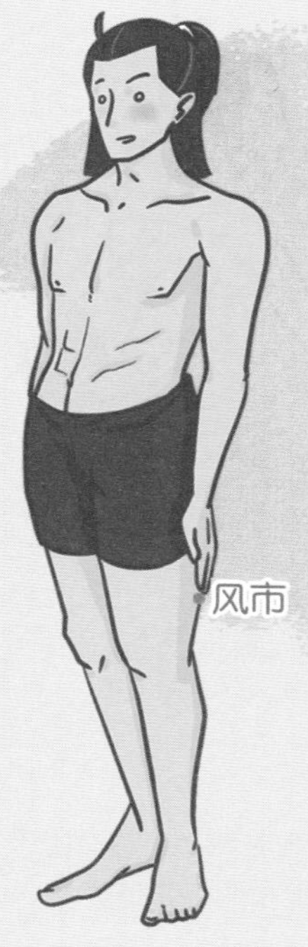
风市

站立姿势，手臂自然下垂，其中指端在下肢所触及为风市。

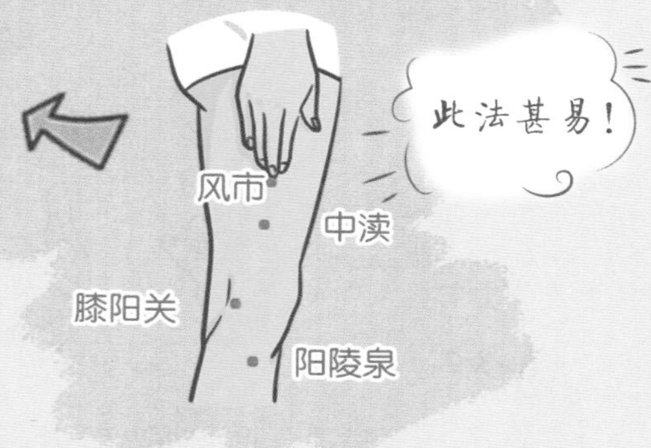
此法甚易！
风市
中渎
膝阳关
阳陵泉

两手虎口自然平直交叉，一手食指压在另一只手腕后高骨的上方，其食指近端到达处取列缺。

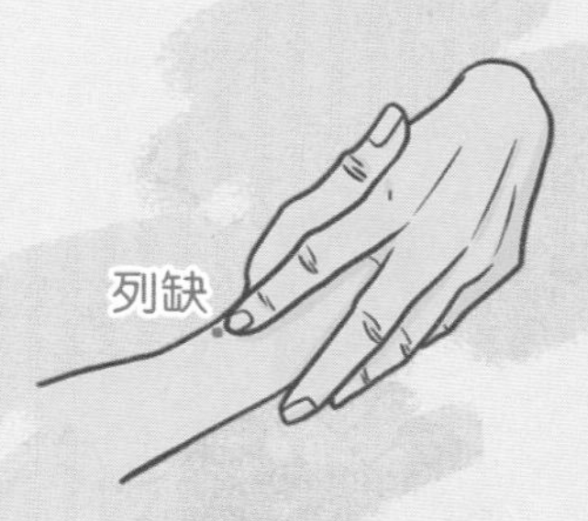
列缺

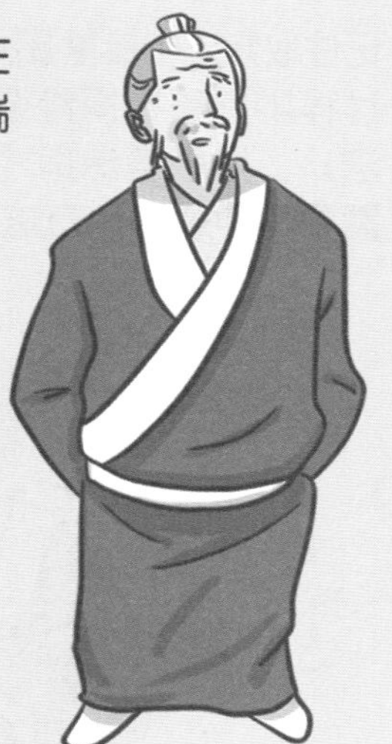

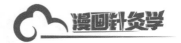

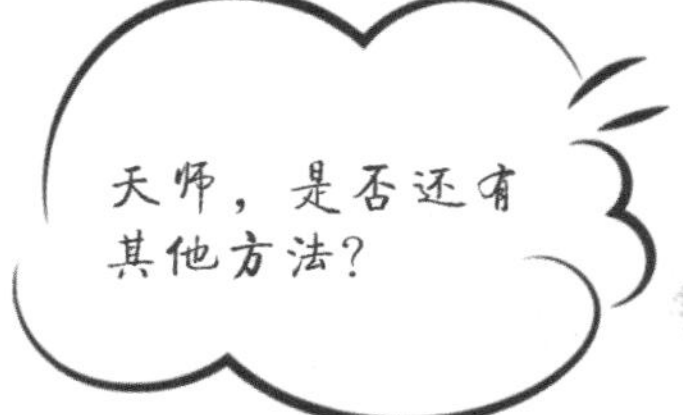
天师，是否还有
其他方法？

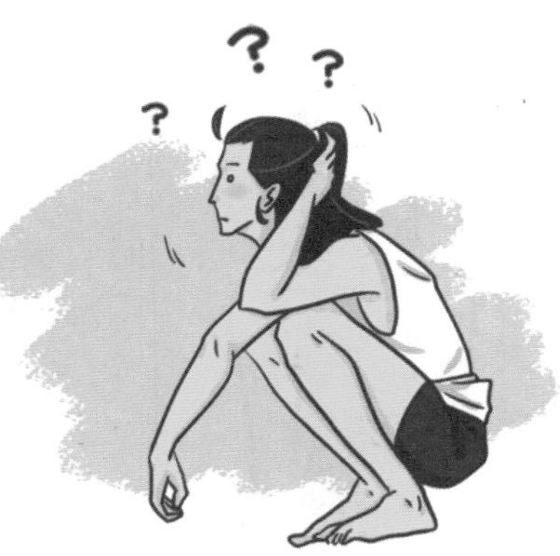

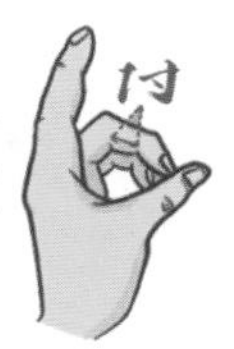
1寸
1寸

中指同身寸：以被取穴者中指中节桡侧两端纹头之间的距离作为1寸。

拇指同身寸：以被取穴者拇指指间关节的宽度作为1寸。

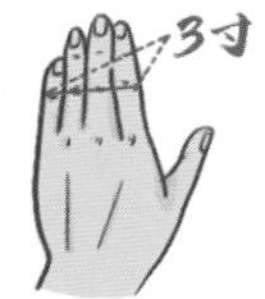
3寸

横指同身寸：被取穴者手四指并拢，以其中指中节纹头为准，其四指的宽度作为3寸。

记住取穴法中最重要的也是最精确的首选解剖位置定位法，取穴过程中要重视摸骨循筋。其次是骨度折量法（横纵坐标定位法）；最后考虑指寸法或简便取穴。部分穴位取穴时，可能需要两种或多种方法联合使用。欲知详情，下回分解……

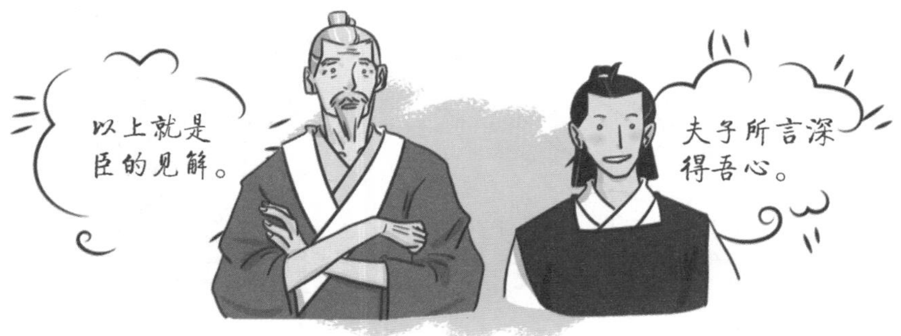
以上就是
臣的见解。
夫子所言深
得吾心。

第四回　腧穴各论

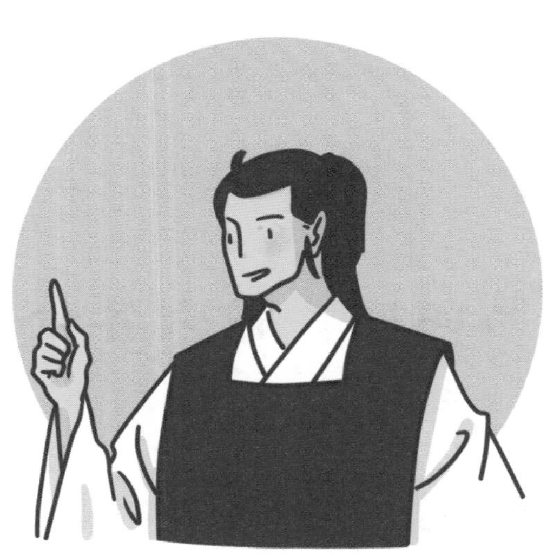

【经脉所联系的脏腑组织器官】

天师说不同的经脉联系的脏腑组织器官不同，吾今日便来研究一番。

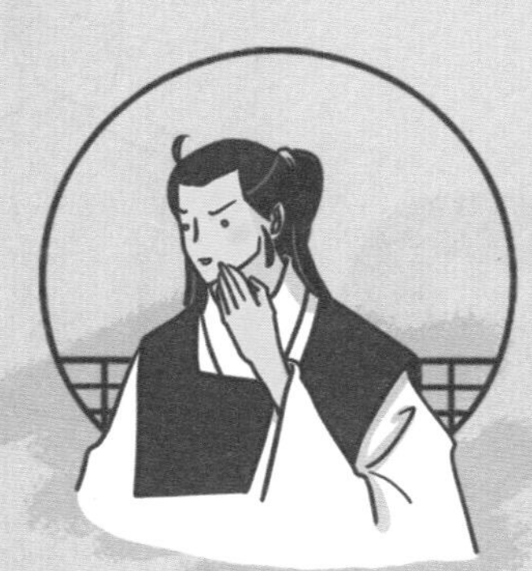

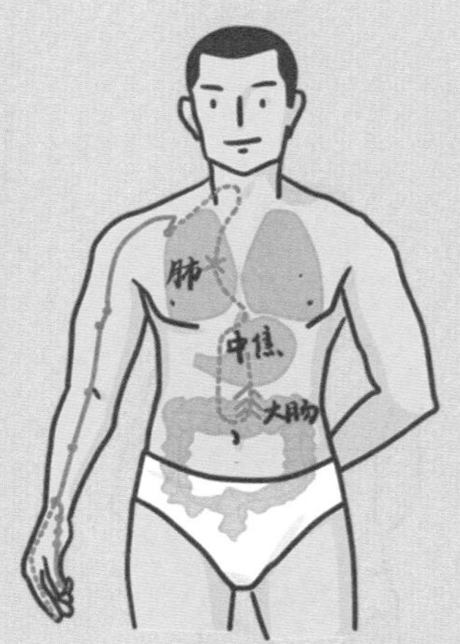
肺
中焦
大肠

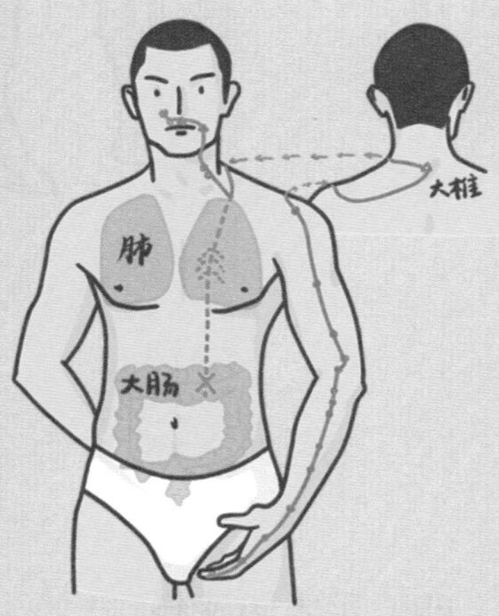
大椎
肺
大肠

一、手太阴肺经

中焦：起于中焦
大肠：下络大肠
胃：环循胃口
肺：上膈属肺
肺系：从肺系（气管喉咙部）

二、手阳明大肠经

肩：上肩，出髃骨之前廉
肺：络肺
大肠：属大肠
下齿：入下齿中
鼻：上夹鼻孔
口：还出夹口

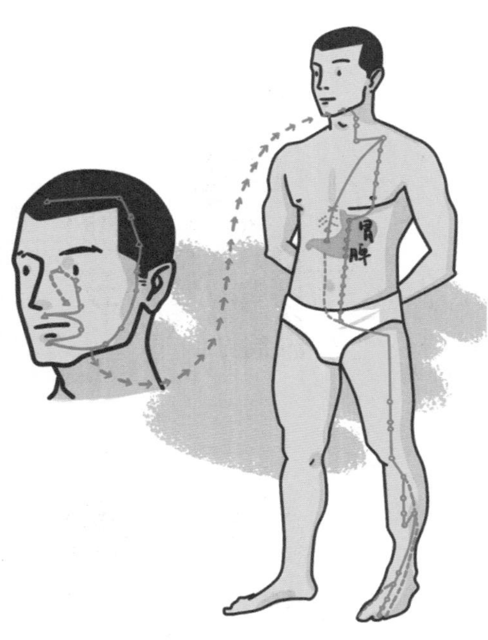
胃
脾

三、足阳明胃经

鼻：起于鼻；下循鼻外
上齿：入上齿中
口：环出夹口环唇
耳：上耳前
喉咙：循喉咙
胃：起于胃口；属胃
脾：络脾
乳房：从缺盆下乳内廉

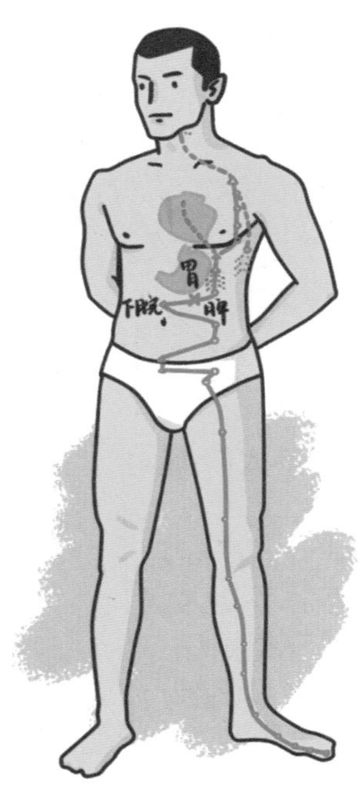
胃
下脘
脾

四、足太阴脾经

脾：属脾
胃：络胃；复从胃
咽：夹咽
舌：系舌本；散舌下
心：注心中
内踝：上内踝前廉

五、手少阴心经

心：起于心中
心系：出属心系；从心系；复从心系
小肠：络小肠
咽：上夹咽
目系：系目系
肺：却上肺

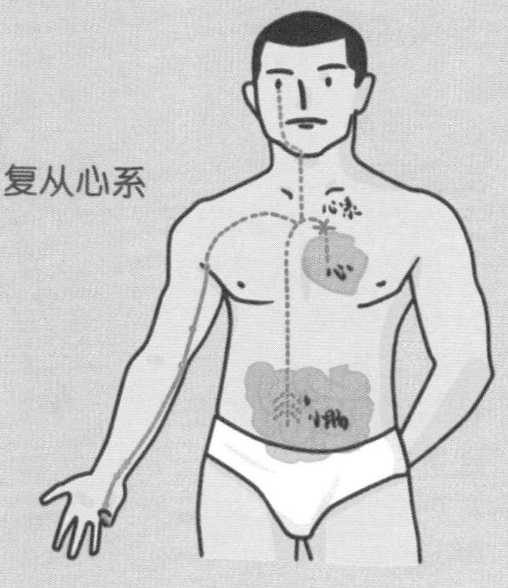
心系
心
小肠

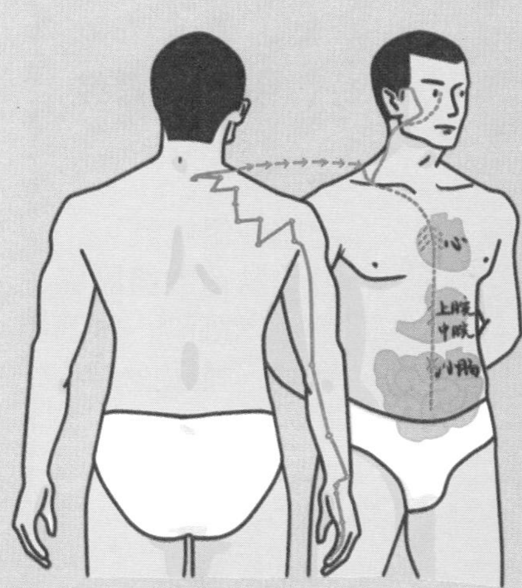
心
上脘
中脘
小肠

六、手太阳小肠经

肩：出肩解；绕肩胛；交肩上
心：络心
咽：循咽
膈：下膈
胃：抵胃
小肠：属小肠
目：至目锐眦；至目内眦
耳：却入耳中
鼻：抵鼻

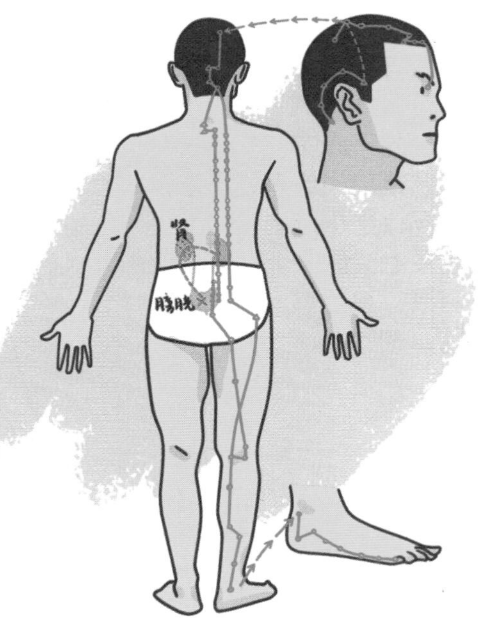
肾
膀胱

七、足太阳膀胱经

目：起于目内眦
额：上额交颠
颠：上额交颠，从颠至耳上角，从颠入络脑
脑：从颠入络脑
耳：至耳上角
肩：循肩髆内；从髆内左右别下贯胛
腰脊：夹脊抵腰中，入循膂
肾：络肾
膀胱：属膀胱
腘：入腘中
外踝：出外踝之间

八、足少阴肾经

肾：属肾
膀胱：络膀胱
肝：从肾上贯肝膈
肺：入肺中；从肺出
喉咙：循喉咙
舌：夹舌本
心：络心
胸中：注胸中
脊：贯脊
内踝：循内踝之后

九、手厥阴心包经

胸：起于胸中；循胸出胁
心包：出属心包络
三焦：历络三焦
胁：循胸出胁

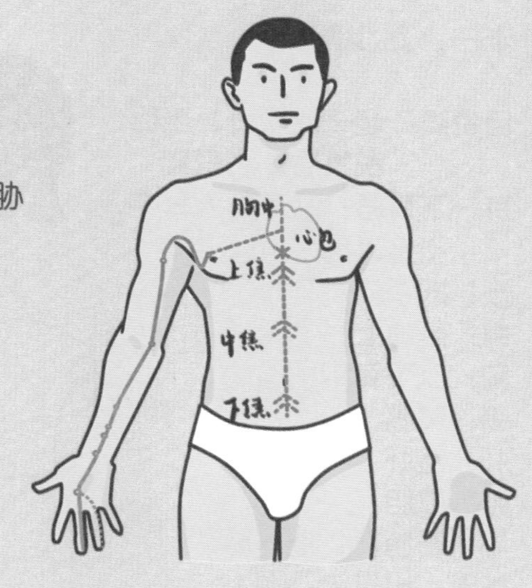

胸中
心包
上焦
中焦
下焦

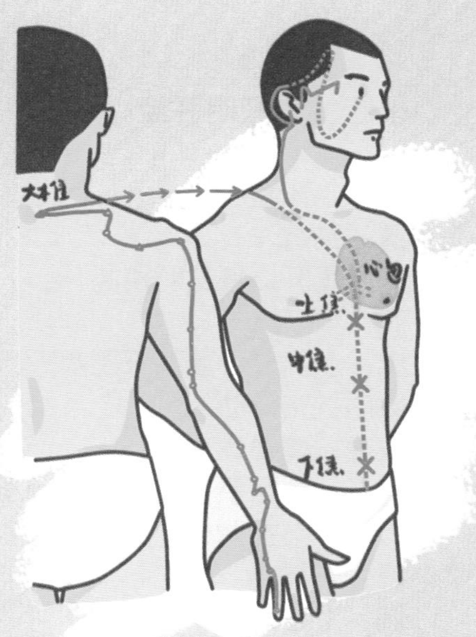

大椎
心包
上焦
中焦
下焦

十、手少阳三焦经

肩：循臑外上肩
膻中：布膻中
心包：散络心包
三焦：遍属三焦
耳：系耳后，直上出耳上角；从耳后入耳中，出走耳前
颊：以屈下颊主䪼，交颊
目：至目锐眦

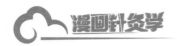

十一、足少阳胆经

目锐眦：起于目锐眦；至目锐眦后；别锐眦
耳：下耳后；从耳后入耳中，出走耳前
䪼：抵于䪼
肩：至肩上
胸：以下胸中
膈：贯膈
肝：络肝
胆：属胆
胁：循胁里，过季胁
气街：出气街
毛际：绕毛际

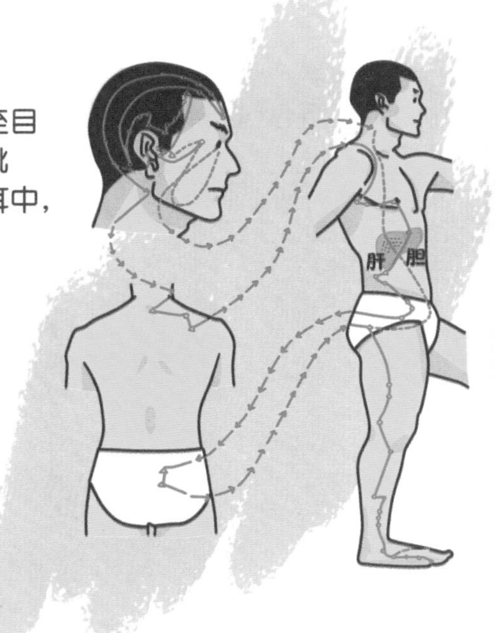
肝
胆

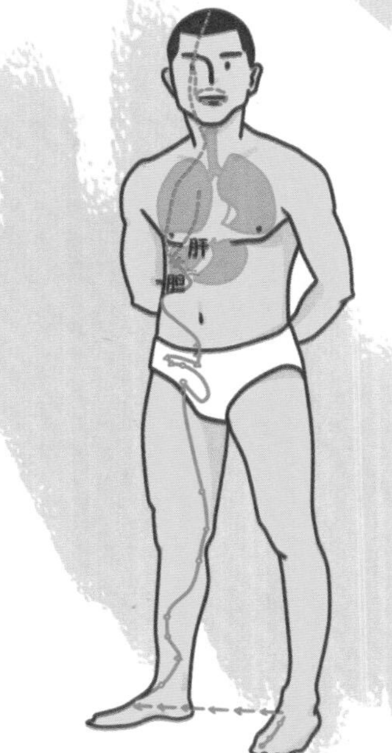
肝
胆

十二、足厥阴肝经

阴器：环阴器
胃：夹胃
肝：属肝；复从肝别膈
胆：络胆
膈：上贯膈；复从肝别膈
胁肋：布胁肋
喉咙：循喉咙之后
目系：连目系；从目系下颊里
颠顶：与督脉会于颠
唇：环唇内
肺：上注肺

【与脏腑组织器官相连的经脉】

◆ 肺

（1）足厥阴肝经：上注肺。
（2）手阳明大肠经：络肺。
（3）手太阴肺经：上膈属肺。
（4）手少阴心经：却上肺。
（5）足少阴肾经：入肺中；从肺出。

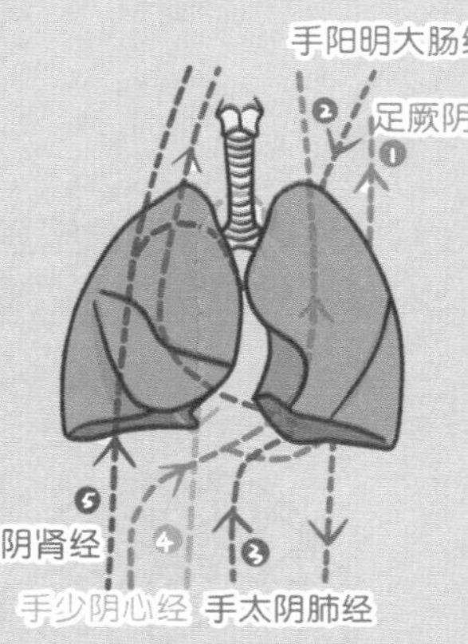
手阳明大肠经
足厥阴肝经
足少阴肾经
手少阴心经
手太阴肺经

◆ 肝

（1）足厥阴肝经：属肝；复从肝别膈。
（2）足少阴肾经：从肾上贯肝、膈。
（3）足少阳胆经：络肝。

◆ 胆

（1）足少阳胆经：属胆。
（2）足厥阴肝经：络胆。

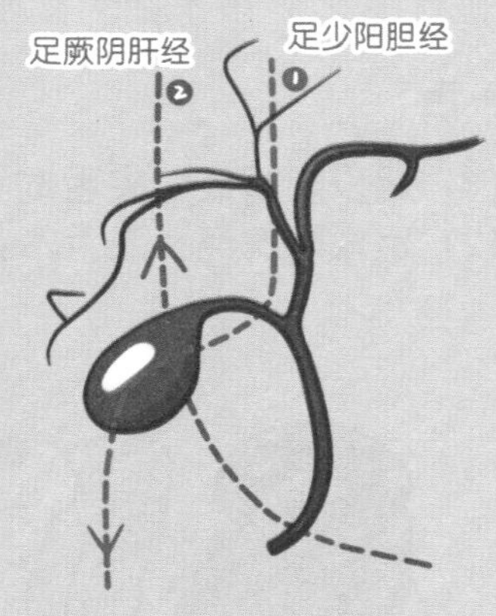
足厥阴肝经
足少阳胆经

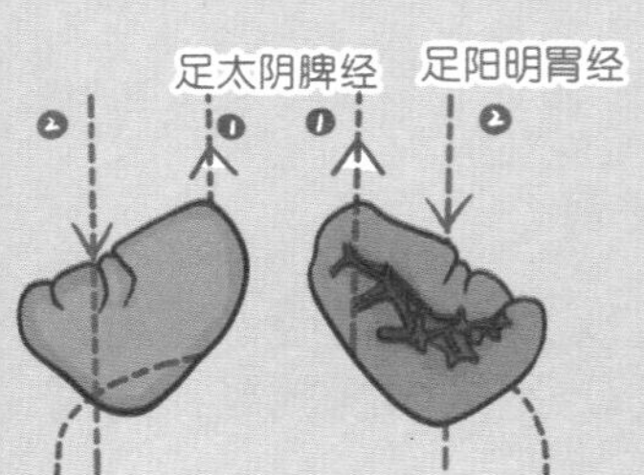
足太阴脾经
足阳明胃经

◆ 脾

（1）足太阴脾经：属脾。
（2）足阳明胃经：络脾。

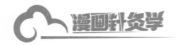

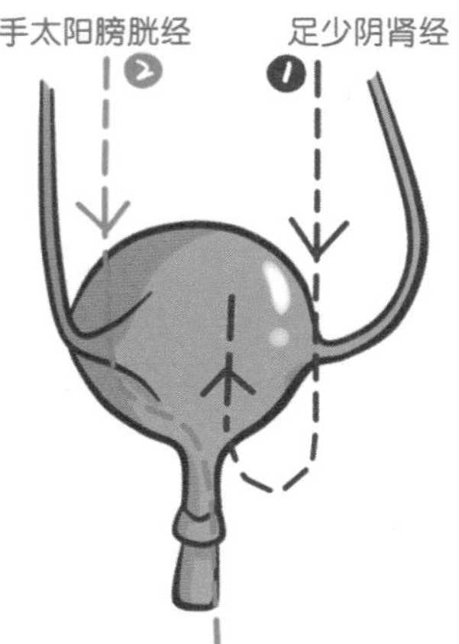
手太阳膀胱经
足少阴肾经

◆ 膀胱

（1）足少阴肾经：络膀胱。
（2）足太阳膀胱经：属膀胱。

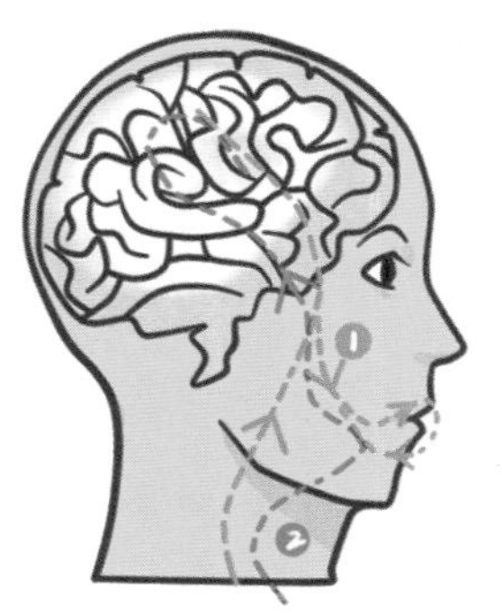

◆ 目系

（1）足厥阴肝经：连目系；从目系下颊里。
（2）手少阴心经：系目系。

◆ 舌

（1）足少阴肾经：夹舌本。
（2）足太阴脾经：系舌本；散舌下。

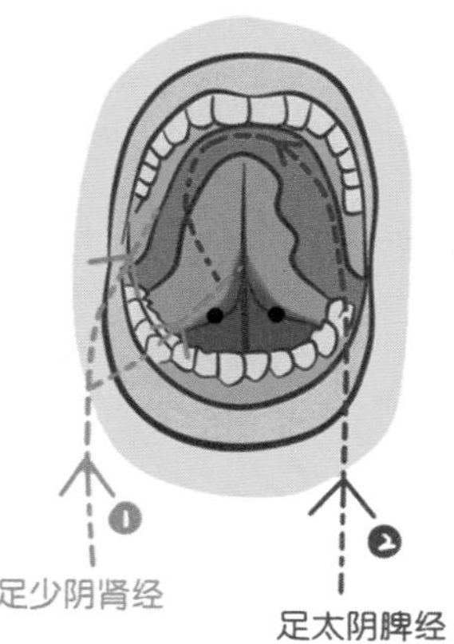
足少阴肾经
足太阴脾经

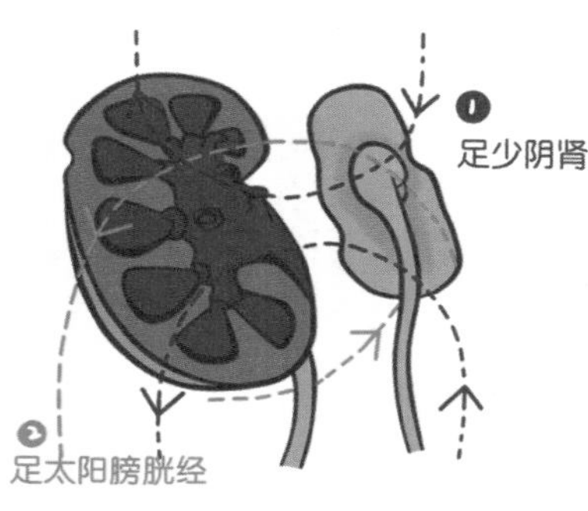
足少阴肾经
足太阳膀胱经

◆ 肾

（1）足少阴肾经：属肾。
（2）足太阳膀胱经：络肾。

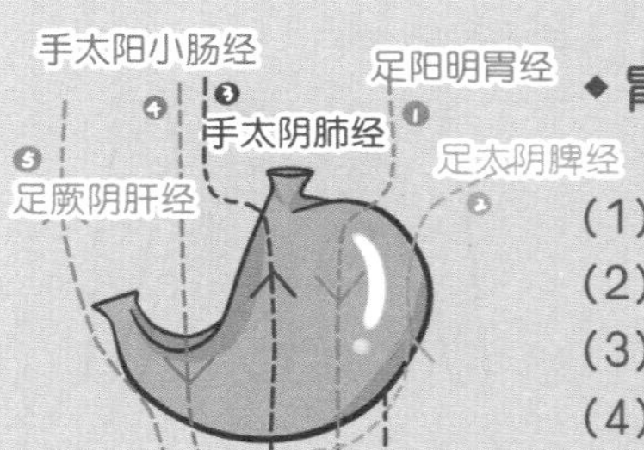
手太阳小肠经
足阳明胃经
4
3
手太阴肺经
1
足太阴脾经
5
足厥阴肝经
2

◆ 胃

（1）足阳明胃经：属胃；起于胃口。
（2）足太阴脾经：络胃，复从胃。
（3）手太阴肺经：环循胃口。
（4）手太阳小肠经：抵胃。
（5）足厥阴肝经：夹胃。

◆ 心包

（1）手少阳三焦经：散络心包。
（2）手厥阴心包经：出属心包络。

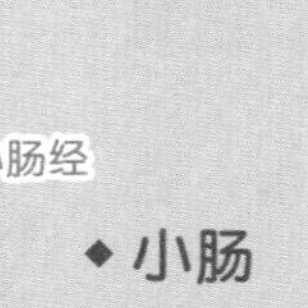
1
手少阳三焦经
2
手厥阴心包经

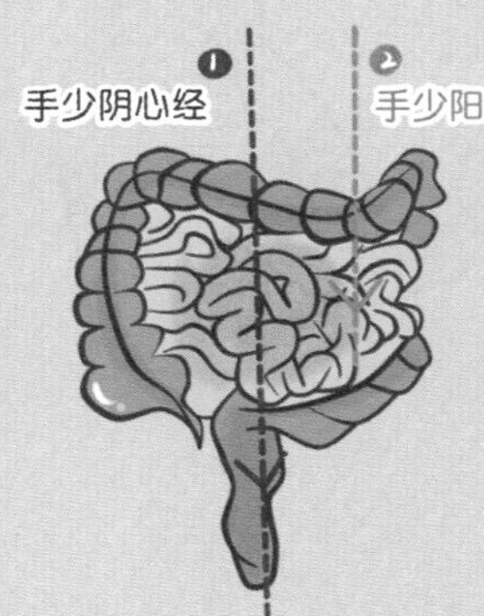
1
手少阴心经
2
手少阳小肠经

◆ 小肠

（1）手少阴心经：络小肠。
（2）手太阳小肠经：属小肠。

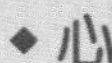

◆ 心

（1）手少阴心经：起于心中。
（2）足太阴脾经：注心中。
（3）手太阳小肠经：络心。
（4）足少阴肾经：络心。

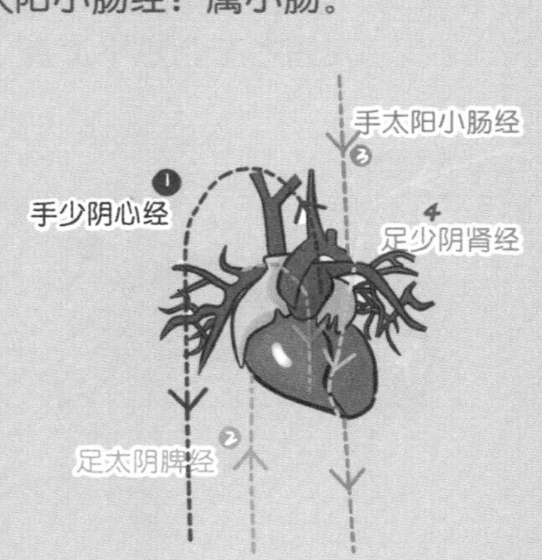
手太阳小肠经
3
1
手少阴心经
4
足少阴肾经
2
足太阴脾经

◆ 大肠

(1) 手太阴肺经：下络大肠。
(2) 手阳明大肠经：属大肠。

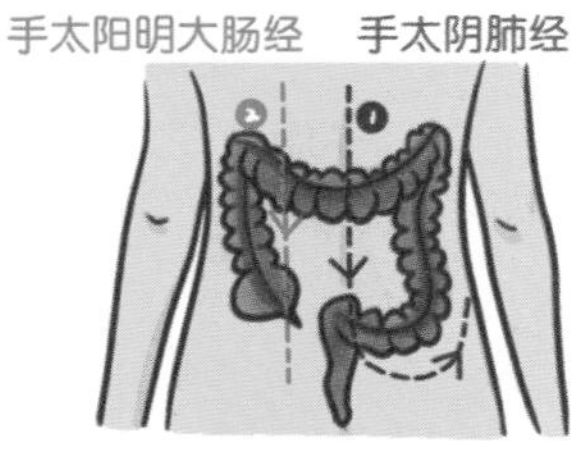
手太阳明大肠经
手太阴肺经

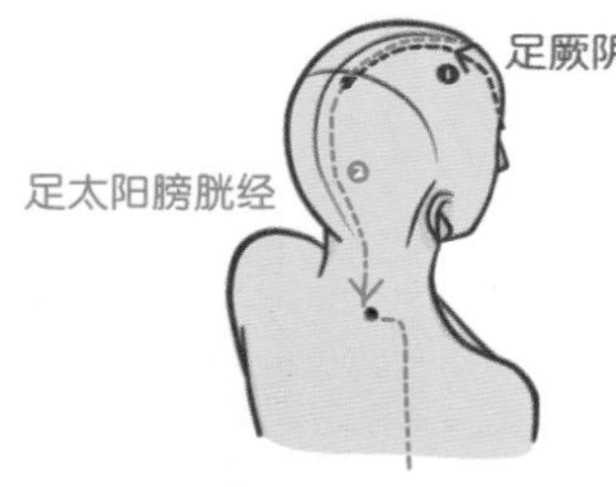
足厥阴肝经
足太阳膀胱经

◆ 颠顶

(1) 足厥阴肝经：与督脉会于颠。
(2) 足太阳膀胱经：交颠；从颠。

◆ 肩

(1) 手阳明大肠经：上肩，出髃骨之前廉。
(2) 手太阳小肠经：出肩解；绕肩胛；交肩上。
(3) 手少阳三焦经：循臑外上肩。
(4) 足少阳胆经：至肩上。
(5) 足太阳膀胱经：循肩髆内；从髆内左右别下贯胛。

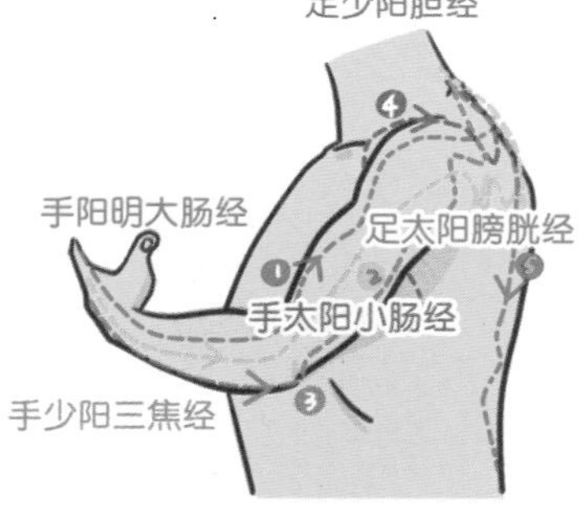
足少阳胆经
手阳明大肠经
足太阳膀胱经
手太阳小肠经
手少阳三焦经

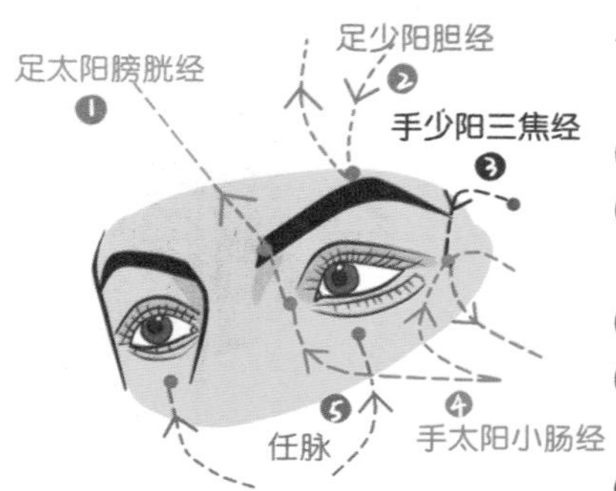
足少阳胆经
足太阳膀胱经
手少阳三焦经
任脉
手太阳小肠经

◆ 目

(1) 足太阳膀胱经：起于目内眦。
(2) 足少阳胆经：起于目锐眦；至目锐眦后；别目锐眦。
(3) 手少阳三焦经：至目锐眦。
(4) 手太阳小肠经：至目锐眦；至目内眦。
(5) 任脉：入目。

◆ 耳

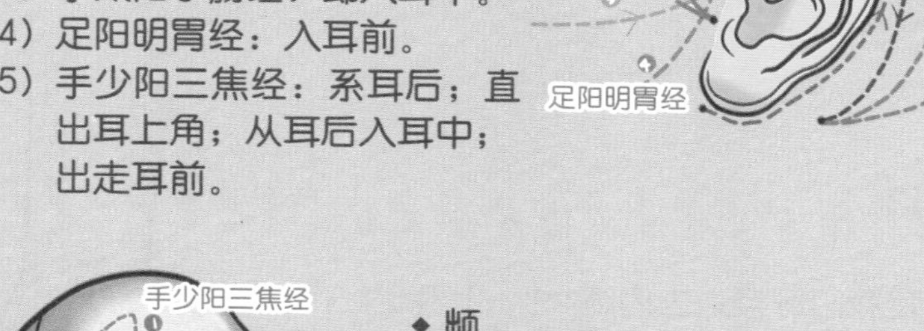
足太阳膀胱经
手少阳三焦经
足少阳胆经
手太阳小肠经
足阳明胃经

（1）足少阳胆经：下耳后；从耳后入耳中；出走耳前。
（2）足太阳膀胱经：至耳上角。
（3）手太阳小肠经：却入耳中。
（4）足阳明胃经：入耳前。
（5）手少阳三焦经：系耳后；直出耳上角；从耳后入耳中；出走耳前。

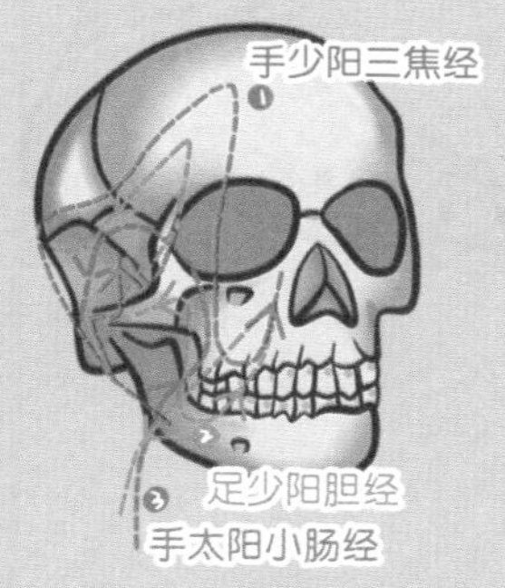
手少阳三焦经
足少阳胆经
手太阳小肠经

◆ 颇

（1）手少阳三焦经：以屈下颊至颇。
（2）足少阳胆经：抵于颇。
（3）手太阳小肠经：别颊上颇。

◆ 鼻

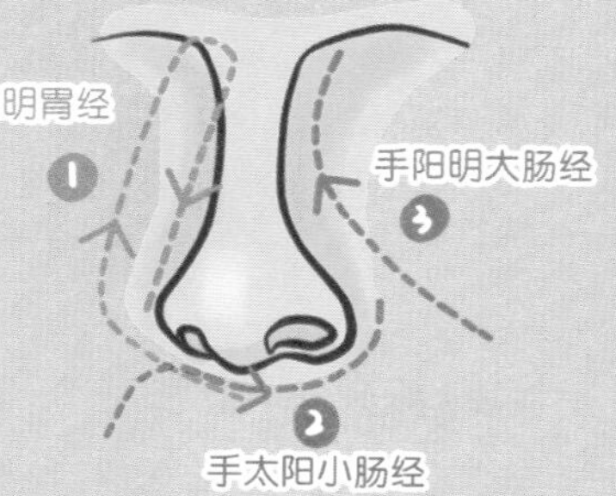
足阳明胃经
手阳明大肠经
手太阳小肠经

（1）足阳明胃经：起于鼻；下循鼻外。
（2）手阳明大肠经：上夹鼻孔。
（3）手太阳小肠经：抵鼻。

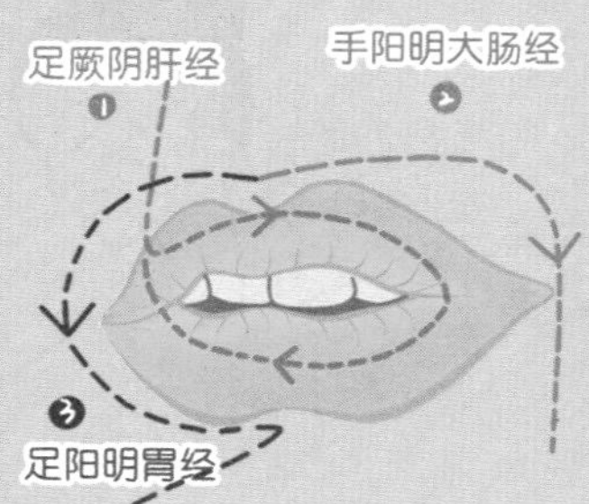
足厥阴肝经
手阳明大肠经
足阳明胃经

◆ 唇口

（1）足厥阴肝经：环唇内。
（2）手阳明大肠经：还出夹口。
（3）足阳明胃经：还出夹口；环唇。

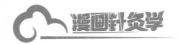

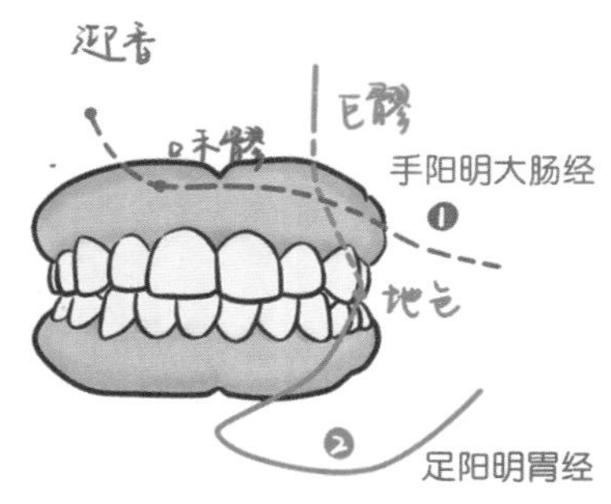

手阳明大肠经
足阳明胃经

◆ 齿龈

（1）手阳明大肠经：入下齿中。
（2）足阳明胃经：入上齿中。

◆ 内踝

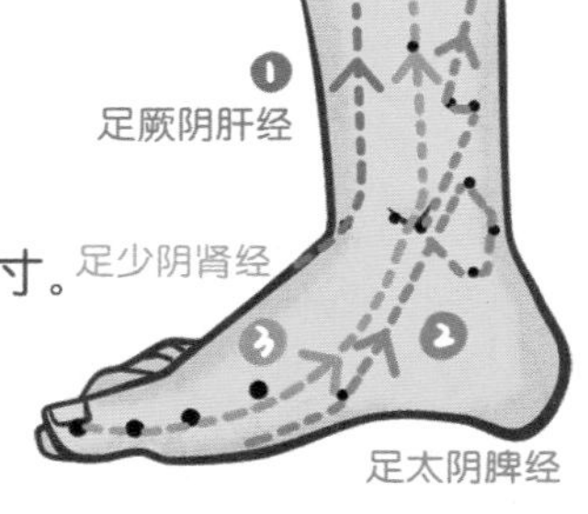

足厥阴肝经
足少阴肾经
足太阴脾经

（1）足厥阴肝经：去内踝1寸；上踝8寸。
（2）足少阴肾经：循内踝之后。
（3）足太阴脾经：上内踝前廉。

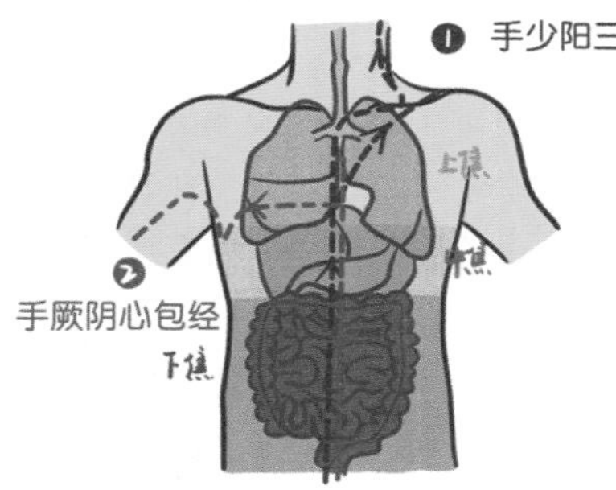

手少阳三焦经
手厥阴心包经

◆ 三焦

（1）手少阳三焦经：属三焦。
（2）手厥阴心包经：络三焦。

◆ 缺盆

（1）手太阳小肠经：入缺盆；从缺盆。
（2）足阳明胃经：入缺盆，从缺盆下乳内廉。
（3）足少阳胆经：入缺盆；合缺盆；从缺盆下腋。
（4）手阳明大肠经：下入缺盆。

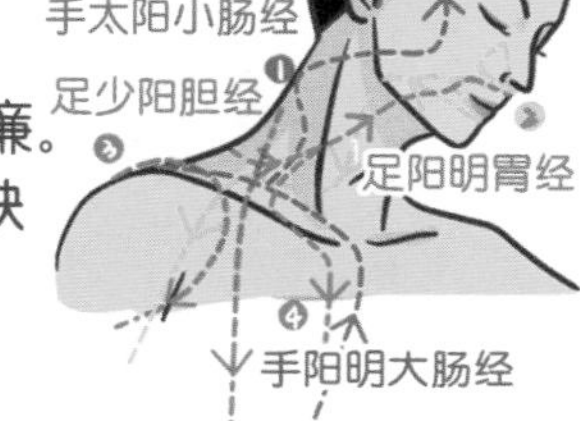

手太阳小肠经
足少阳胆经
足阳明胃经
手阳明大肠经

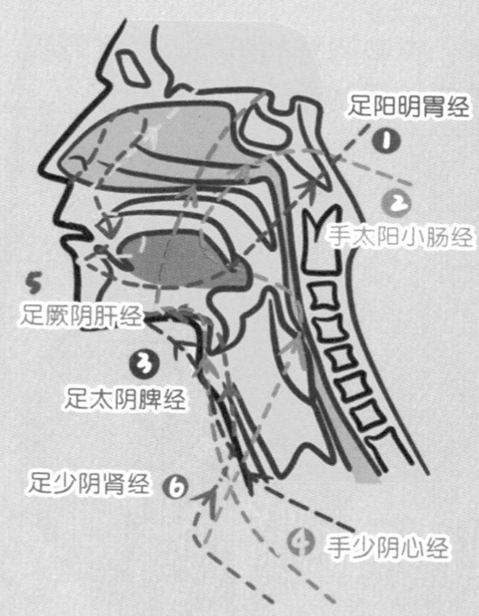
足阳明胃经
1
2
手太阳小肠经
5
足厥阴肝经
3
足太阴脾经
足少阴肾经 6
4 手少阴心经

◆ 咽喉

（1）足阳明胃经：循喉咙。
（2）手太阳小肠经：循咽。
（3）足太阴脾经：夹咽。
（4）手少阴心经：上夹咽。
（5）足厥阴肝经：循喉咙之后。
（6）足少阴肾经：循喉咙。

◆ 腘

（1）足厥阴肝经：上腘内廉。
（2）足少阴肾经：出腘内廉。
（3）足太阳膀胱经：入腘中；下合腘中。

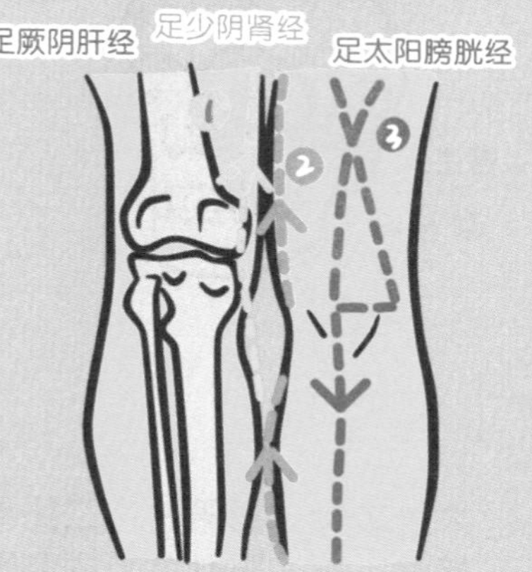
足厥阴肝经
足少阴肾经
足太阳膀胱经
2
3

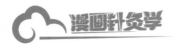

【中医解剖名词解释】

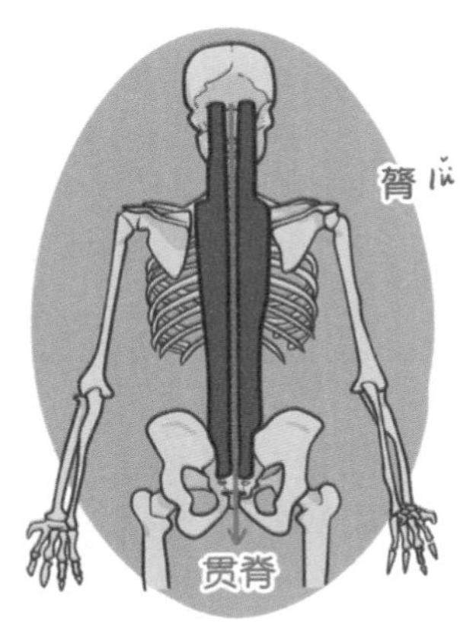
膂
贯脊

膂：夹脊两旁的肌肉，即竖脊肌
贯脊：穿过脊柱

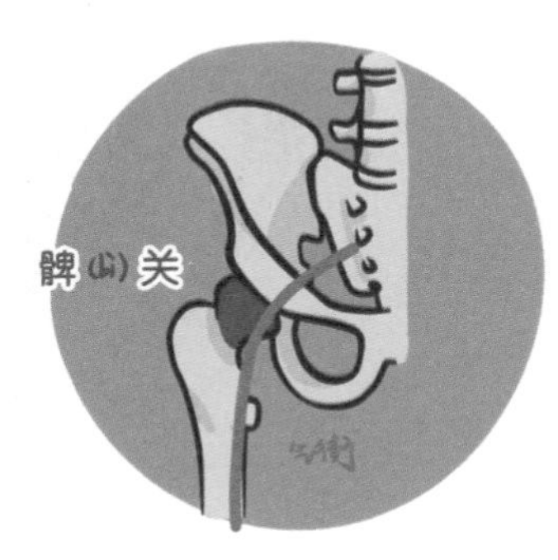
髀(bì)关

髀关：穴位名
气街：经气聚集运行的共同通路

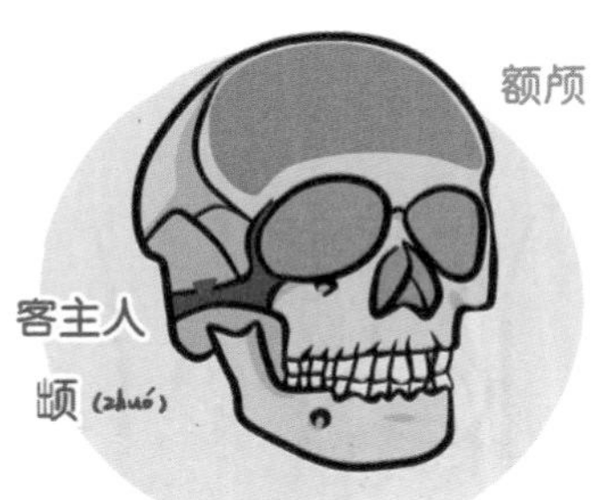
额颅
客主人
䪼(zhuó)

客主人：指足少阳胆经的上关穴
䪼：眼眶下方颧骨处
额颅：即前额骨部，在发下眉上处

大趾歧骨：指第一、二跖骨
核骨：第一跖趾关节内侧圆形突起

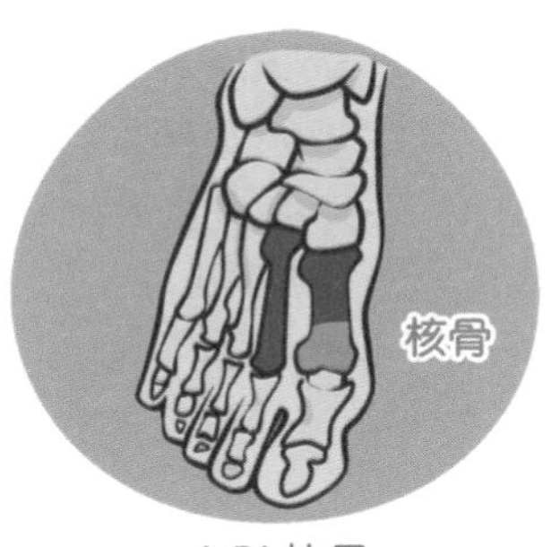
核骨
大趾歧骨

颃颡：同吭嗓，指喉头和鼻咽部
喉咙：指下连气管的部分
咽：食道

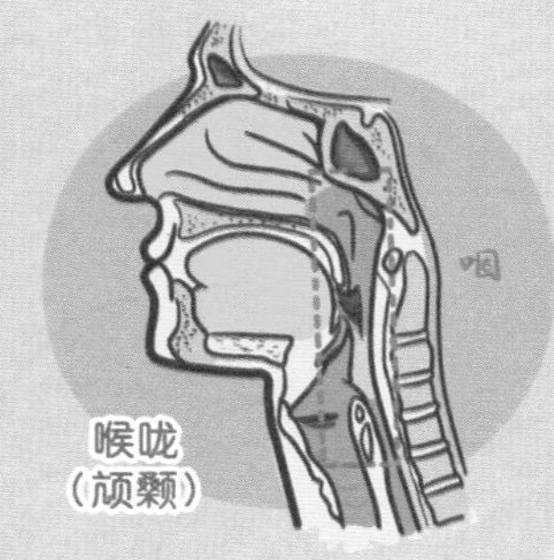
咽
喉咙
（颃颡）

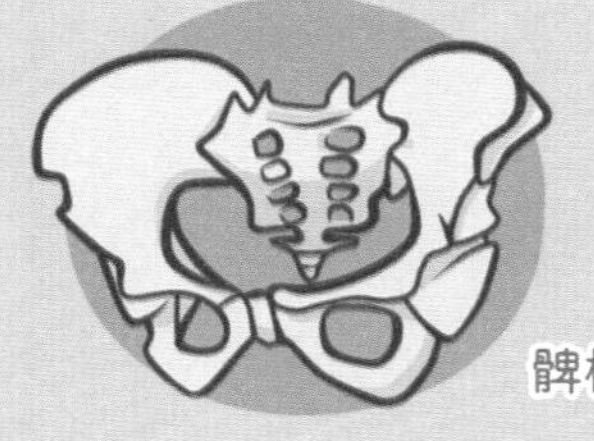
髀枢

髀枢：髋关节

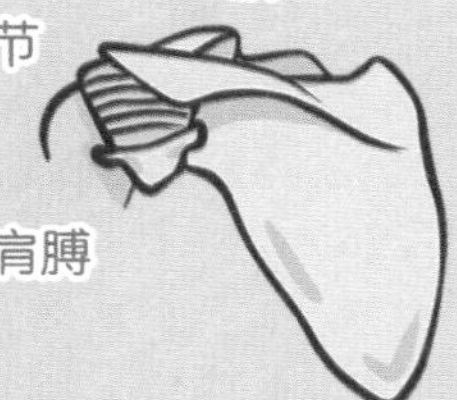
髃骨
肩关节
肩髆

肩髆：肩胛部
髃骨：锁骨的肩峰端与肩胛冈的结合部

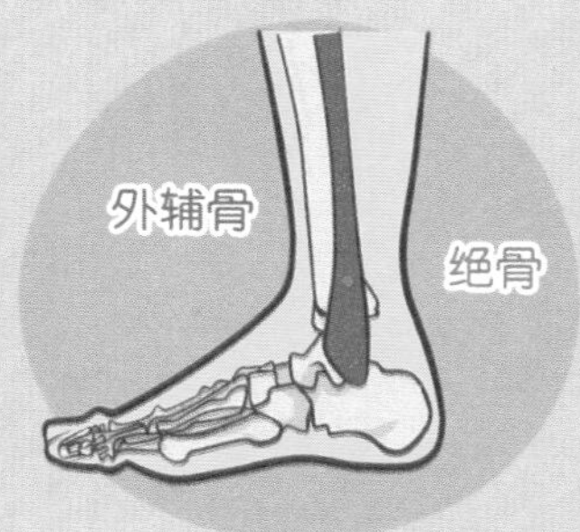
外辅骨
绝骨

外辅骨：腓骨
绝骨：腓骨下段低凹处

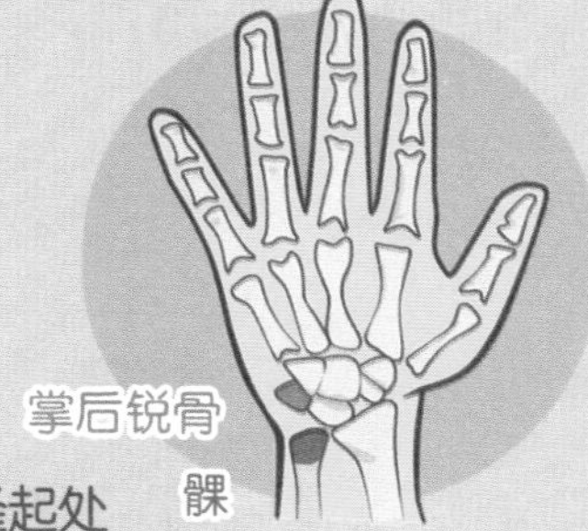
掌后锐骨
髁

掌后锐骨：指豌豆骨
髁（小肠经）：手腕后方的尺骨小头隆起处

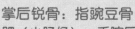

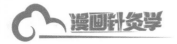

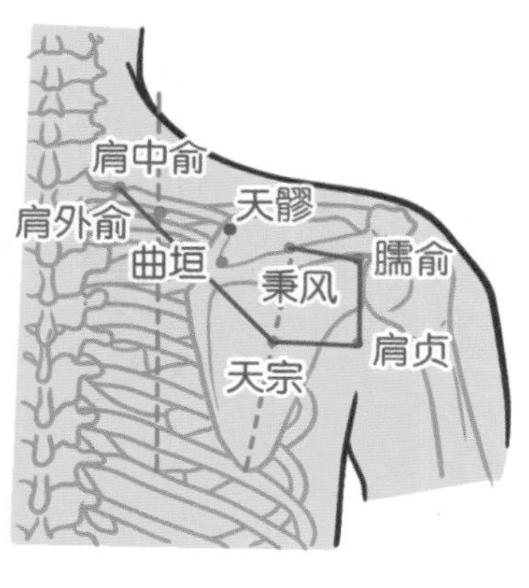
肩中俞
肩外俞
天髎
曲垣
臑俞
秉风
肩贞
天宗

◆ 七星台

肩中俞、肩外俞、曲垣、秉风、天宗、臑俞、肩贞

【按部取穴】

◆ 肩

肩髎、肩髃、肩前

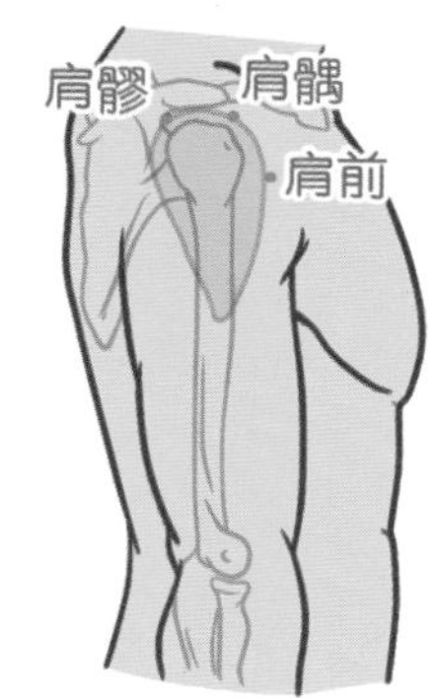
肩髎
肩髃
肩前

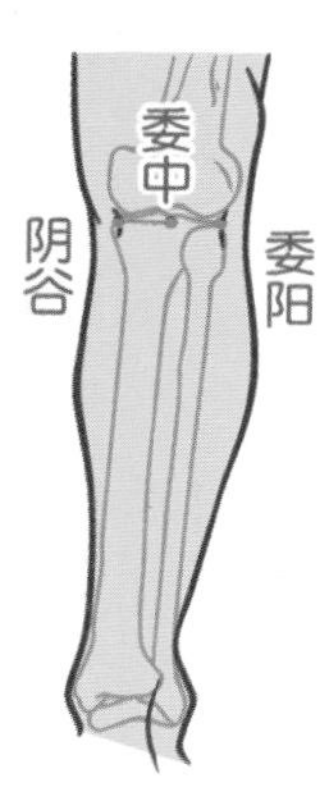
委中
阴谷
委阳

◆ 腘横纹

阴谷、委中、委阳

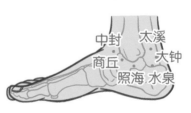

◆ 内踝

中封
太溪
大钟
商丘
照海 水泉

中封、太溪、商丘、照海、水泉、大钟、然谷

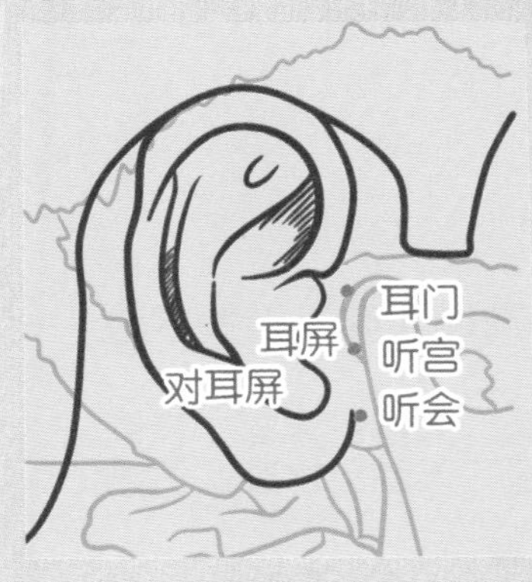
耳门
耳屏
听宫
对耳屏
听会

◆ 耳部（三小胆）

耳门（三焦经）、
听宫（小肠经）、
听会（胆经）

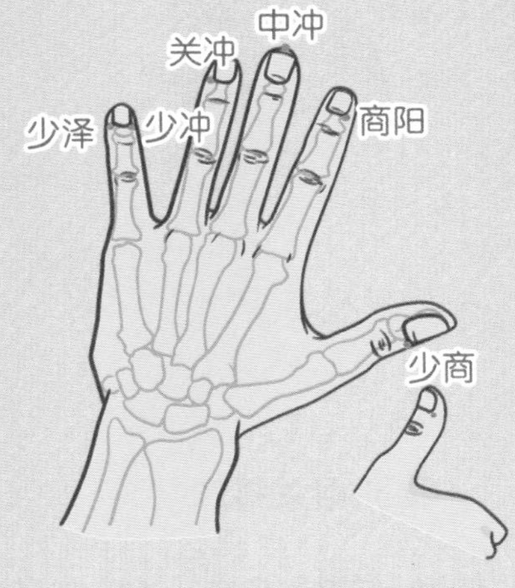
中冲
关冲
少泽
少冲
商阳
少商

◆ 井穴（手）

少泽、少冲、关冲、
中冲、商阳、少商

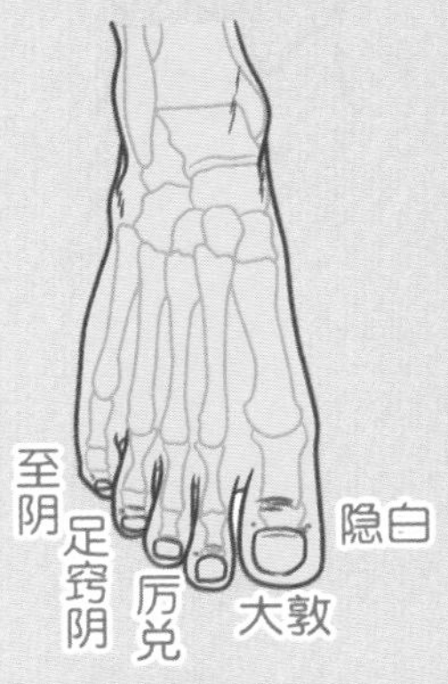
至阴
足窍阴
厉兑
大敦
隐白

◆ 井穴（足趾）

至阴、足窍阴、厉兑、大敦、隐白

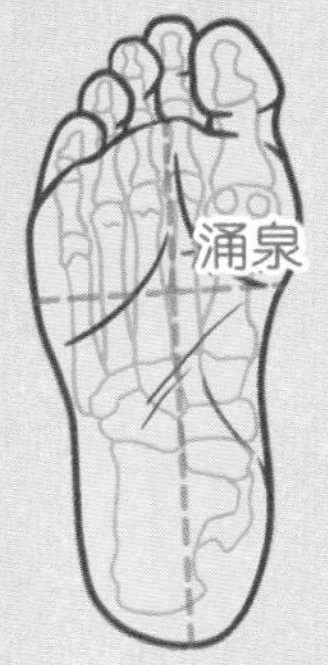
涌泉

◆ 井穴（足底）

涌泉

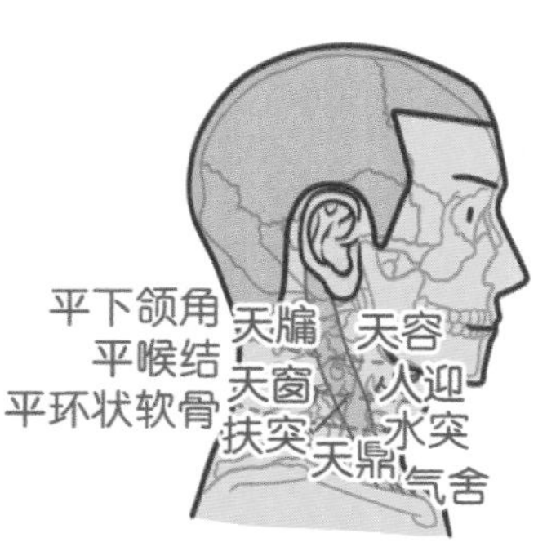
平下颌角
平喉结
平环状软骨
天牖
天容
天窗
人迎
扶突
水突
天鼎
气舍

◆ 胸锁乳突肌相关穴位

天牖、天容、天窗、扶突、人迎、天鼎、水突、气舍

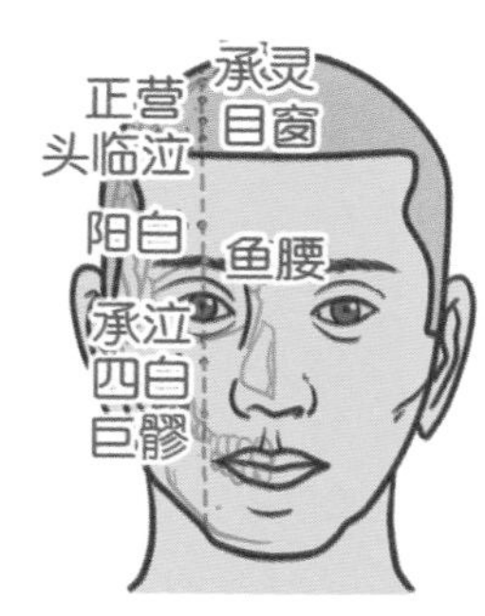
承灵
正营
目窗
头临泣
阳白
鱼腰
承泣
四白
巨髎

◆ 瞳孔相关腧穴

承灵、正营、目窗、头临泣、阳白、鱼腰、承泣、四白、巨髎

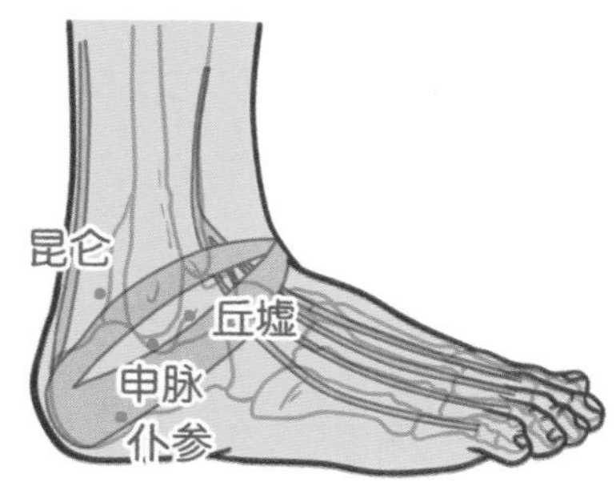
昆仑
丘墟
申脉
仆参

◆ 外踝

昆仑、丘墟、申脉、仆参

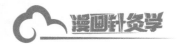

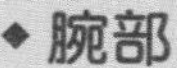

◆ **腕部**

太渊、大陵、神门、阳谷、阳池、阳溪

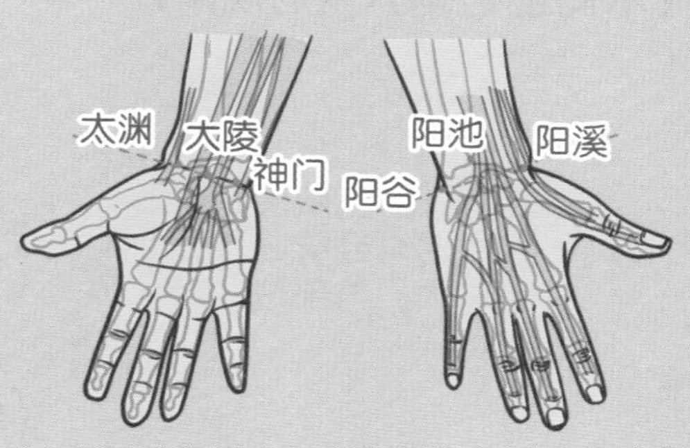
太渊
大陵
神门
阳池
阳溪
阳谷

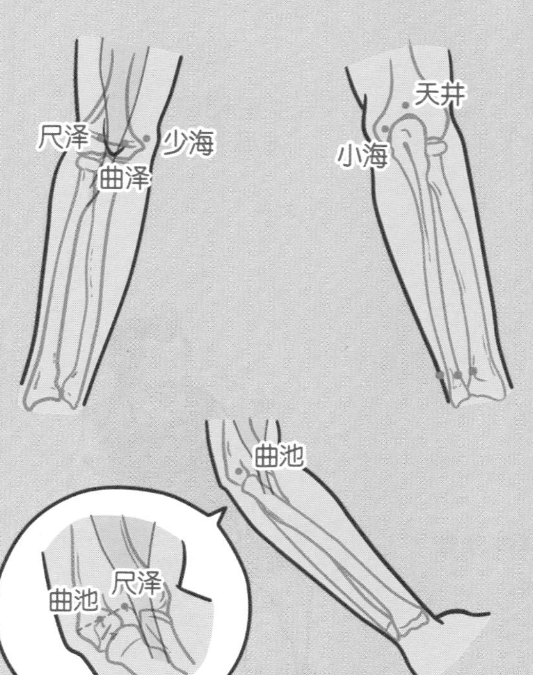
尺泽
少海
曲泽
天井
小海
曲池
曲池
尺泽

◆ **肘部**

尺泽、曲泽、少海、小海、天井、曲池

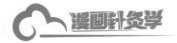

【不同部位腧穴主治规律】

头面部、胸腹部的腧穴主治与经脉归属关系不大，与部位关系密切。

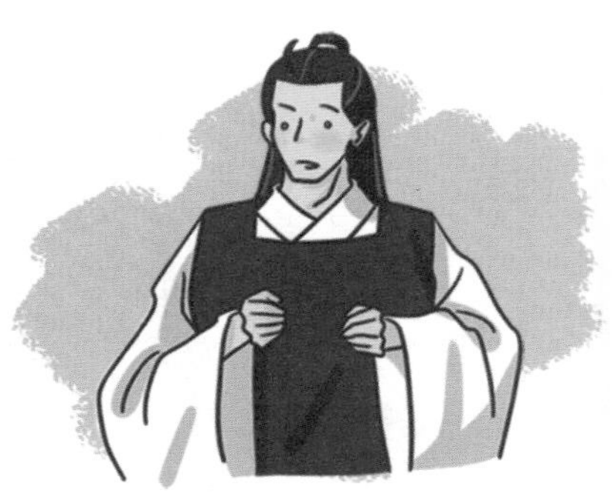

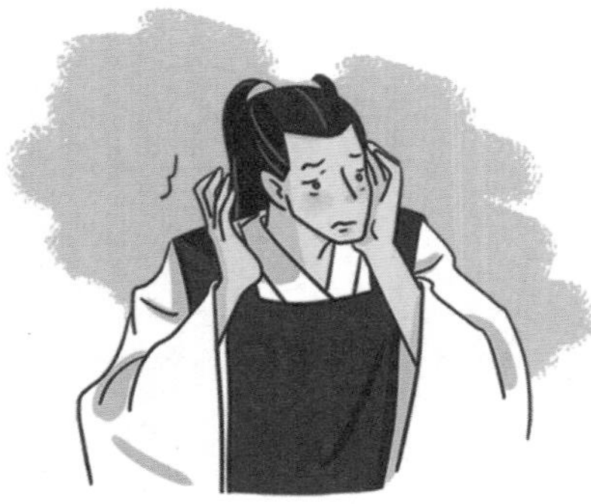

头面部腧穴治疗头、神志、五官疾病。

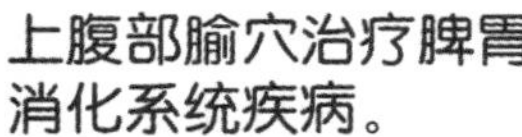

上腹部腧穴治疗脾胃消化系统疾病。

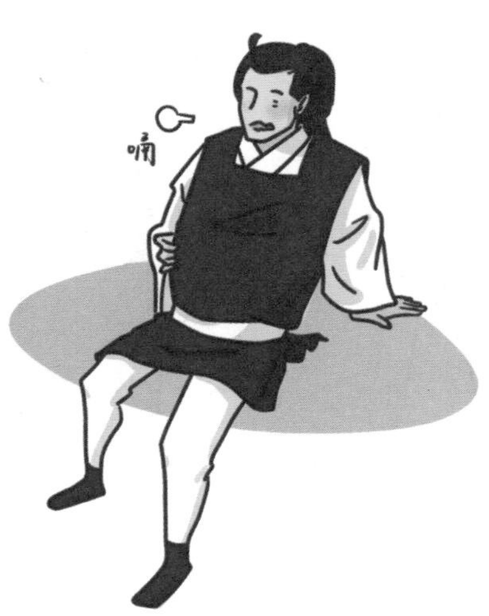
嗝

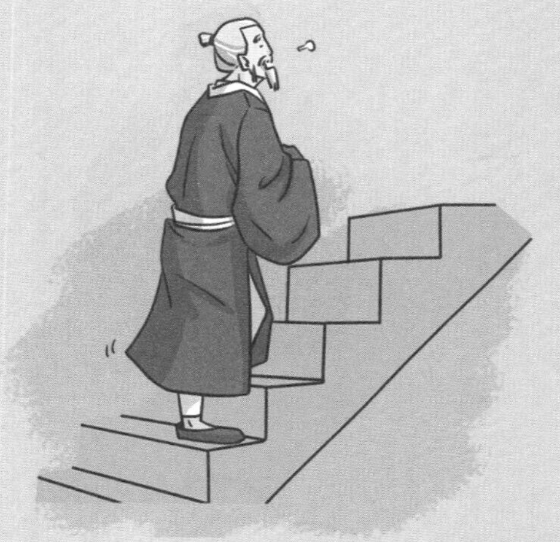

胸部腧穴治疗心肺病证。

下腹部腧穴治疗泌尿生殖系统疾病。

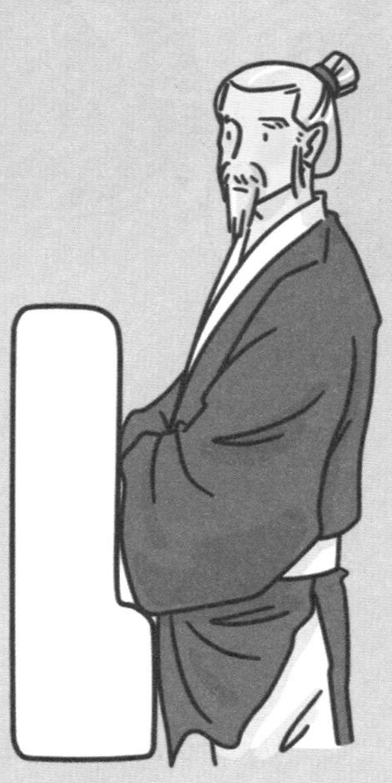

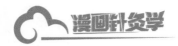

【常见重点穴位主治与功效】

手太阴肺经

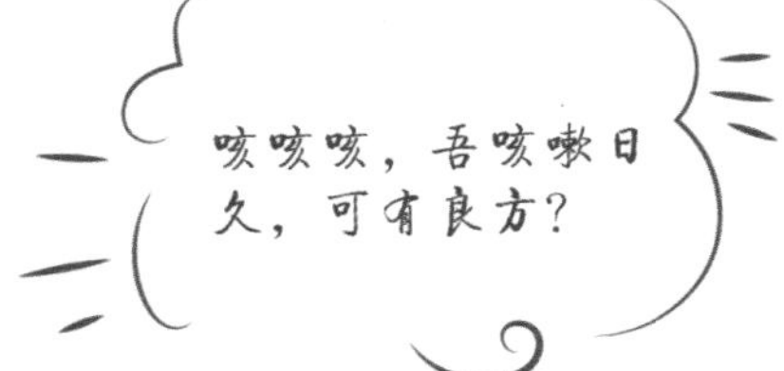
咳咳咳，吾咳嗽日久，可有良方？

中府治肺咳

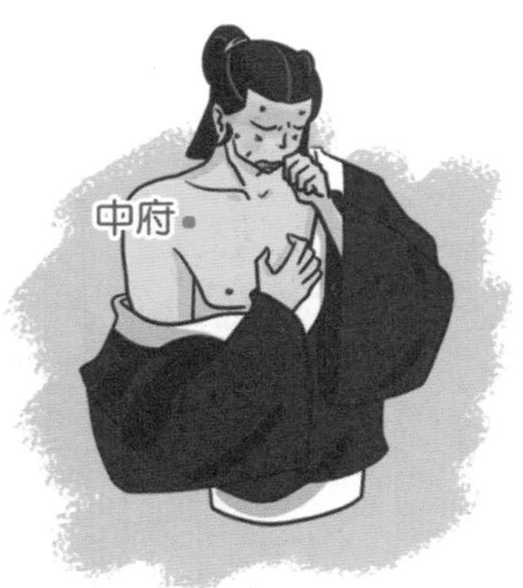
中府

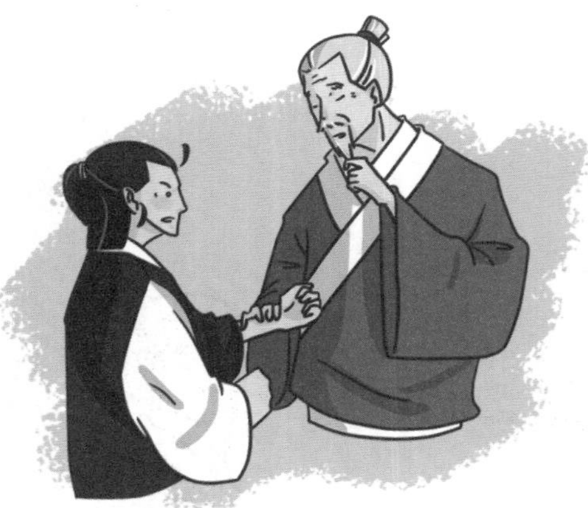

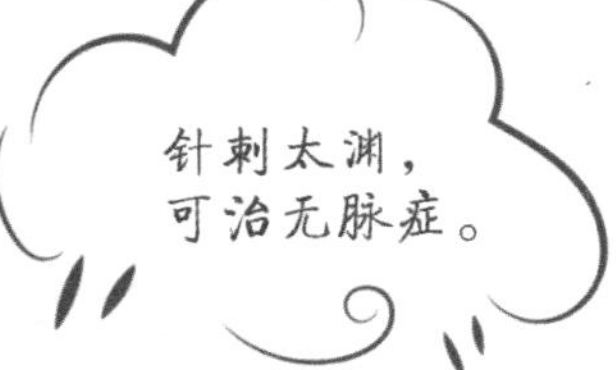
针刺太渊，可治无脉症。

太渊治无脉症

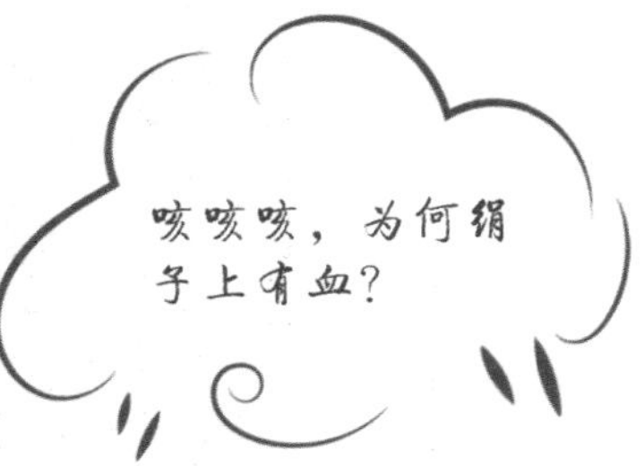
咳咳咳，为何绢子上有血？

孔最治咳血

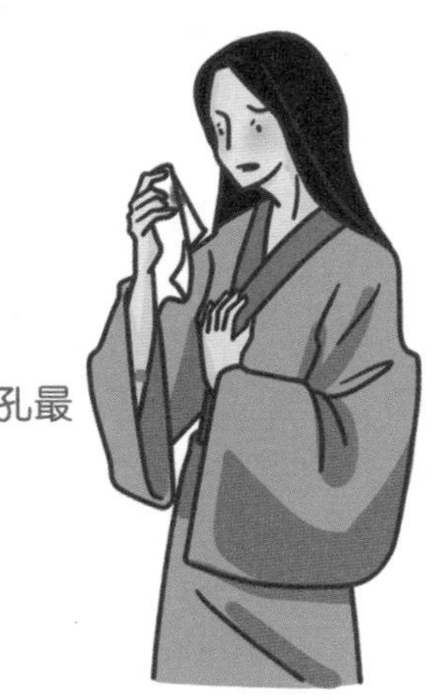
孔最

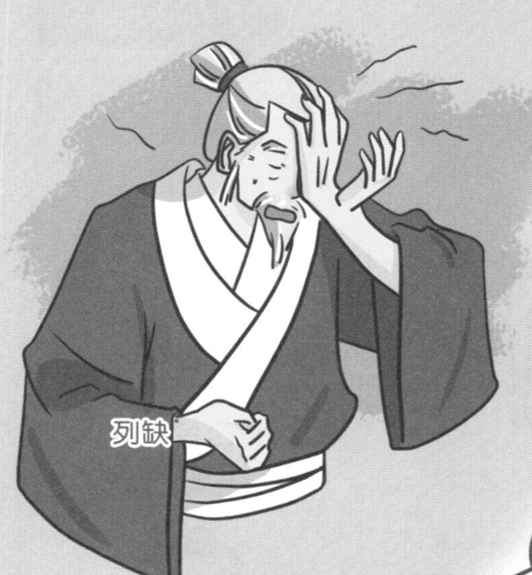
列缺

吾头痛经久不愈。

头顶寻列缺

吾咽喉红肿疼痛，可有良方解之？

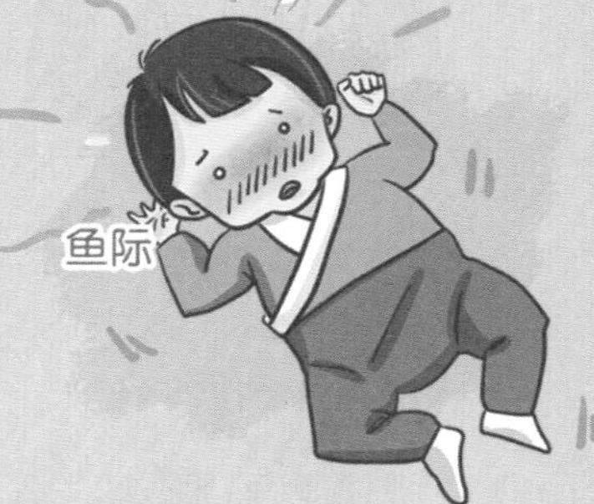
鱼际

尺泽、鱼际清肺热

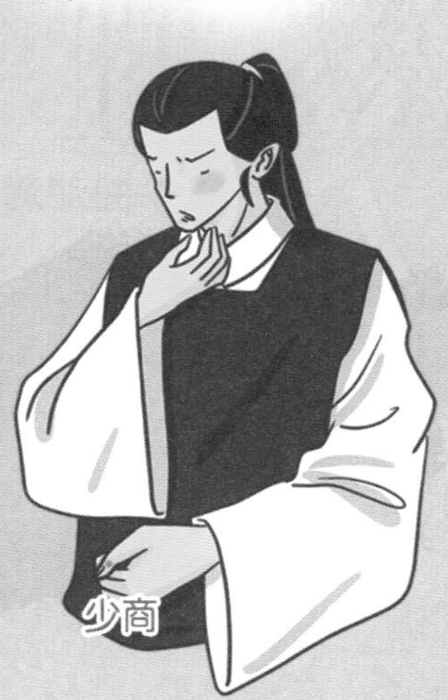
少商

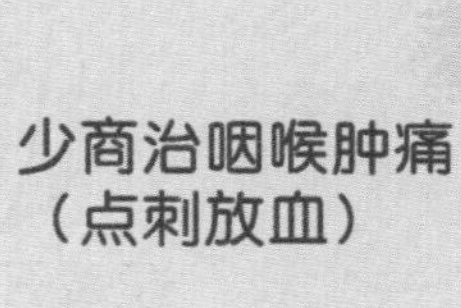

少商治咽喉肿痛（点刺放血）

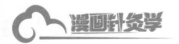

手阳明大肠经

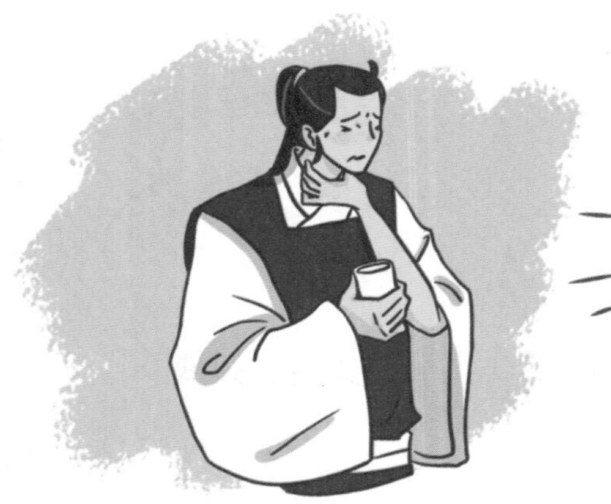

吾咽喉痛甚，
饮水亦难矣。

商阳治咽痛

面口合谷收，
治口眼㖞斜

何故致吾
嘴眼㖞斜？

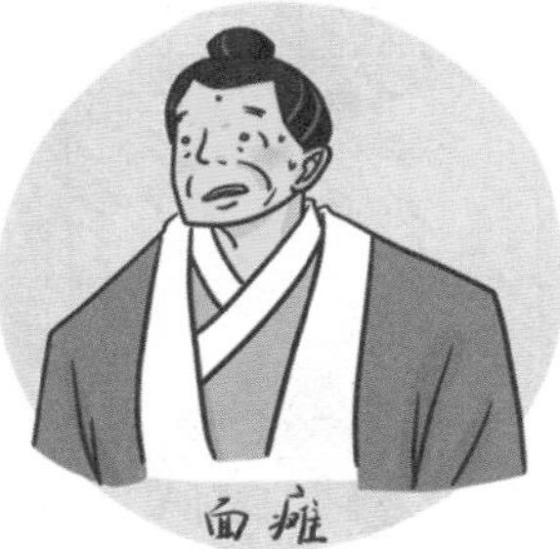
面瘫

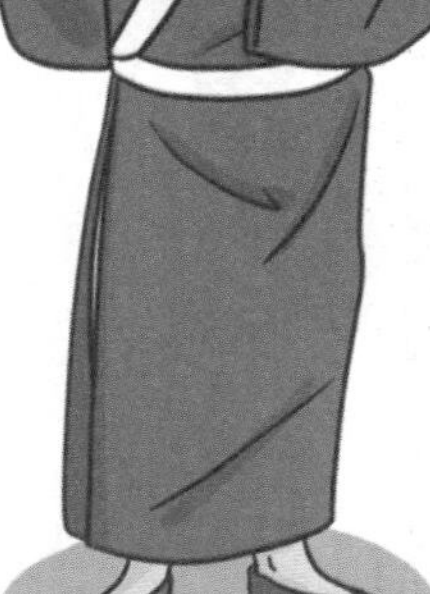

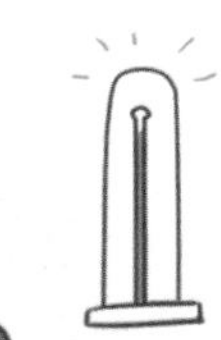

曲池清热

体温居高不降，
将何解之？

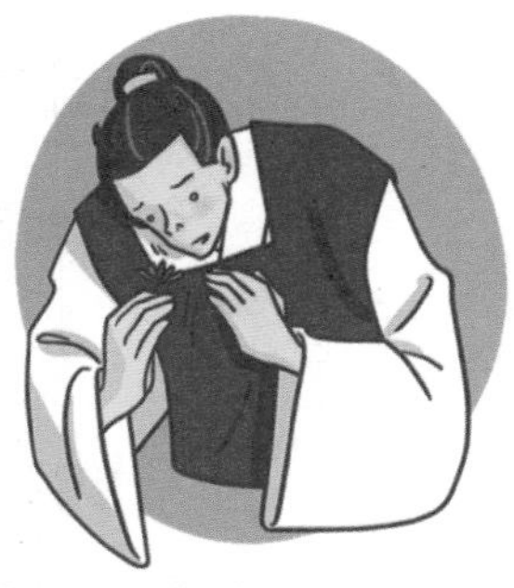

吾鼻不能嗅，
唯迎香穴能解。

迎香开鼻窍，治不嗅

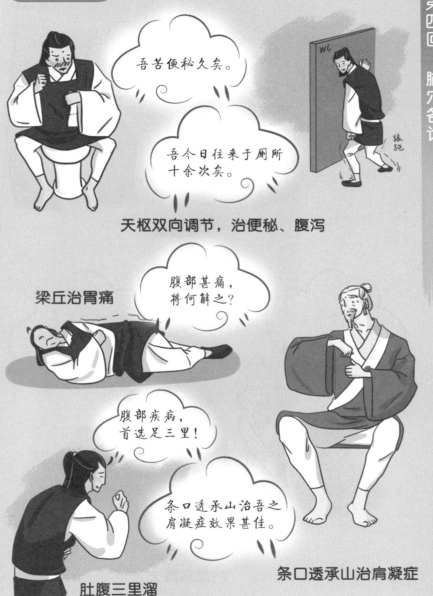

足阳明胃经

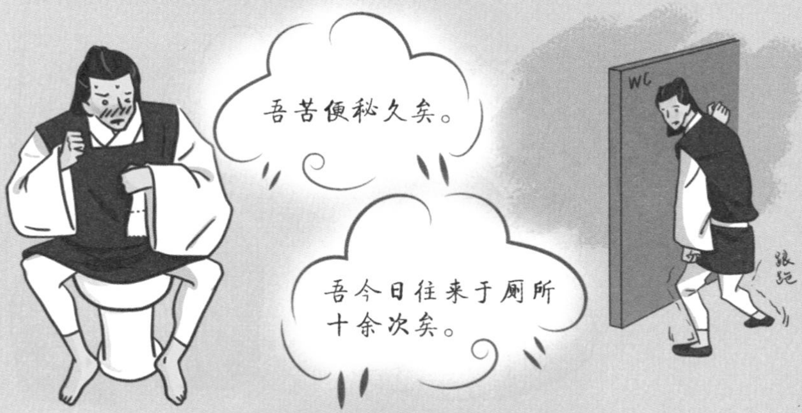

吾苦便秘久矣。

吾今日往来于厕所十余次矣。

天枢双向调节，治便秘、腹泻

梁丘治胃痛

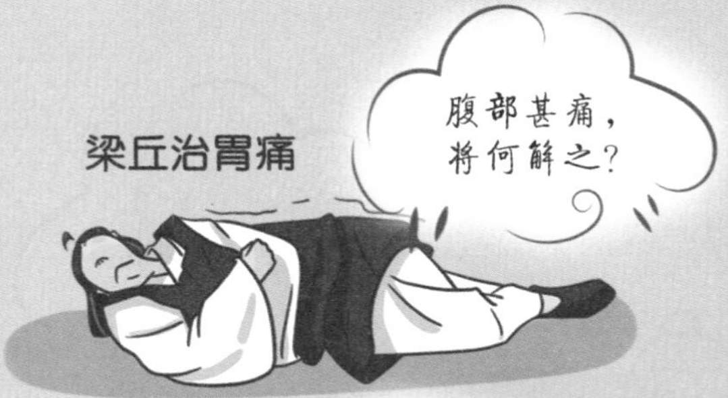

腹部甚痛，将何解之？

腹部疾病，首选足三里！

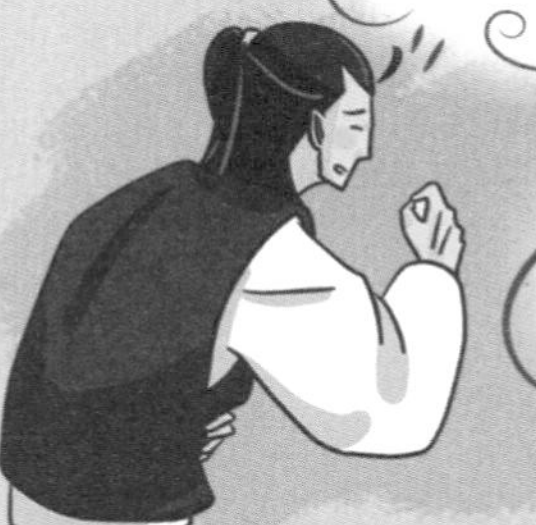

肚腹三里溜

条口透承山治吾之肩凝症效果甚佳。

条口透承山治肩凝症

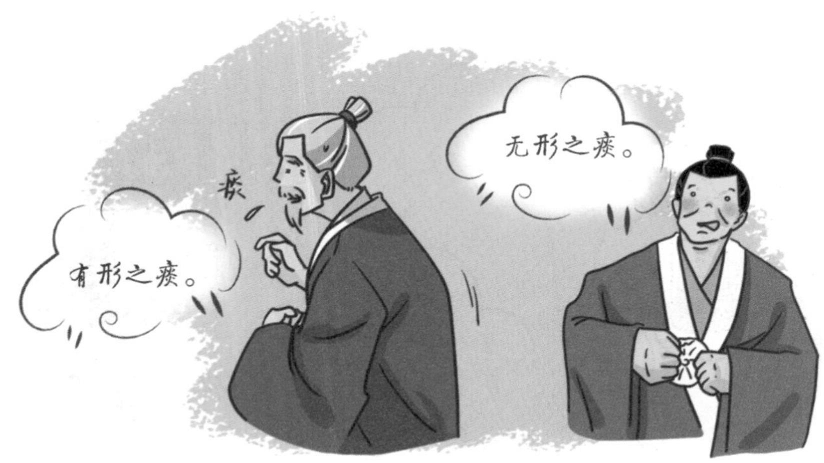
有形之痰。
痰
无形之痰。

丰隆祛痰

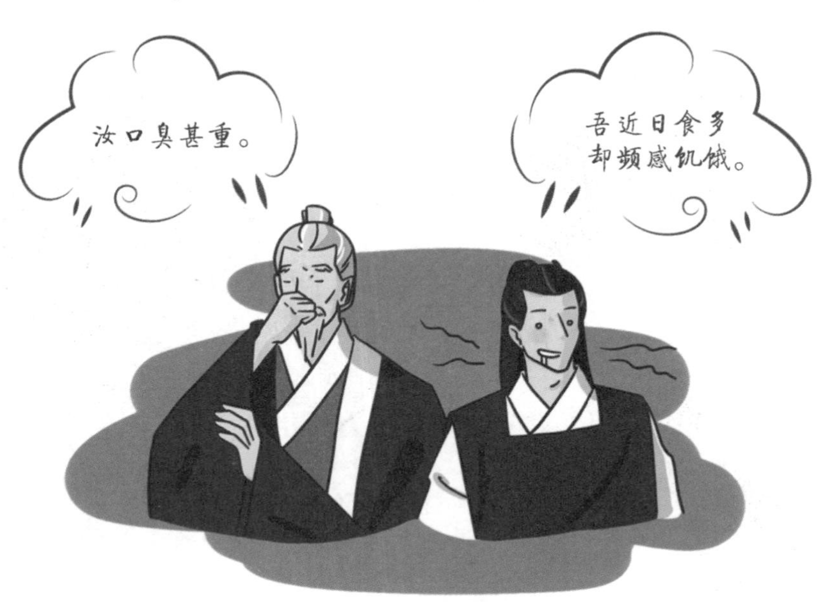
汝口臭甚重。
吾近日食多
却频感饥饿。

内庭清胃火

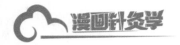

足太阴脾经

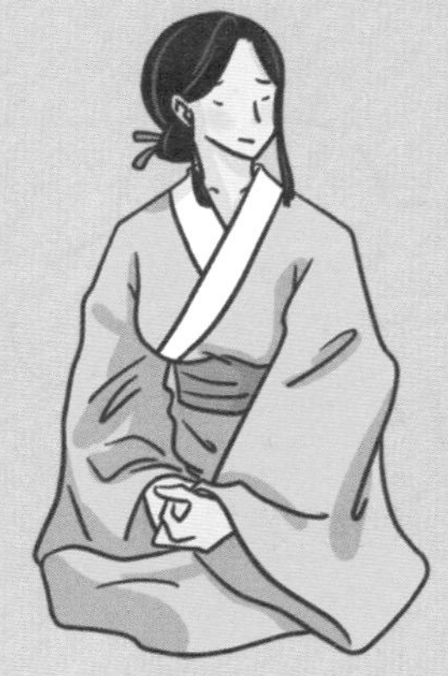

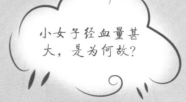

小女子经血量甚大，是为何故？

灸隐白治崩漏

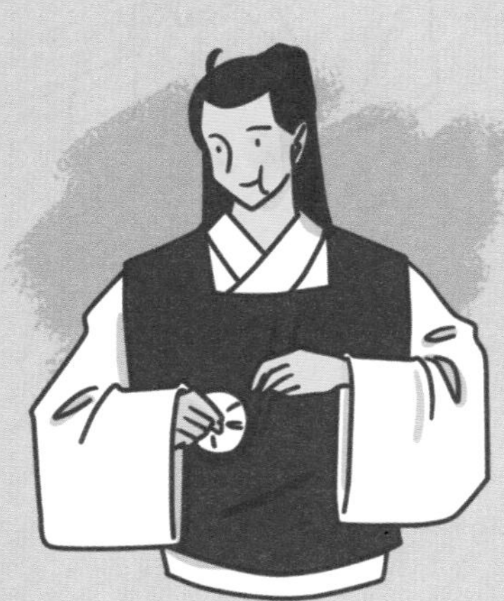

吾前几日不思饮食，针公孙后食量大增。

公孙健脾

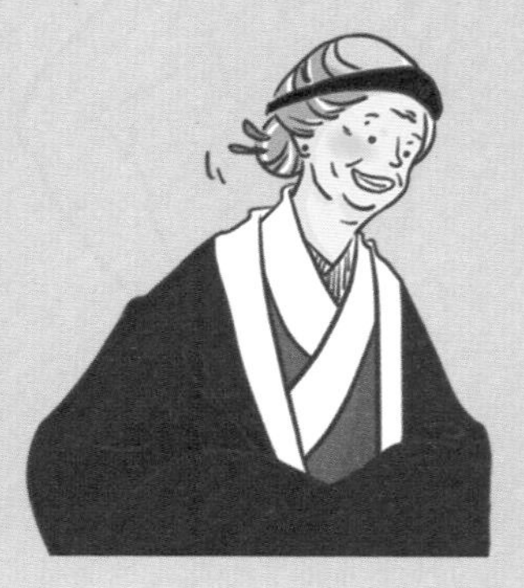

吾近日常针三阴交，气色大益。

三阴交活血养血

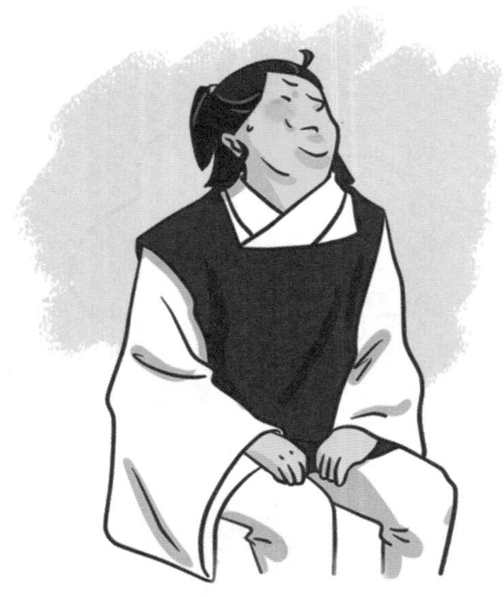
何以治湿，
唯有阴陵泉。

阴陵泉祛湿

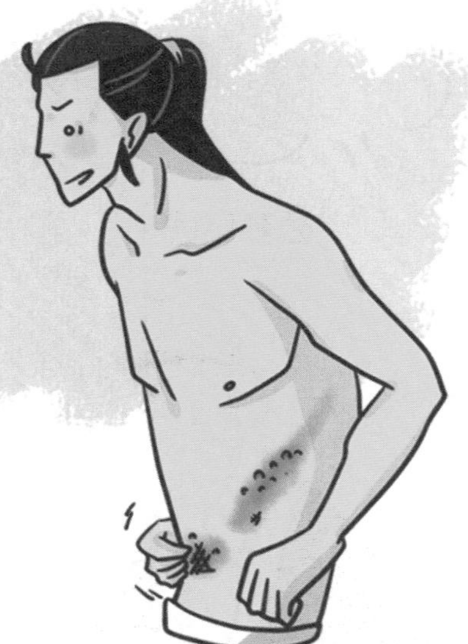
吾身红肿热痛，
将何解之？

血海活血凉血

手太阴心经

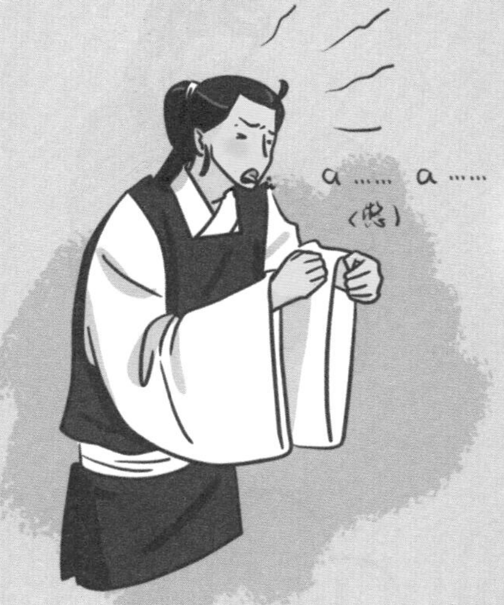
a…… a……
（憋）

何人知吾不能言之苦？

通里络舌本

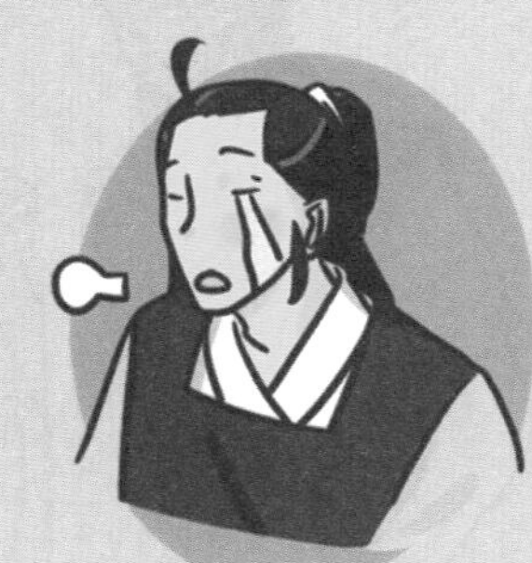

神门宁心安神

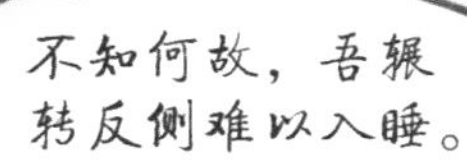
不知何故，吾辗转反侧难以入睡。

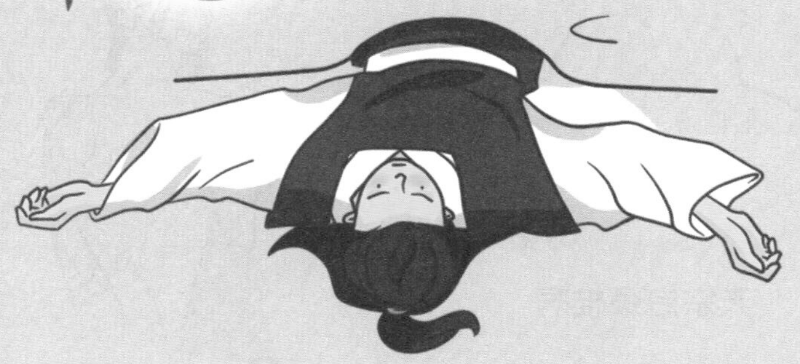

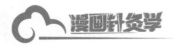

手太阳小肠经

吾近日为
乳少苦矣。

少泽催乳

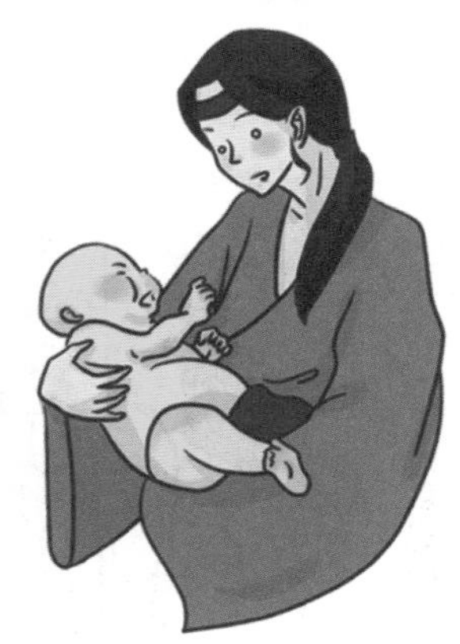

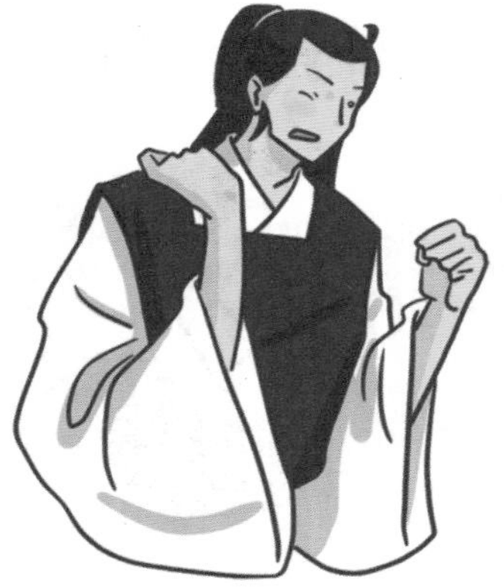

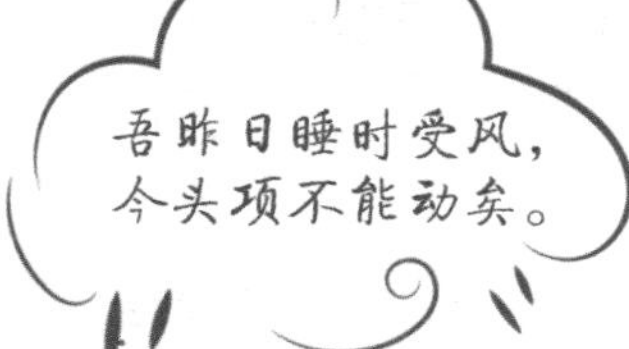
吾昨日睡时受风，
今头项不能动矣。

后溪通督脉，治落枕、急性腰扭伤

吾近日苦于颈痛，
幸天宗可解之。

天宗治颈椎病

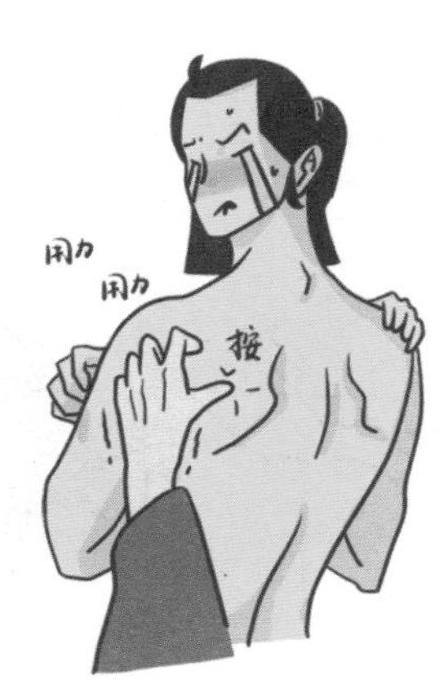
用力
用力
按

足太阳膀胱经

次髎治生殖泌尿系统疾病及腰腿病

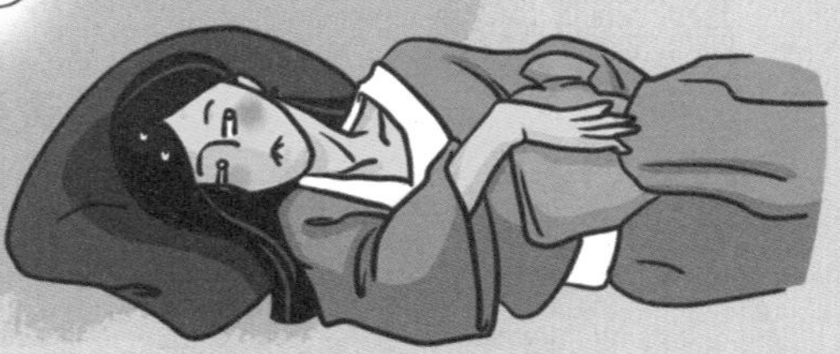
癸水行之日，
腹部痛甚。

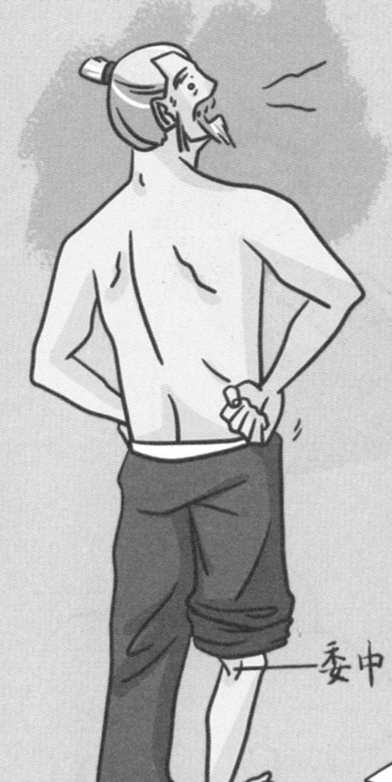
委中

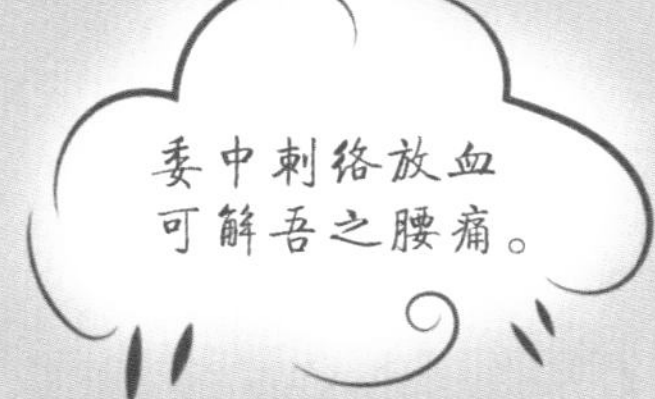
委中刺络放血
可解吾之腰痛。

腰背委中求，刺络放血治腰痛

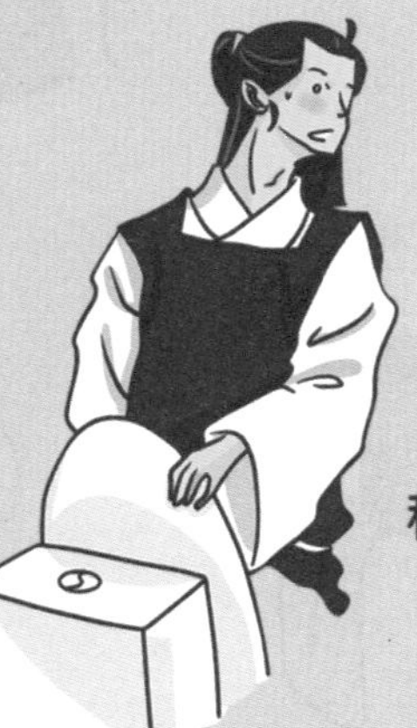

吾速来也。

秩边透水道治癃闭

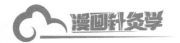

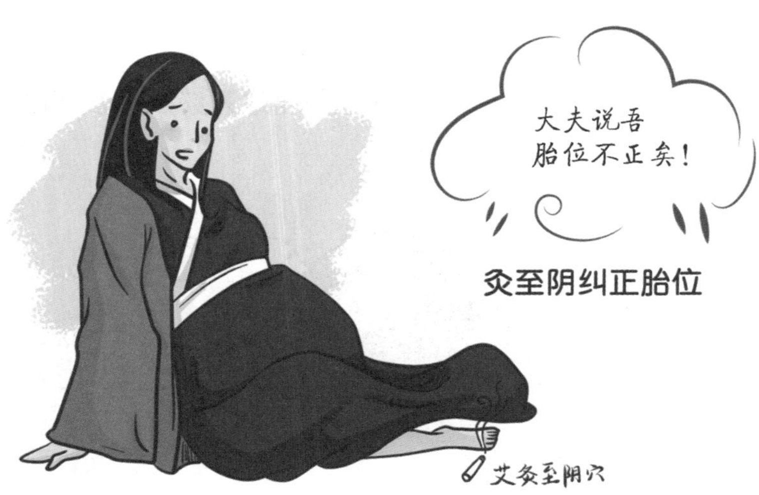
大夫说吾
胎位不正矣！
灸至阴纠正胎位
艾灸至阴穴

目不能视，
何以治之？

睛明治目疾

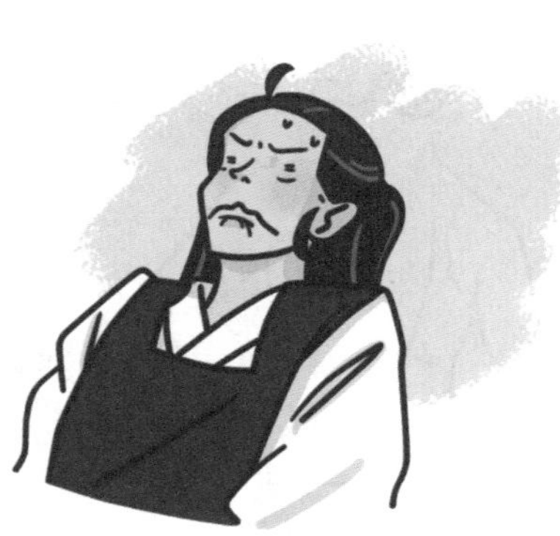

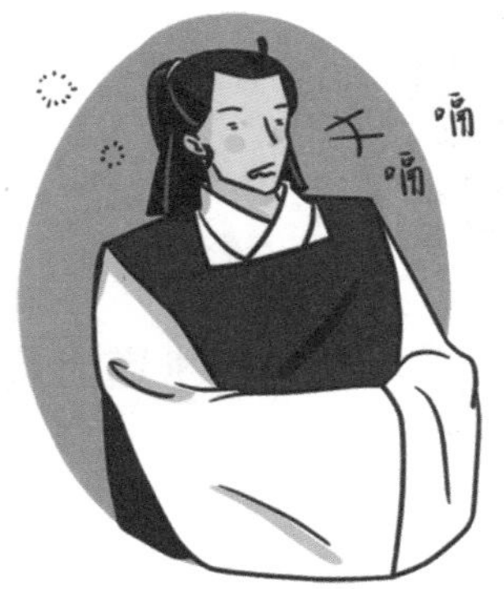
嗝
嗝

呃呃连声，
不能自制。

攒竹治呃逆

足少阴肾经

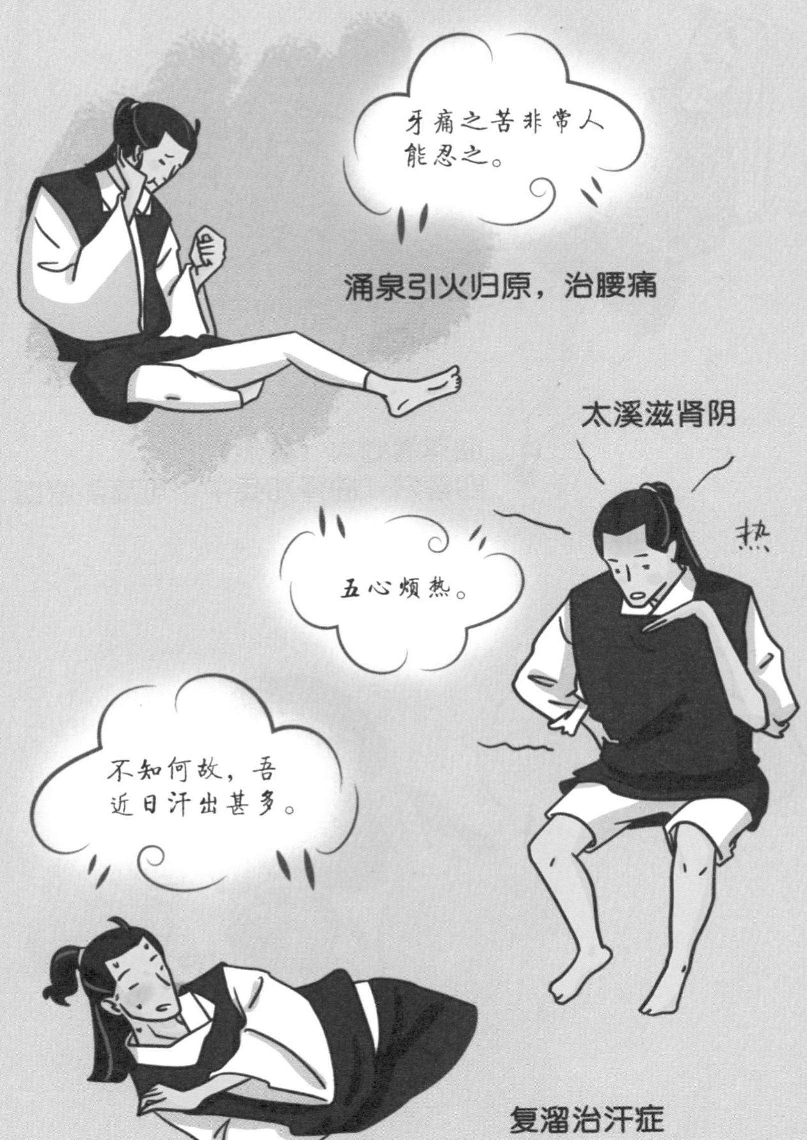

牙痛之苦非常人能忍之。
涌泉引火归原，治腰痛
太溪滋肾阴
热
五心烦热。
不知何故，吾近日汗出甚多。
复溜治汗症

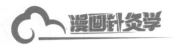

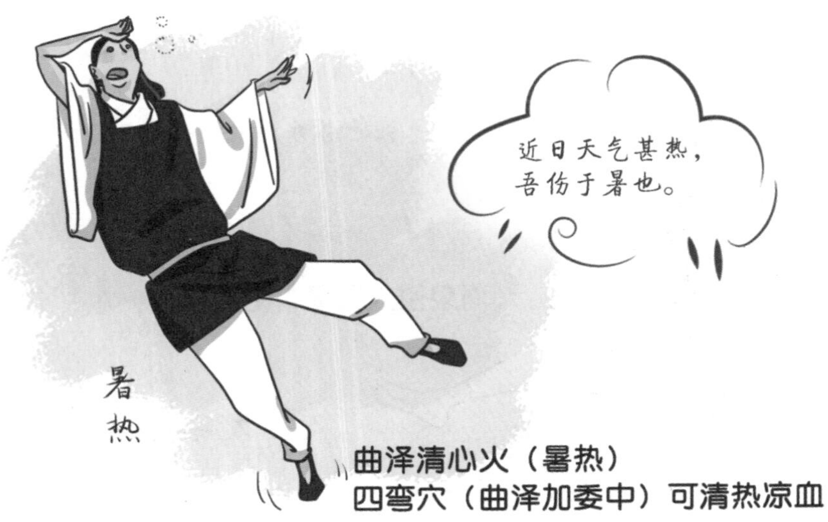
近日天气甚热，
吾伤于暑也。
暑热

曲泽清心火（暑热）
四弯穴（曲泽加委中）可清热凉血

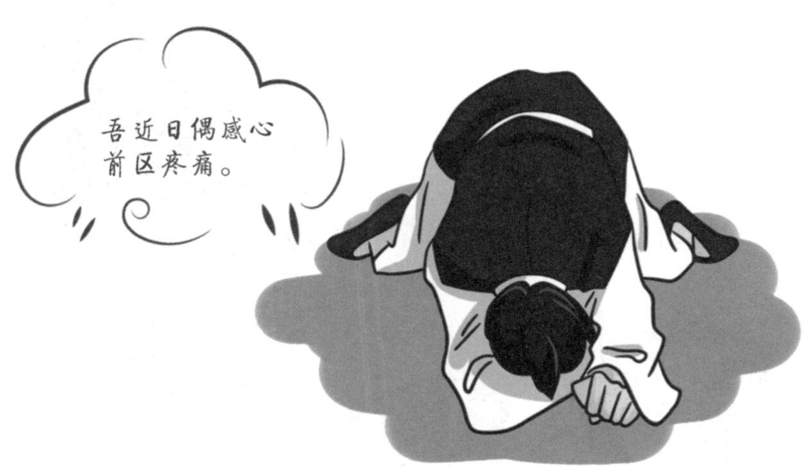
吾近日偶感心
前区疼痛。

心胸内关谋

手少阳三焦经

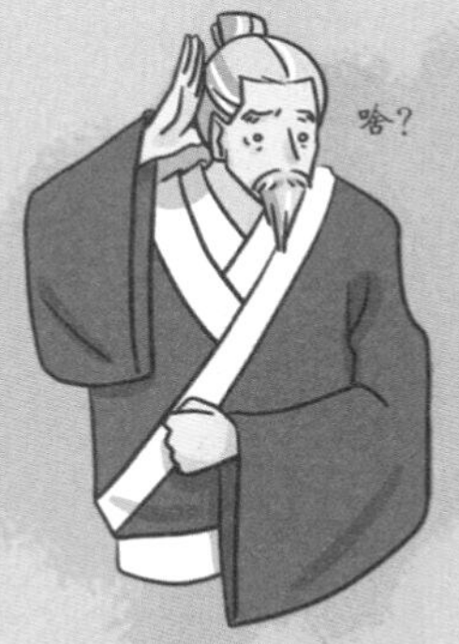
啥？

吾猝然耳
不能闻也。

中渚治耳聋

吾感寒冷难耐。

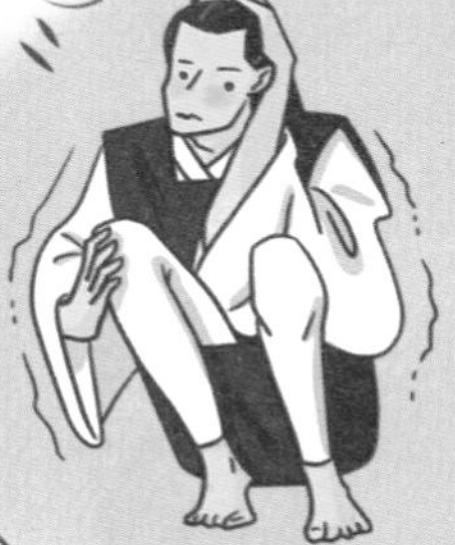

外关祛风

吾近日为便秘所
苦，何以解之？

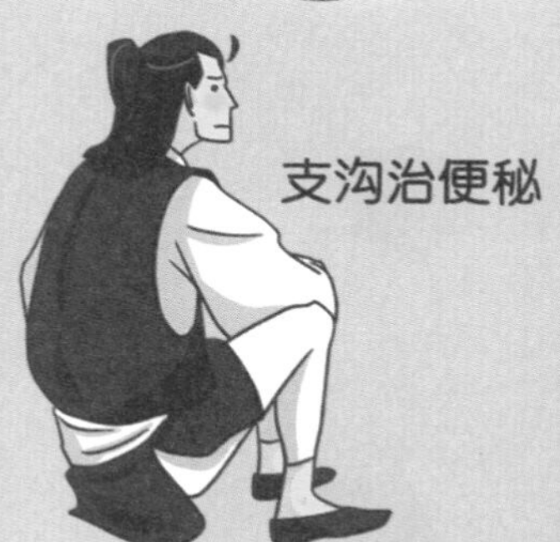

支沟治便秘

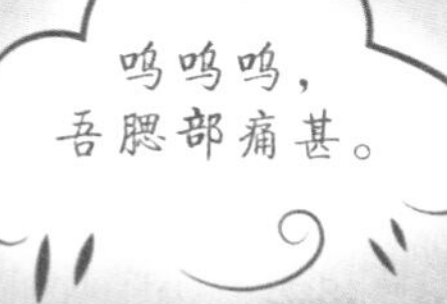
呜呜呜，
吾腮部痛甚。

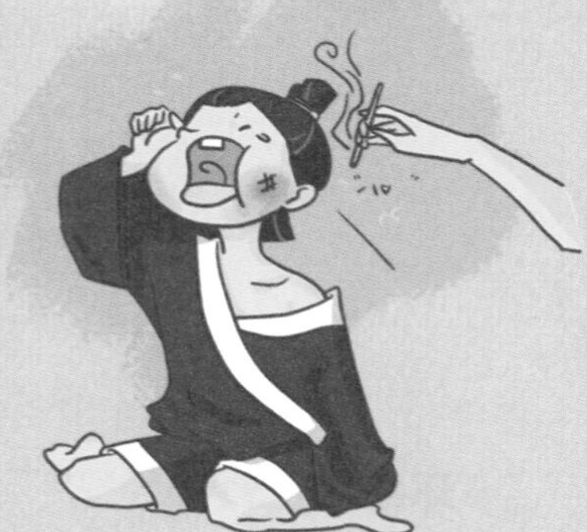

角孙治痄腮（灯心草灸）

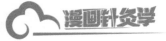

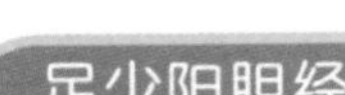
足少阳胆经

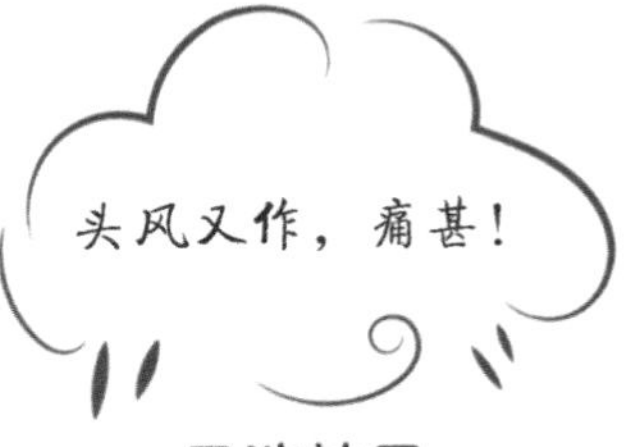
头风又作，痛甚！

风池祛风

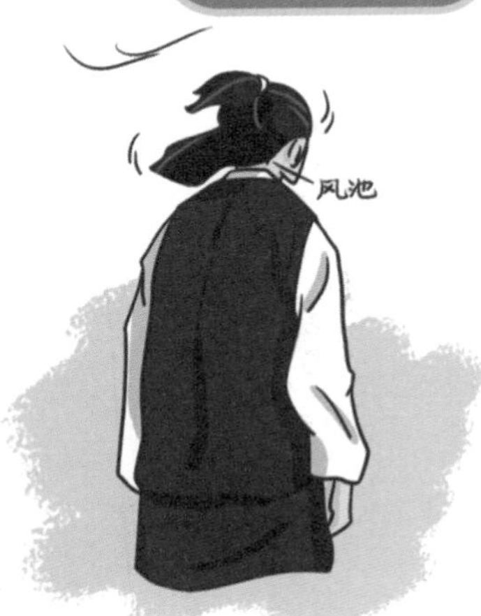
风池

旁人：这里哪有东西啊？
这是空的啊。

No！您肯定看错了！

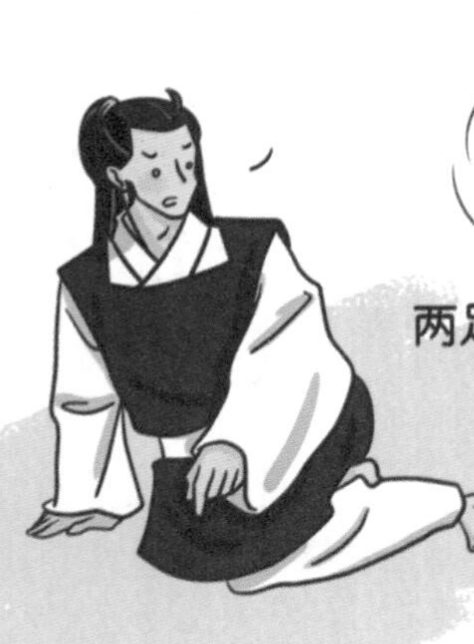

两足肩井搜，善治癔瘫

坐骨神经痛！

腰痛腿酸
真难受。

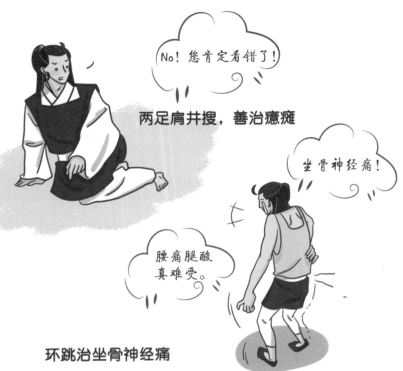

环跳治坐骨神经痛

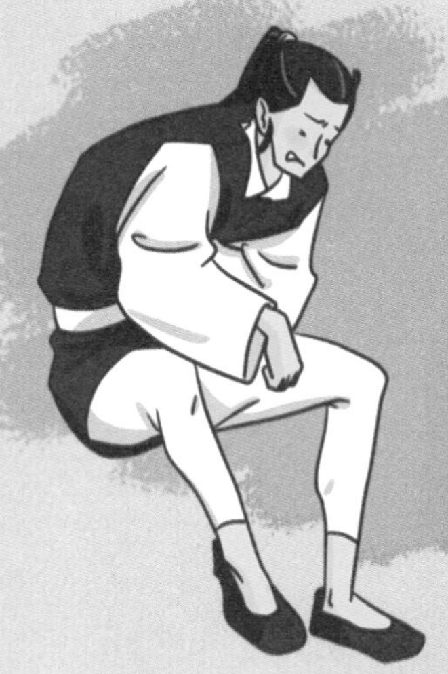
好痛！这是
胆又痛了嘛？

阳陵泉止胆痛

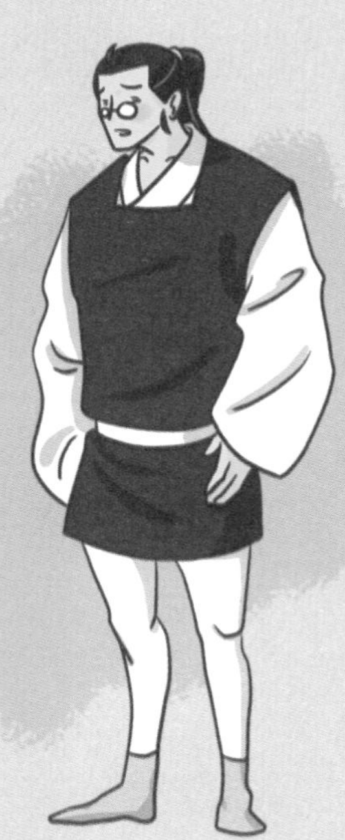
戴上眼镜都看不清楚
了，看着模糊的世界
真难受。

光明治目疾

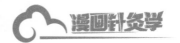

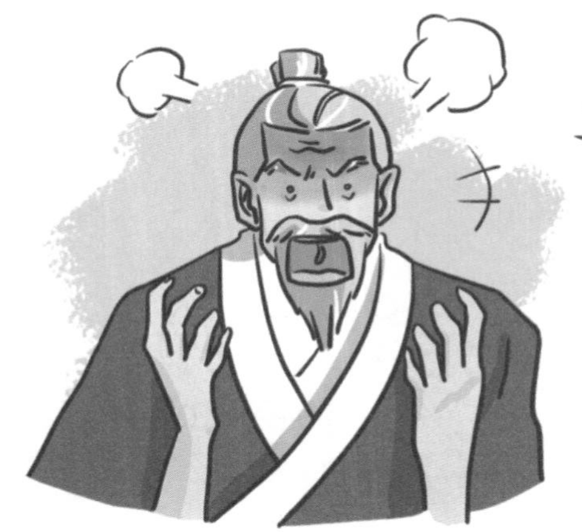

气煞我也！

行间清肝火

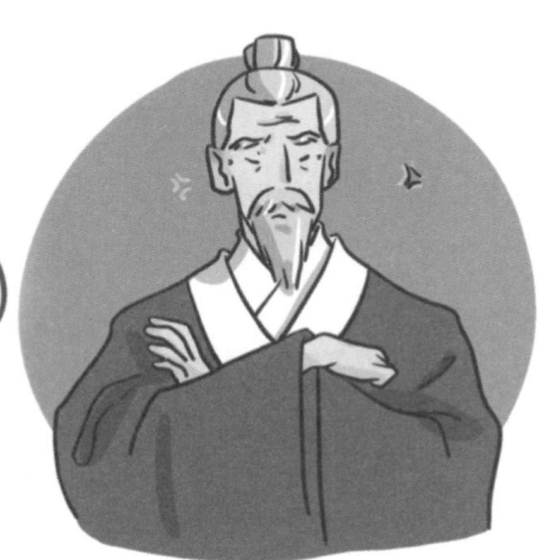

哎！吾一番苦心
何时才能被理解。

太冲疏肝

督脉

长强治癫痫

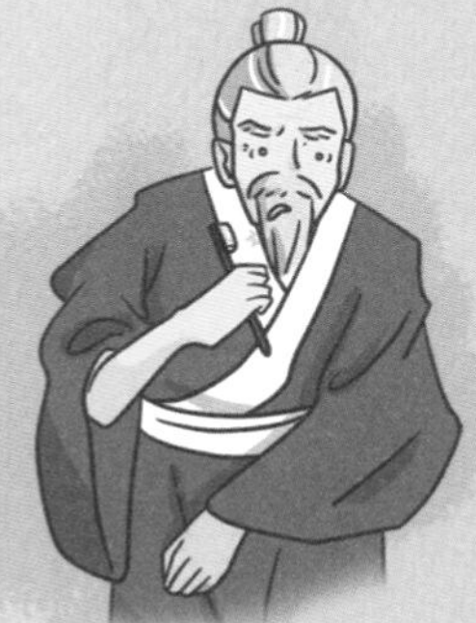

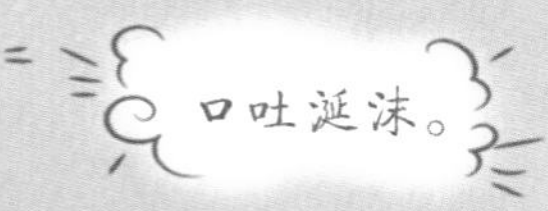
口吐涎沫。

四肢抽搐。

腰膝冷痛，
小便清长，畏寒。

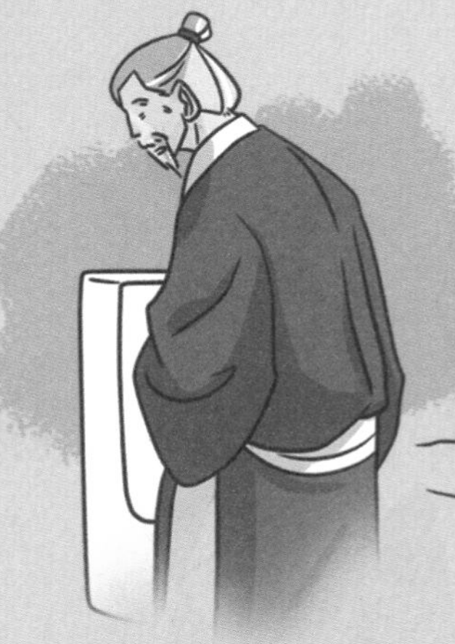

腰阳关、命门补肾阳

夫子，请灸吾
之身柱，助吾
身长八尺。

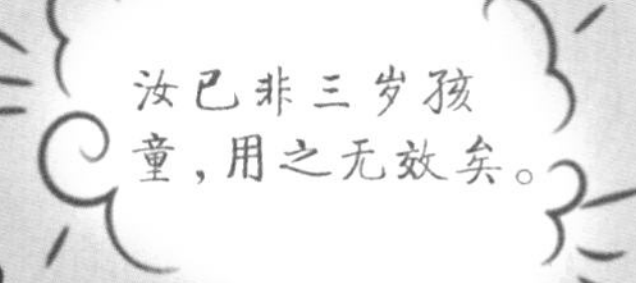
汝已非三岁孩
童，用之无效矣。

灸身柱助增高

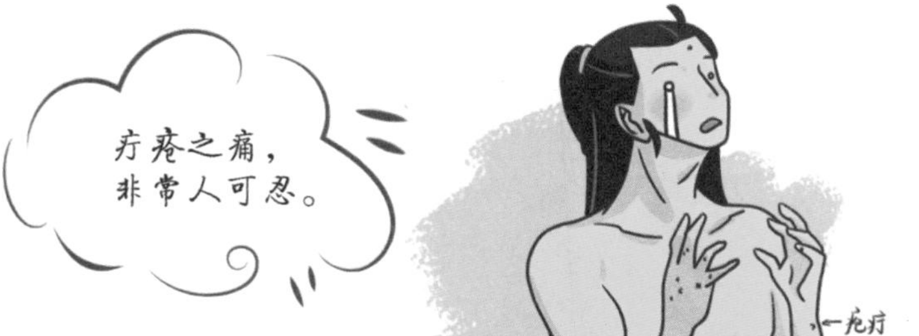

疔疮之痛，
非常人可忍。

疮疔

灵台清心火，治疔疮

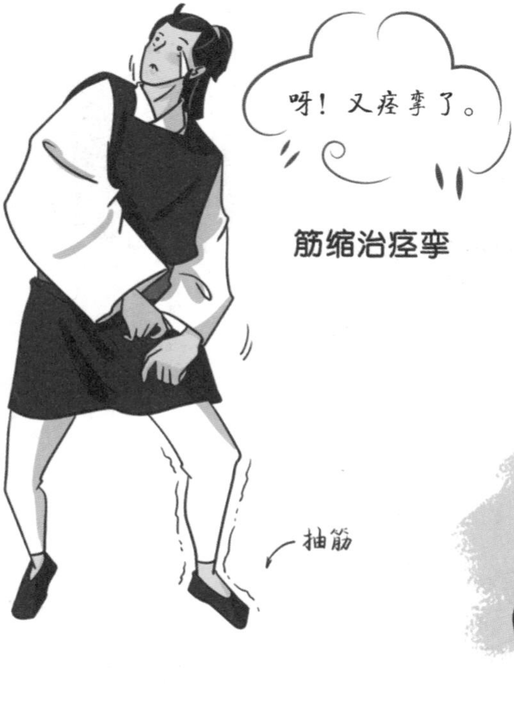

呀！又痉挛了。

大椎清热

筋缩治痉挛

哈呼，哈呼！

抽筋

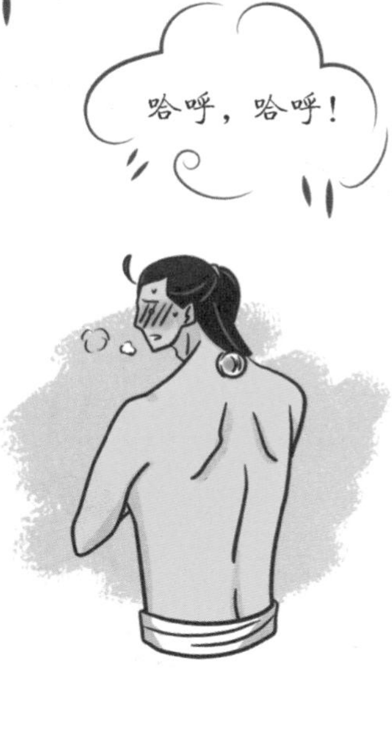

哑门治失音

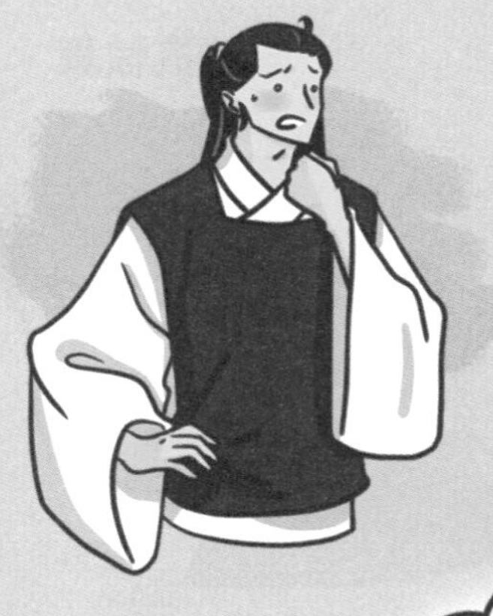

何故致吾不能发声？

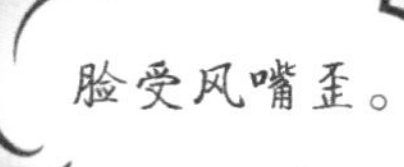
脸受风嘴歪。

风府息内风，祛外风

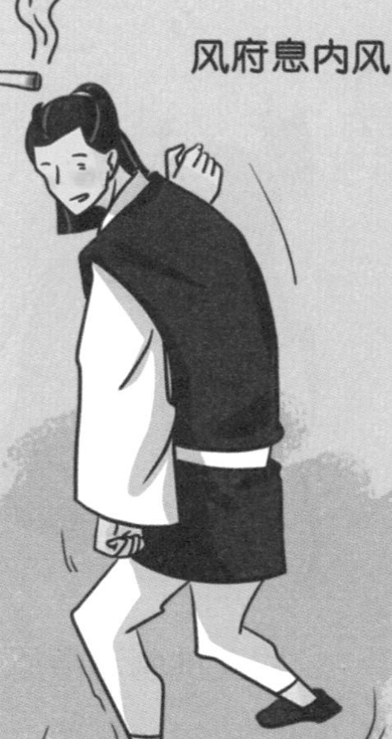

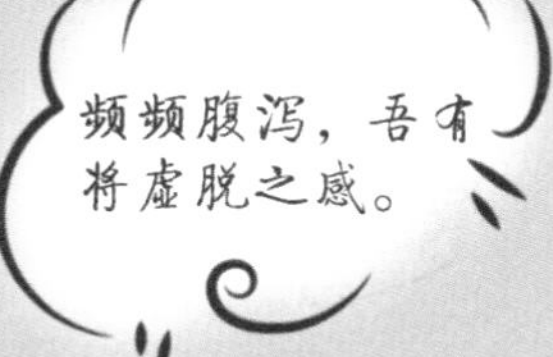
频频腹泻，吾有将虚脱之感。

灸百会升阳举陷

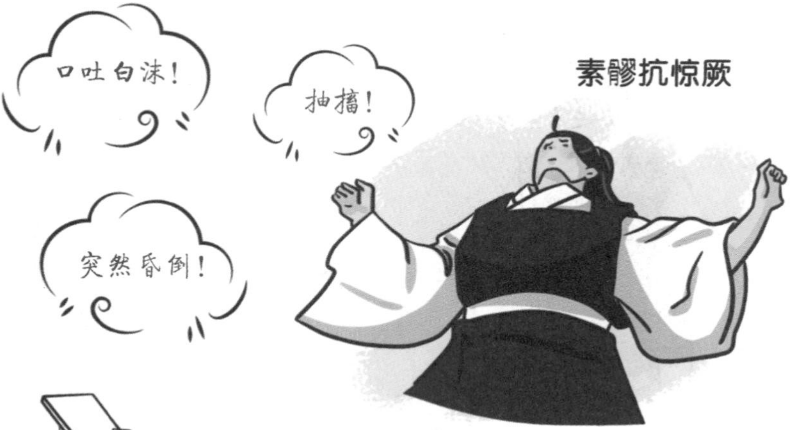

口吐白沫！

抽搐！

突然昏倒！

素髎抗惊厥

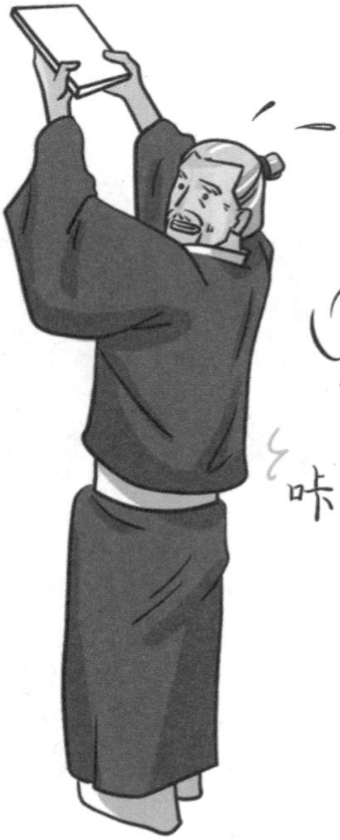

啊！

咔

水沟互动式针法治
急性腰扭伤

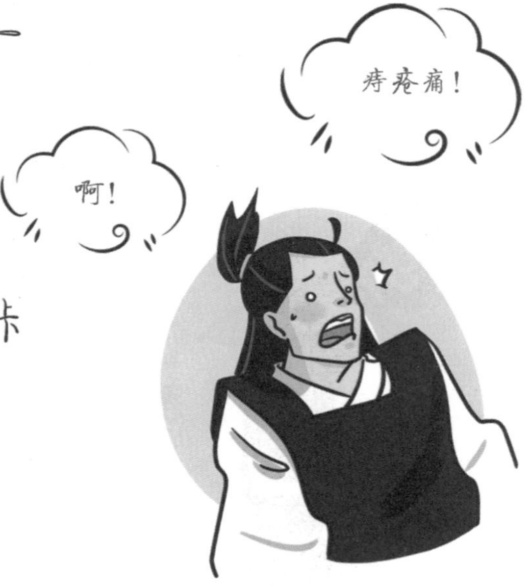

痔疮痛！

龈交挑刺治痔疮

任脉

如厕好痛苦。

中极通小便

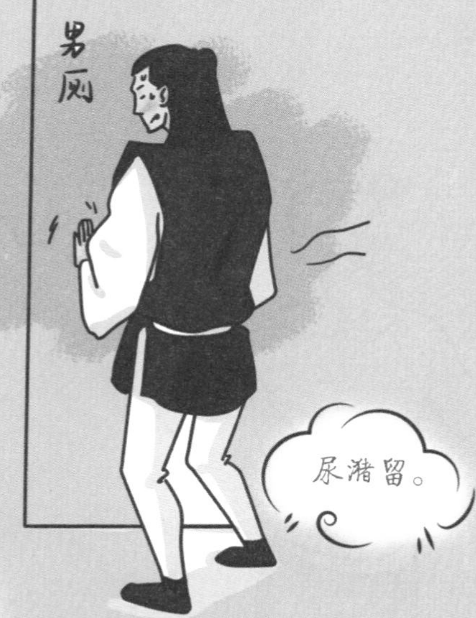
男厕

尿潴留。

何时才能让我有个胖孙子啊？！

有苦难言，肾阳虚亦非我所愿啊。

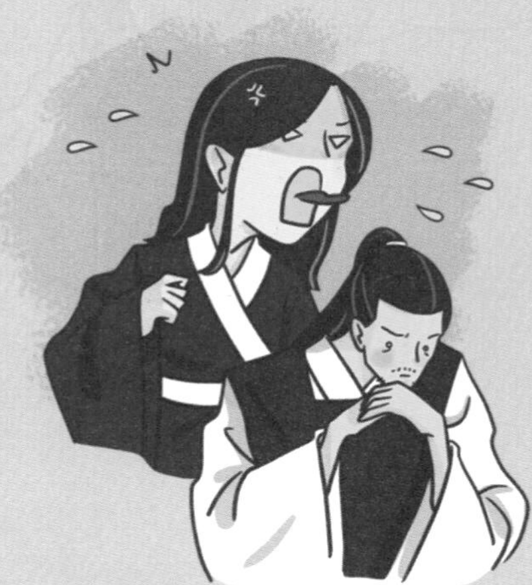

关元补肾阳，治疗不孕不育、精子不足

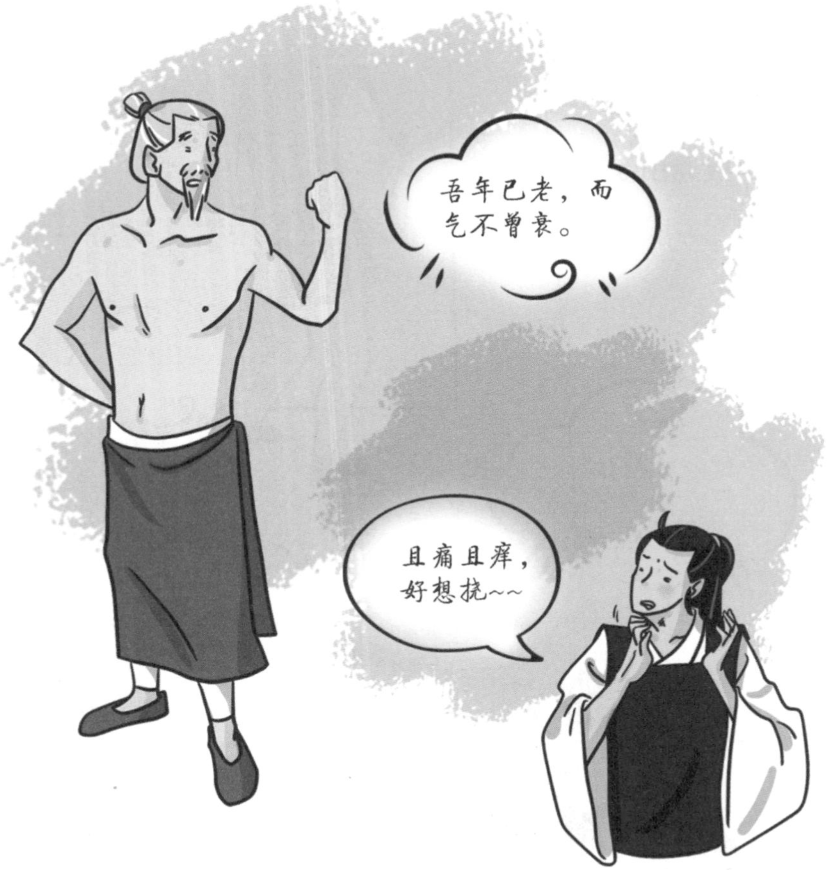

吾年已老，而气不曾衰。

且痛且痒，好想挠~~

气海补肾气、中脘补中气

神阙拔罐治过敏

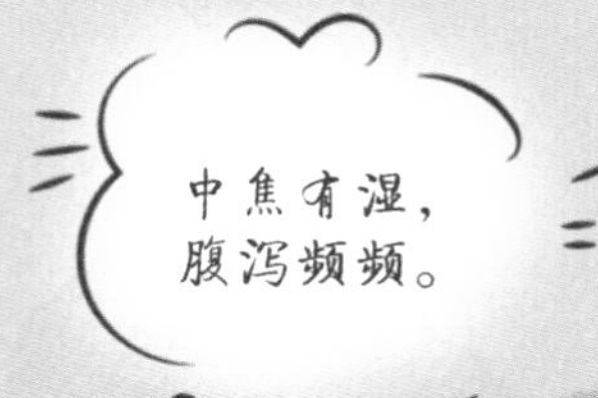
中焦有湿，
腹泻频频。

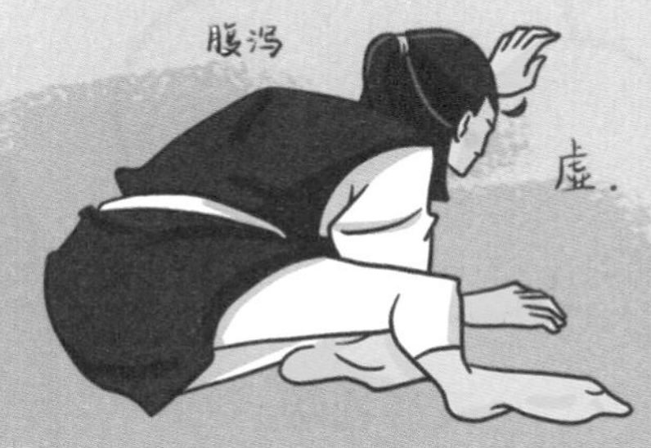
腹泻
虚.

水分利水湿

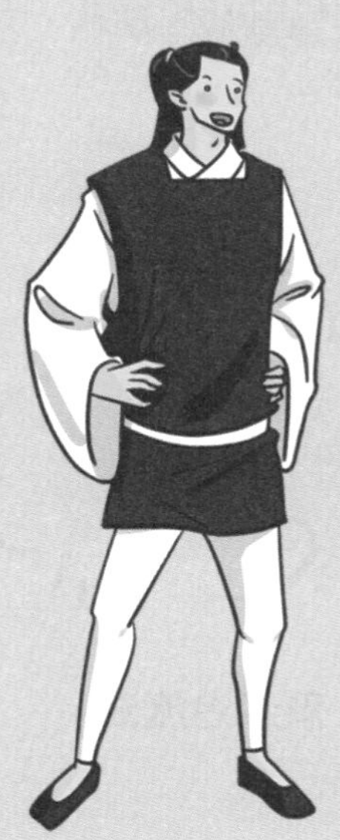

吾心情不佳已久，
今日终于得到舒解。

哈哈哈

膻中宽胸顺气

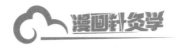

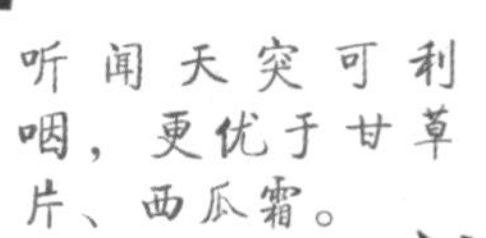
听闻天突可利咽，更优于甘草片、西瓜霜。

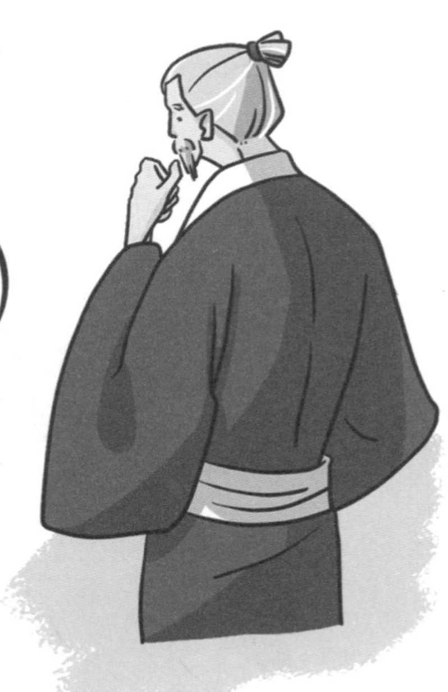

天突利咽

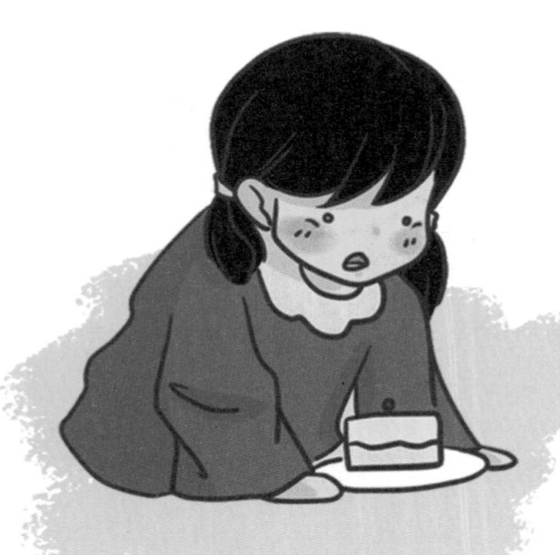
滋滋……又忍不住流口水了

承浆治流涎

第五回　刺灸法

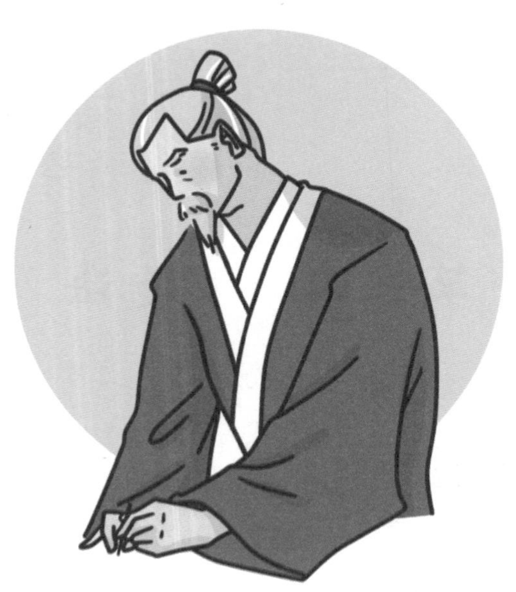

【针具的演变】

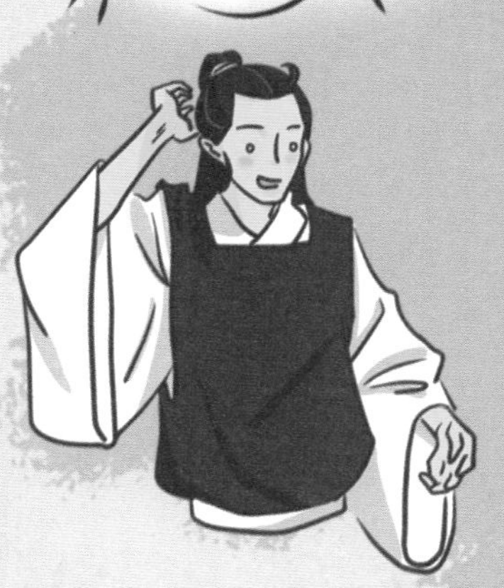
余不知针具最初为何，
亦不知针具之演变何如，
请问天师。

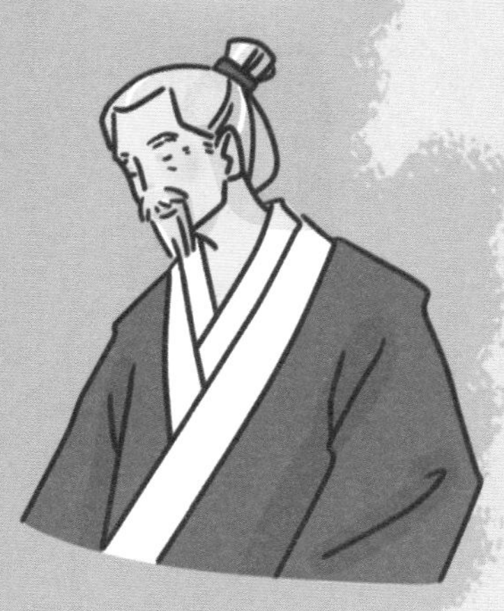
针之始乃为砭石、骨
针、竹针、陶针，后
有金针、银针，终成
今之不锈钢针具。

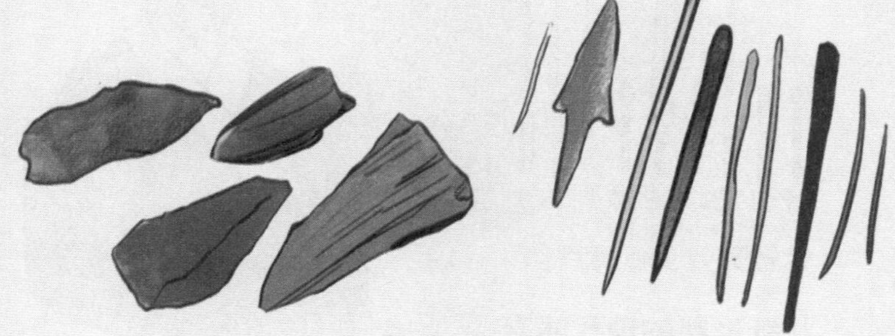

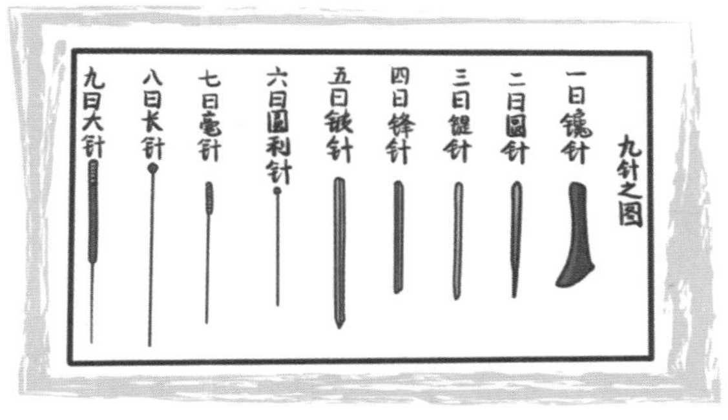
九针之图
一曰镵针
二曰圆针
三曰鍉针
四曰锋针
五曰铍针
六曰圆利针
七曰毫针
八曰长针
九曰大针

古代九针

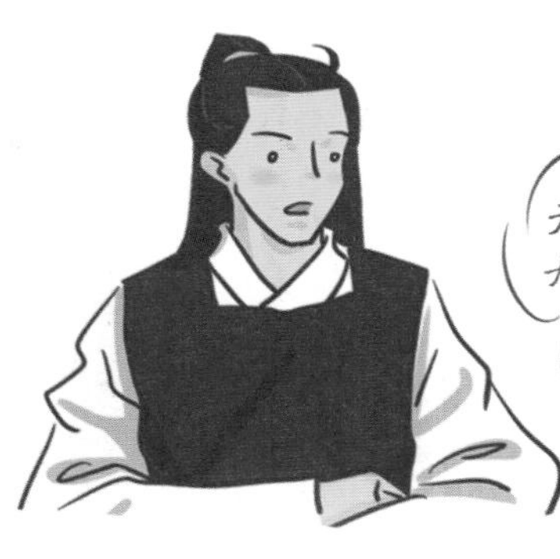
天师，余闻古有九针，何以别之？

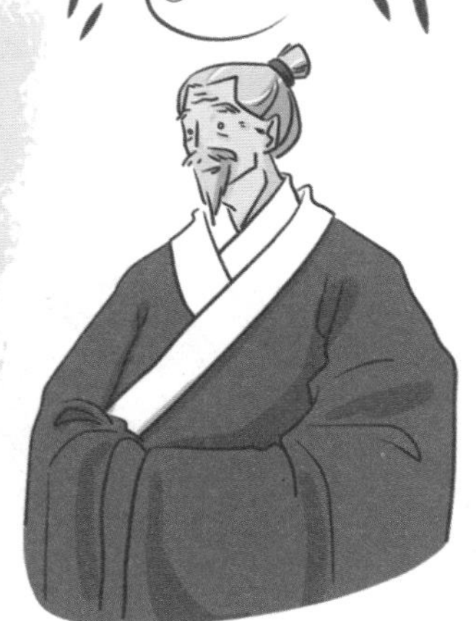
所谓九针，乃是九种针具，可从其形状及用途别之。

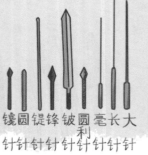

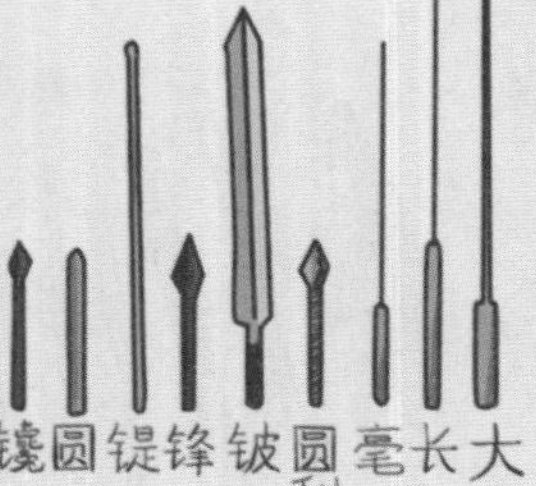
镵针
圆针
鍉针
锋针
铍针
圆利针
毫针
长针
大针

九针形状的现代演变

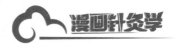

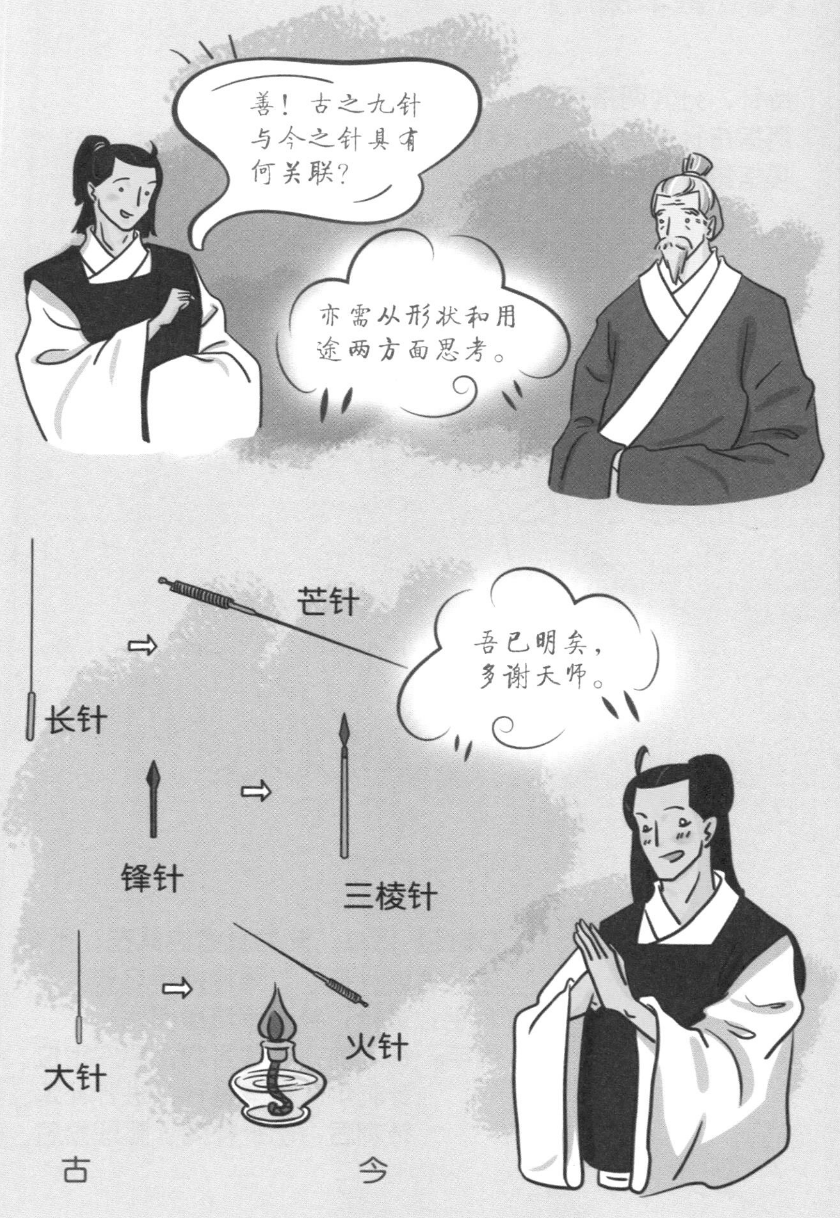

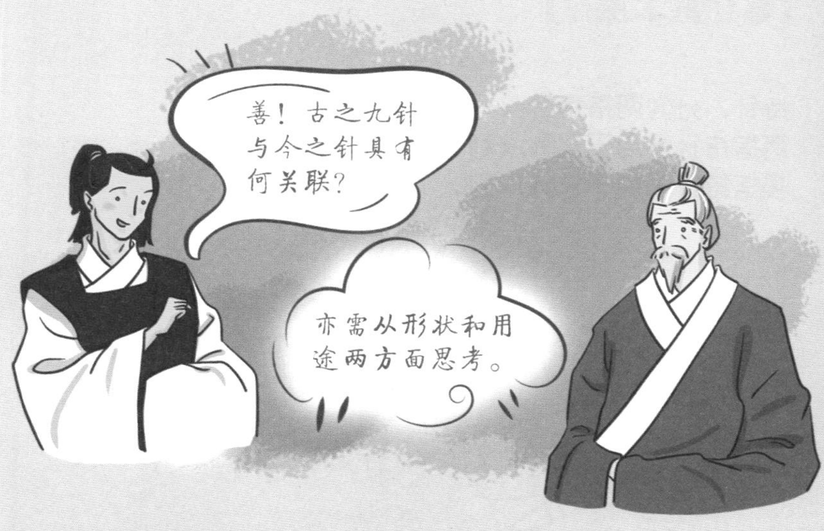
善！古之九针与今之针具有何关联？
亦需从形状和用途两方面思考。

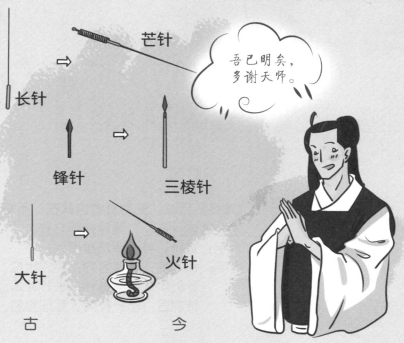

长针

芒针

锋针

三棱针

大针

火针

古

今

吾已明矣，多谢天师。

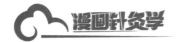

【毫针基本操作】

持针，分为两指持针与多指持针。
两指持针多用于短针浅刺。
多指持针多用于长针深刺。

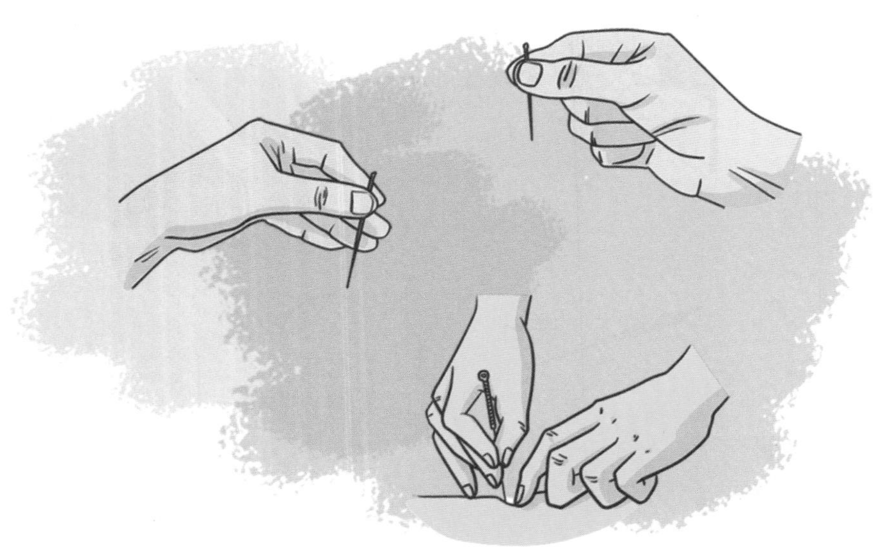

《难经》云："知为针者信其左，不知为针者信其右。"强调押手之效。
刺手：进针；补泻手法操作。
押手：针刺前：诊察号穴；揣穴定位。
针刺中：参与进针；进针补泻。
针刺后：出针补泻；整理善后。

《灵枢·九针十二原》有云：
“右主推之，左持而御之。”
以此分刺手与押手。押手在补泻中发挥重要作用，做好补泻应该善用押手。

多谢夫子，吾已明矣，自当多加练习。

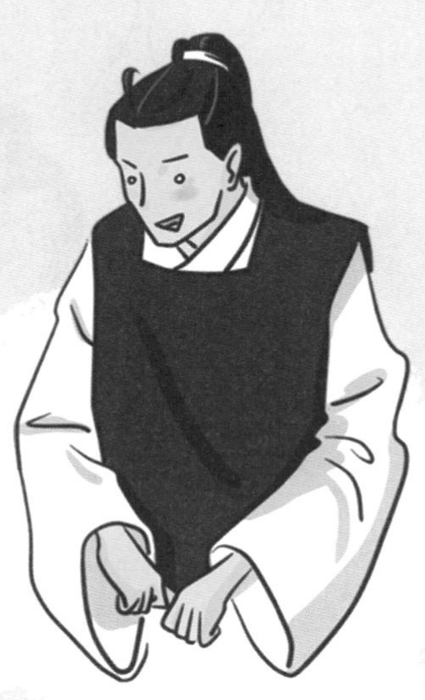

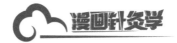

【进针手法】

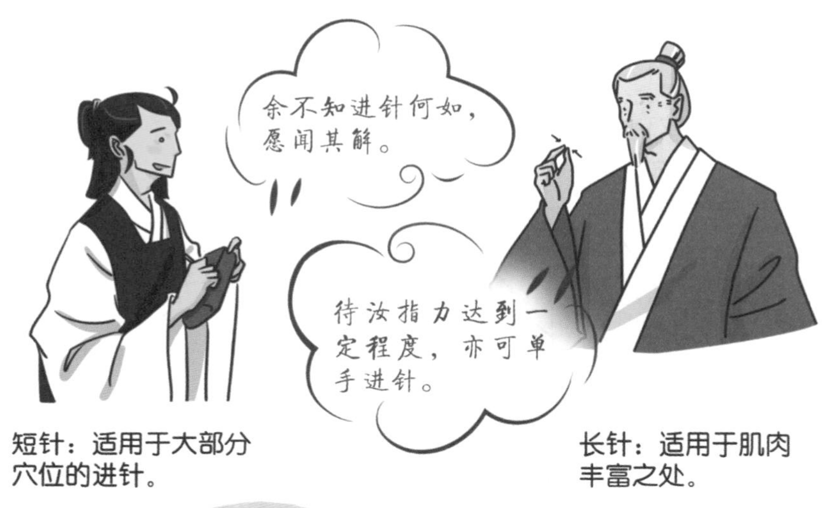
余不知进针何如，
愿闻其解。
待汝指力达到一
定程度，亦可单
手进针。

短针：适用于大部分穴位的进针。

长针：适用于肌肉丰富之处。

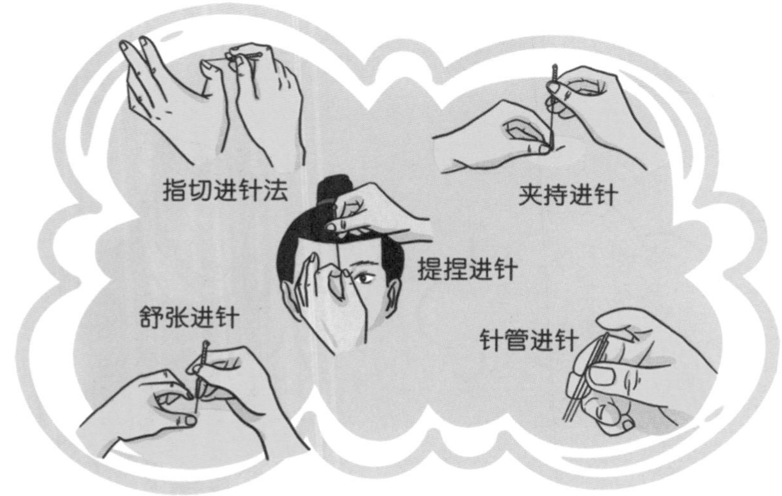
指切进针法
夹持进针
提捏进针
舒张进针
针管进针

指切进针：适用于短针的进针。

夹持进针：适用于长针的进针。

舒张进针：适用于皮肤松弛之处。

针管进针：进针不痛，宜用于儿童、惧针者。

提捏进针：适用于皮肉浅薄之处。

【行针手法】

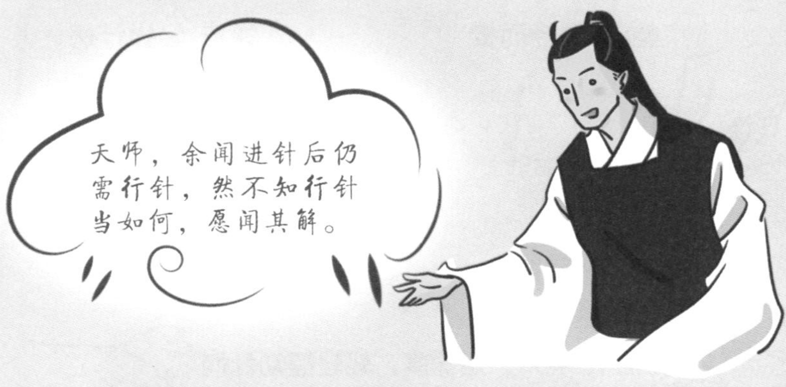
天师，余闻进针后仍需行针，然不知行针当如何，愿闻其解。

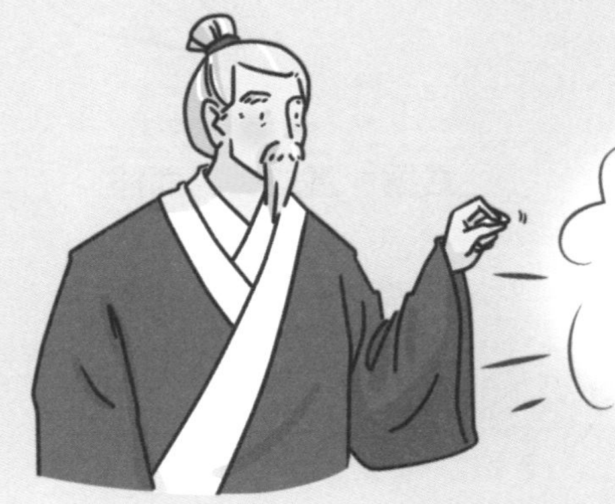
提插和捻转乃是基本行针手法，此外仍有辅助手法。

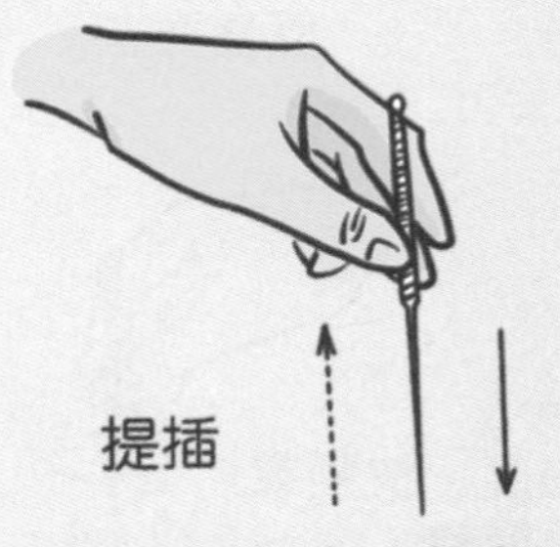
提插

上提下插，力度均匀

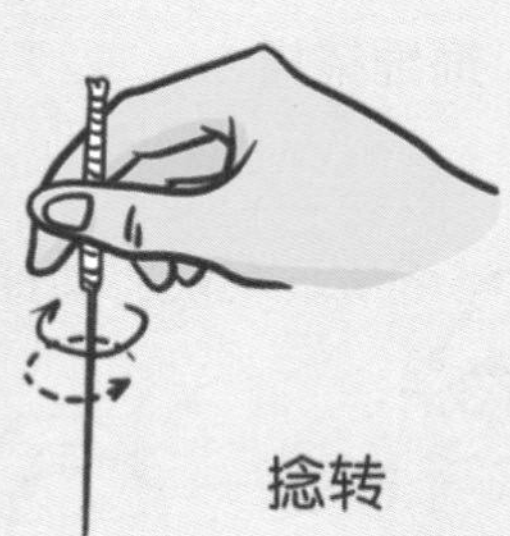
捻转

前后捻转，幅度一致

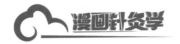

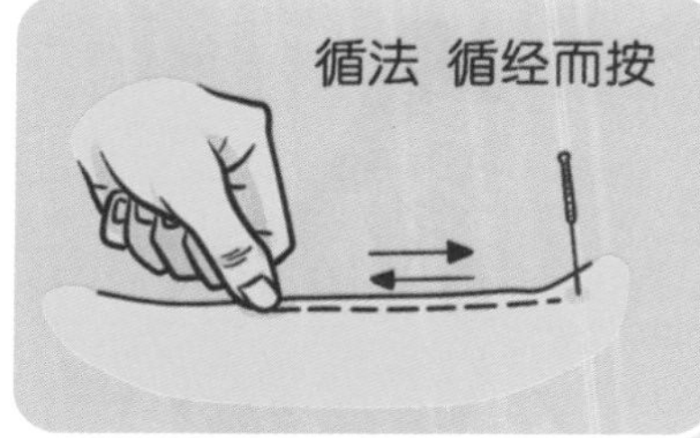
循法 循经而按

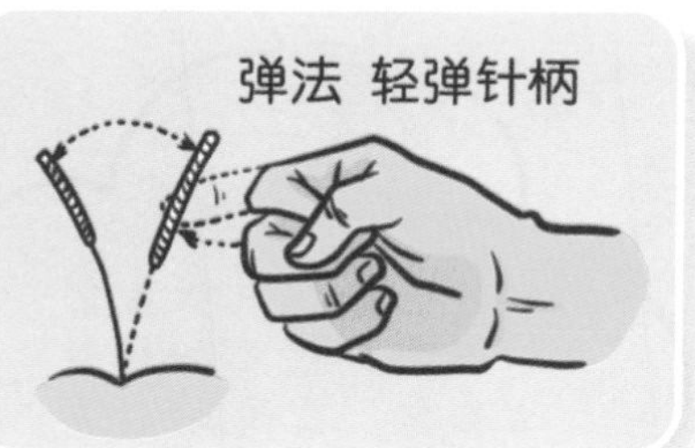
弹法 轻弹针柄

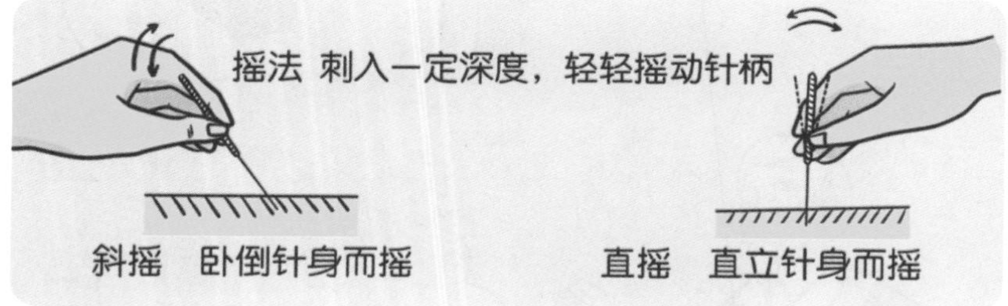
摇法 刺入一定深度，轻轻摇动针柄
斜摇 卧倒针身而摇
直摇 直立针身而摇

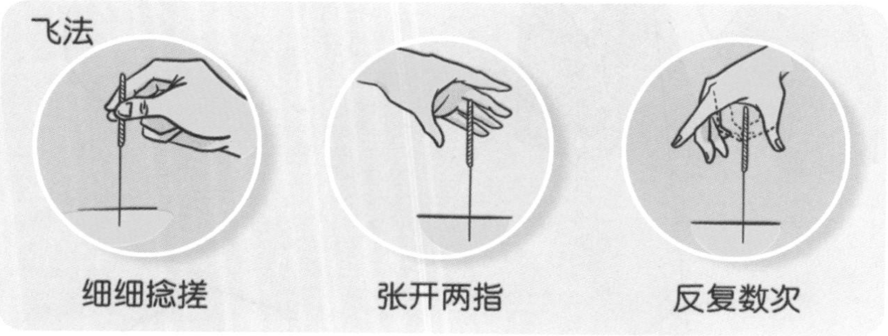
飞法
细细捻搓
张开两指
反复数次

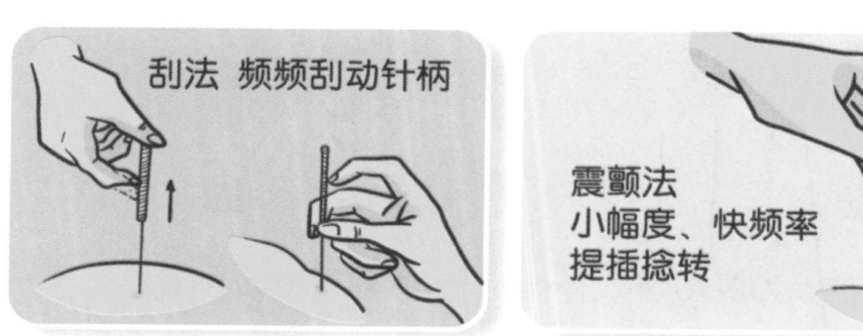
刮法 频频刮动针柄

震颤法
小幅度、快频率
提插捻转

【得气】

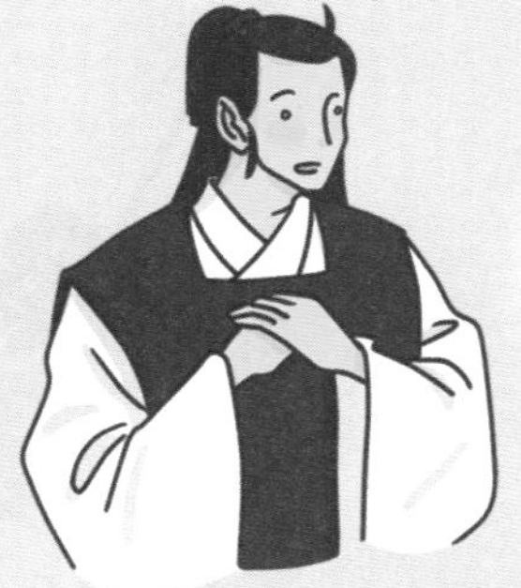
天师，余闻得气，然不知其解，愿闻其故。

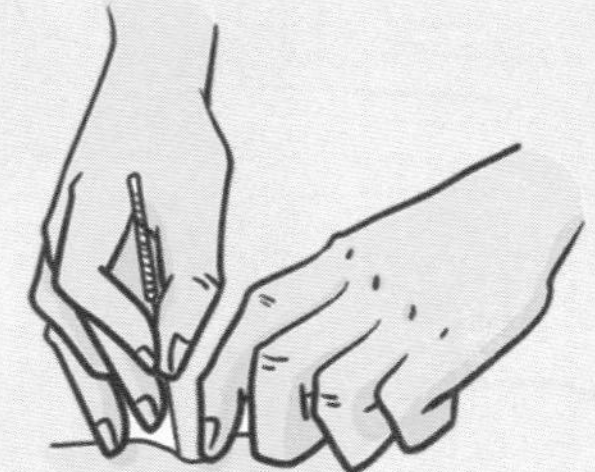
得气时医者手下有沉紧之感。

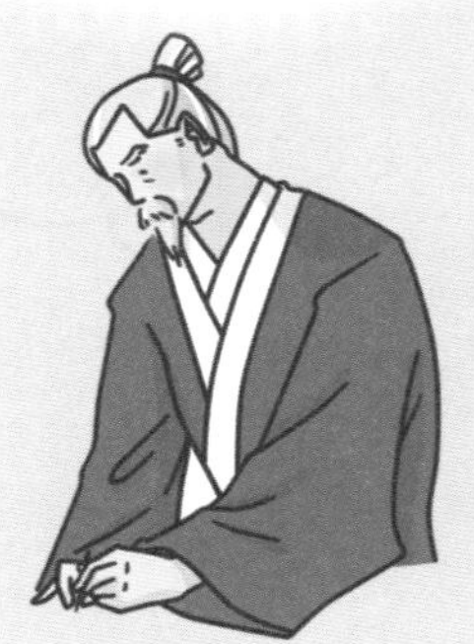

得气，古称气至，近又称针感。针刺一定深度，行针，获得经气感应（气）。

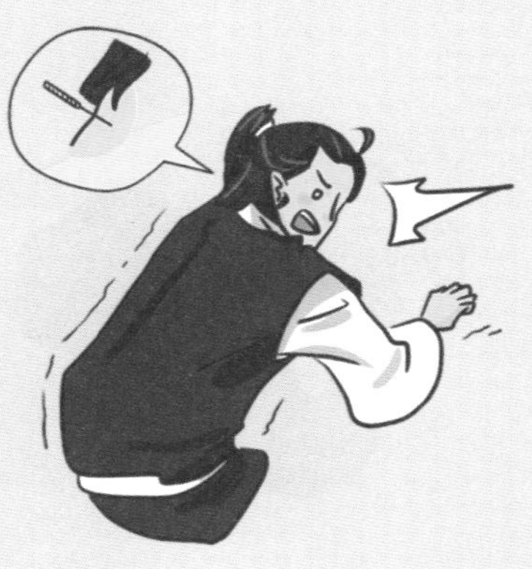

患者自感有酸、麻、重、胀之感，时有凉、热、痒、痛、抽搐、蚁行感，并向一定方向传导，这种感觉又叫针感。

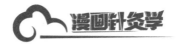

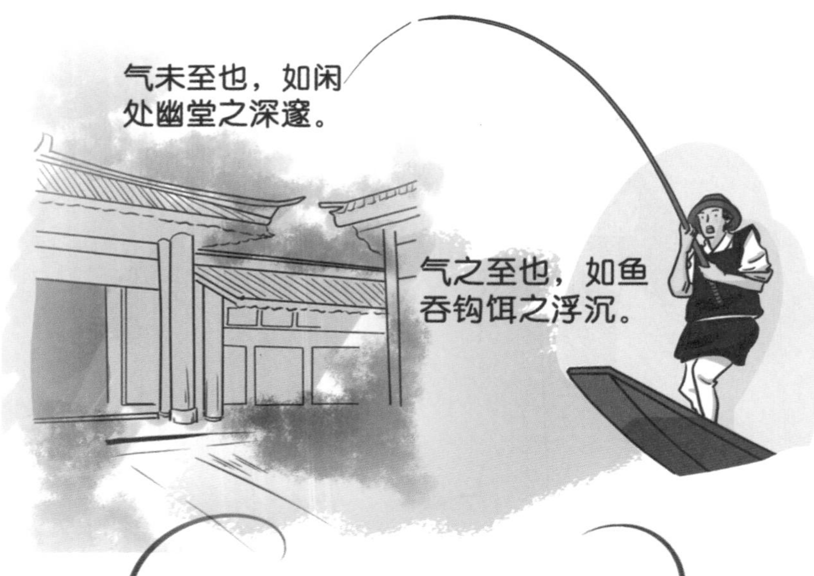
气未至也，如闲处幽堂之深邃。
气之至也，如鱼吞钩饵之浮沉。

不用太害怕，针感和得气还是不同的，不是针感越强效果越好。御针之术——刺手控制针刺的角度、深度、方向，押手协助驾驭针感的传导，气至病所，提高疗效，保障安全。得气有深浅，浅层亦可得气。

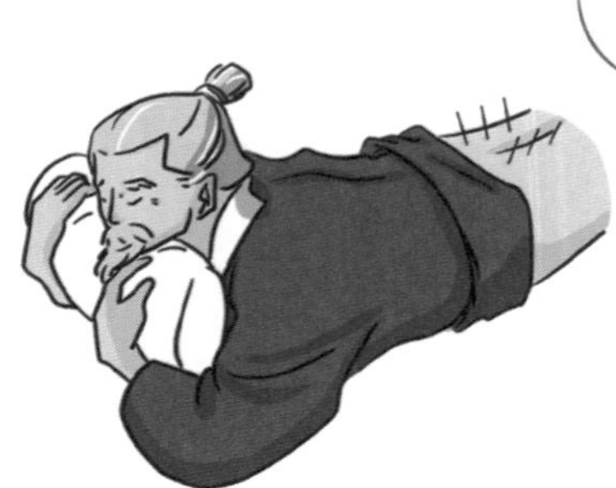

既然如此，为什么要得气呢？

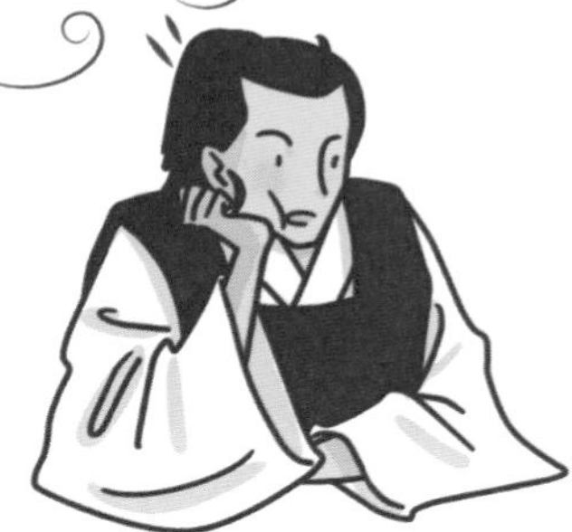

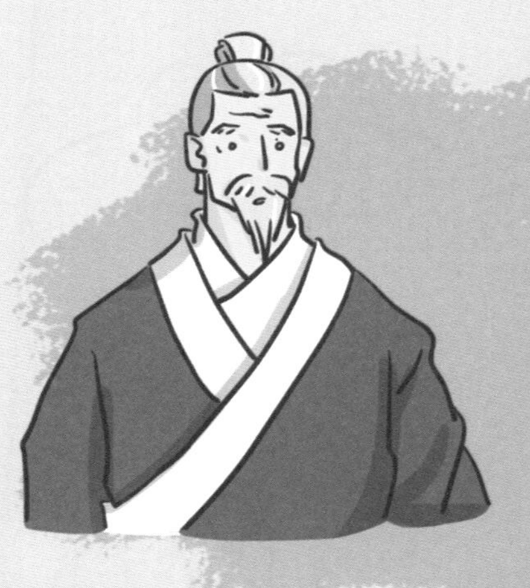
那意思是只要得气就有效果吗？

得气意义需谨记，针刺疗效关键依。
补泻手法为前提，预后判断是依据。

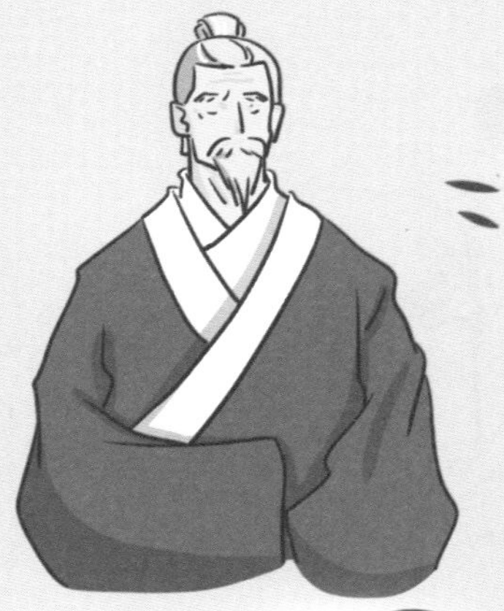
得气只是基础，气至才能有效。

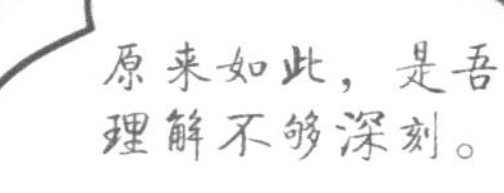
原来如此，是吾理解不够深刻。

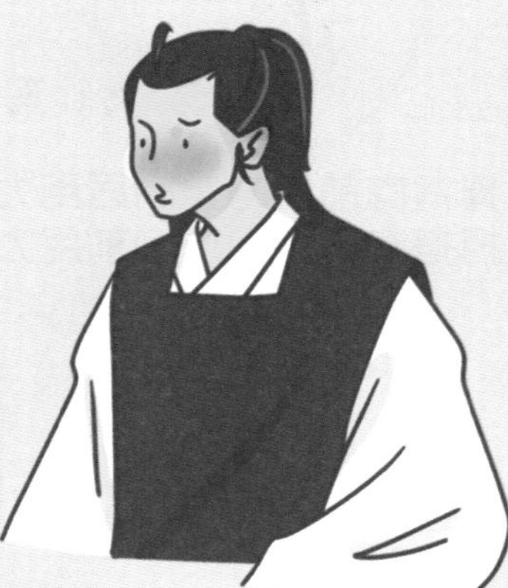

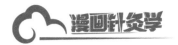

【补泻手法】

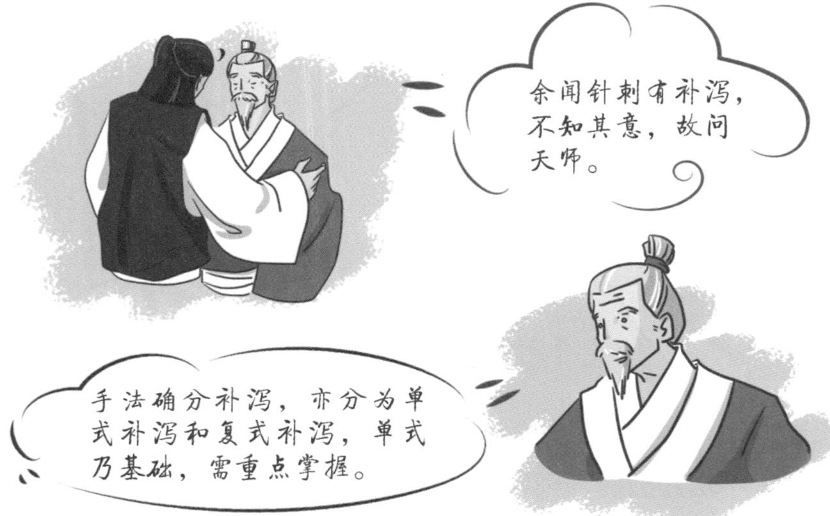
余闻针刺有补泻，不知其意，故问天师。
手法确分补泻，亦分为单式补泻和复式补泻，单式乃基础，需重点掌握。

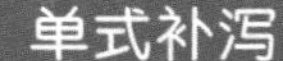
单式补泻

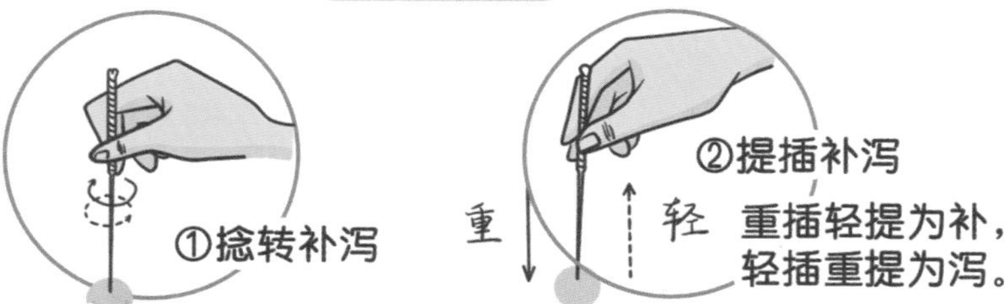
①捻转补泻
重
轻
②提插补泻
重插轻提为补，
轻插重提为泻。

拇指向前用力重向后用力轻为补法，
拇指向后用力重向前用力轻为泻法。

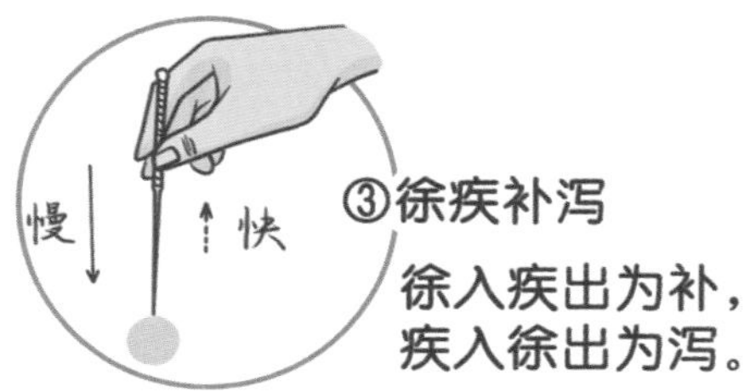
慢
快
③徐疾补泻
徐入疾出为补，
疾入徐出为泻。

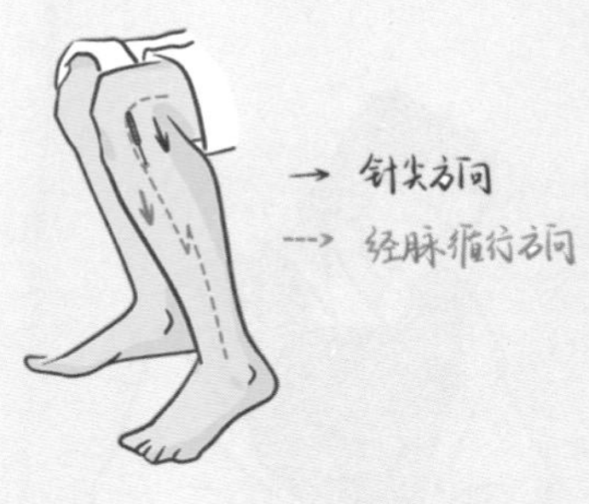
→ 针尖方向
---> 经脉循行方向

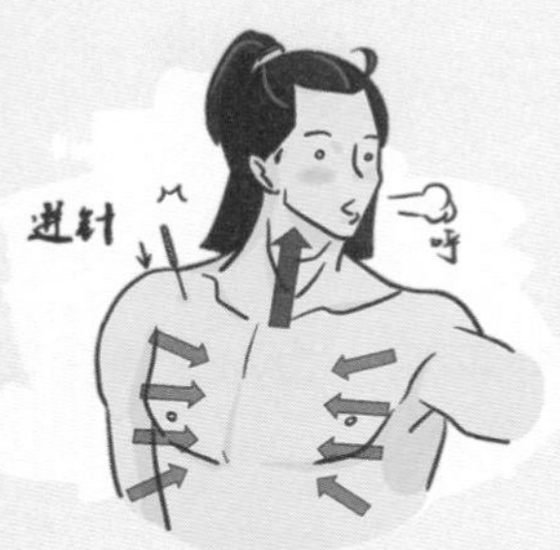
进针
呼

④迎随补泻

顺经为补，逆经为泻。

⑤呼吸补泻

呼进吸出为补，
吸进呼出为泻。

（图示为补法）

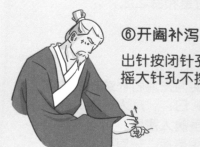

⑥开阖补泻

出针按闭针孔为补，
摇大针孔不按闭为泻。

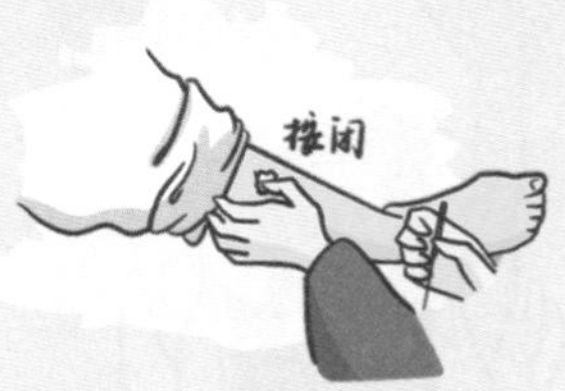
按闭

复式补泻

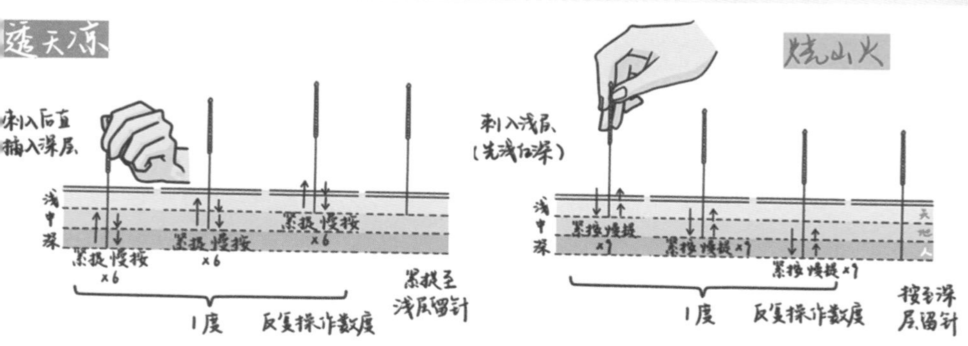
透天凉
刺入后直插入深层
浅
中
深
紧提慢按 ×6
紧提慢按 ×6
紧提慢按 ×6
紧提至浅层留针
1度 反复操作数度
烧山火
刺入浅层（先浅后深）
浅
中
深
天
地
人
紧按慢提 ×9
紧按慢提 ×9
紧按慢提 ×9
按至深层留针
1度 反复操作数度

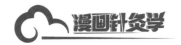

平补平泻，即为提插捻转。

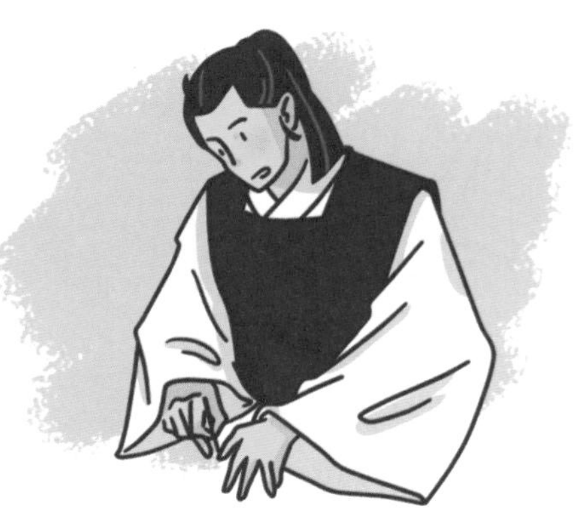

和合

均匀地提插捻转为现代发明，古时是和合之法。

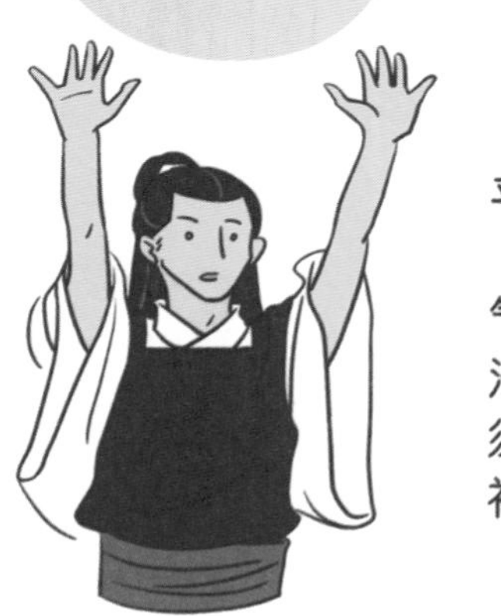

平补平泻实为先泻后补或先补后泻，《神应经》曰："凡人有疾，皆邪气所凑，虽病人瘦弱，不可专行补法……其余诸疾，只宜平补平泻。须先泻后补，谓之先泻其邪气，后补真气。"

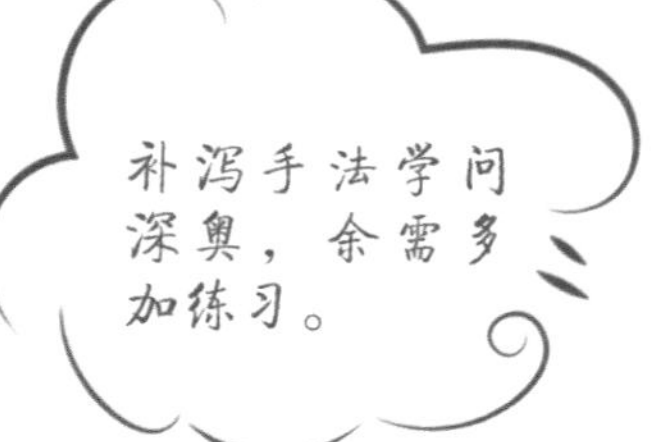
补泻手法学问深奥，余需多加练习。

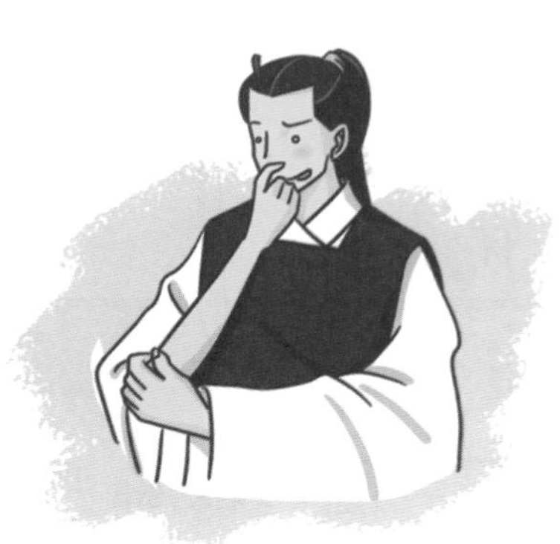

【针刺异常情况的处理】

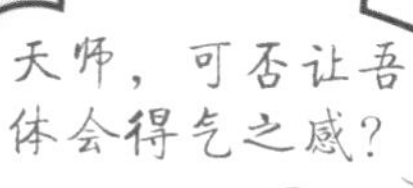
天师，可否让吾
体会得气之感？

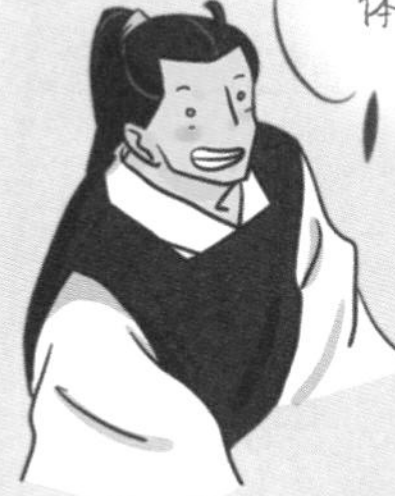

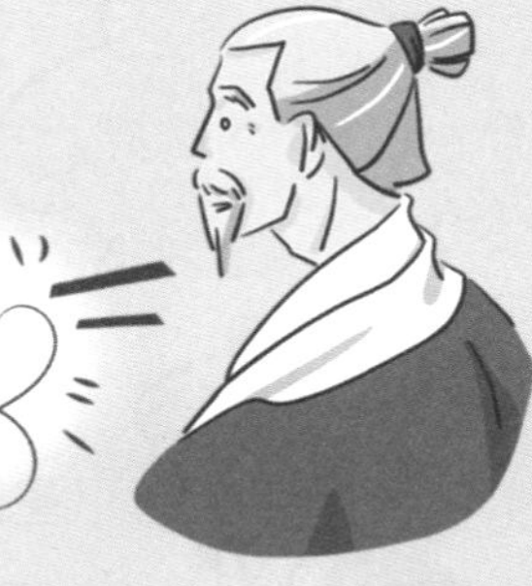
可，然需注意
防止晕针。

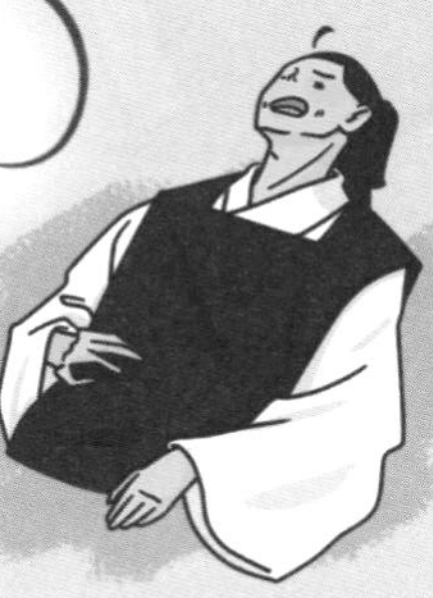
晕针时患者会出现头晕
目眩、面色苍白等情
况，要随时观察患者。

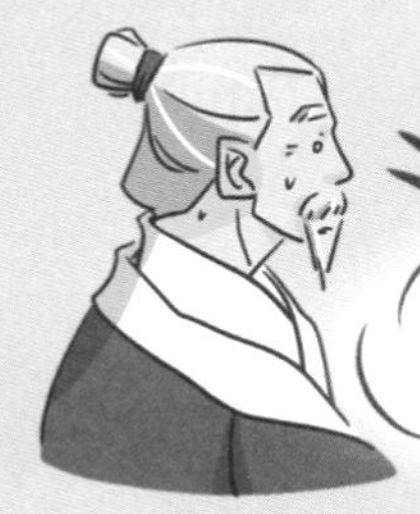
另外，患者体质虚弱、
紧张等，医者手法过重
等亦可致晕针。

出现晕针不要慌，平卧解衣重保暖。
温水人中灸百会，未见缓解急救施。

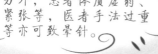

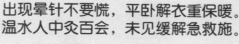

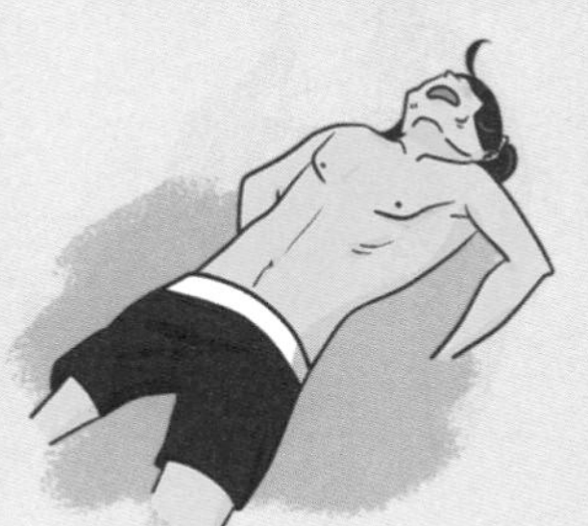

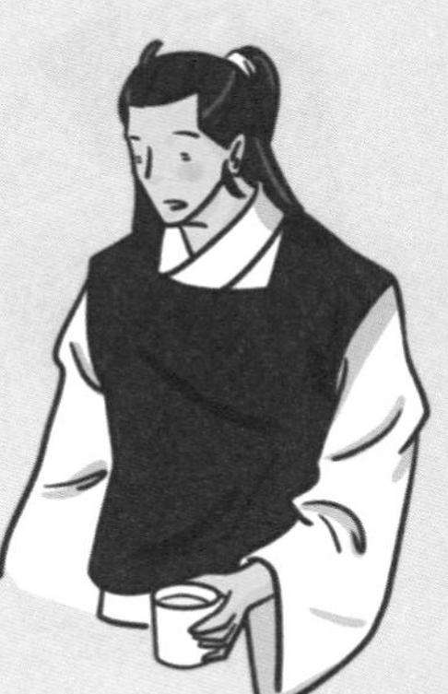
我一定谨
记在心！

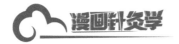

【灸法的操作与作用】

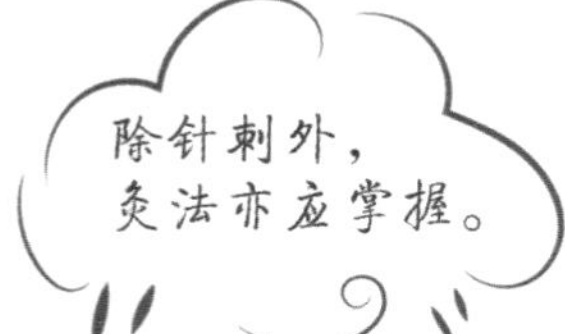
除针刺外，
灸法亦应掌握。

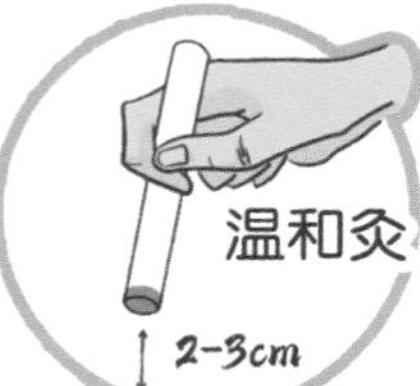
2-3cm

温和灸 艾条位置固定。

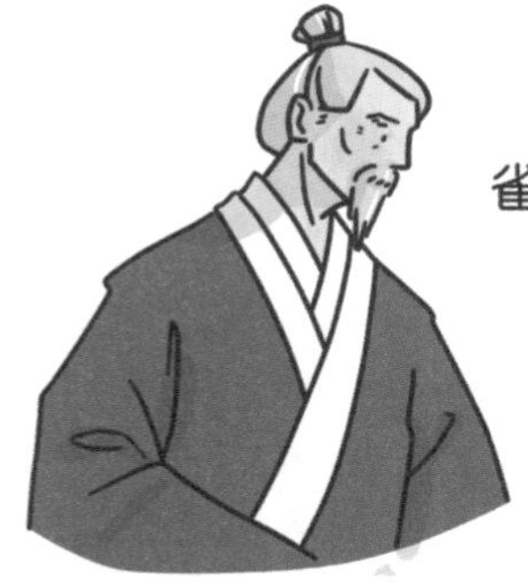

雀啄灸 艾条上下活动。

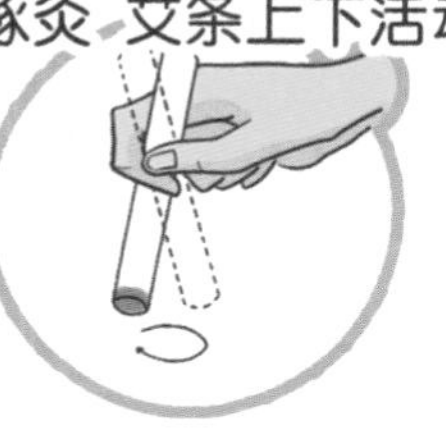

回旋灸
艾条左右移动
或反复旋转。

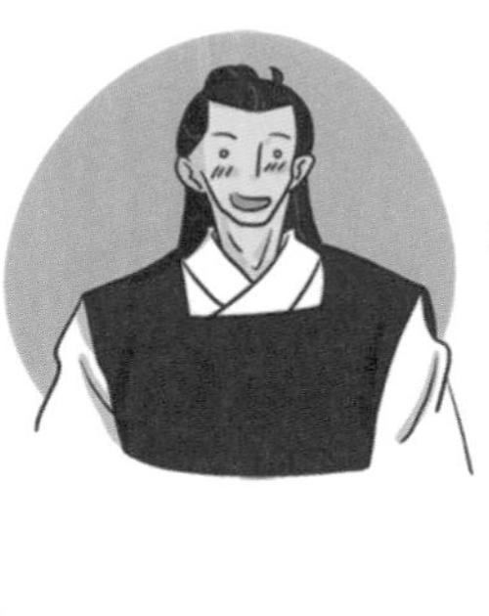

天师，
灸法何用？

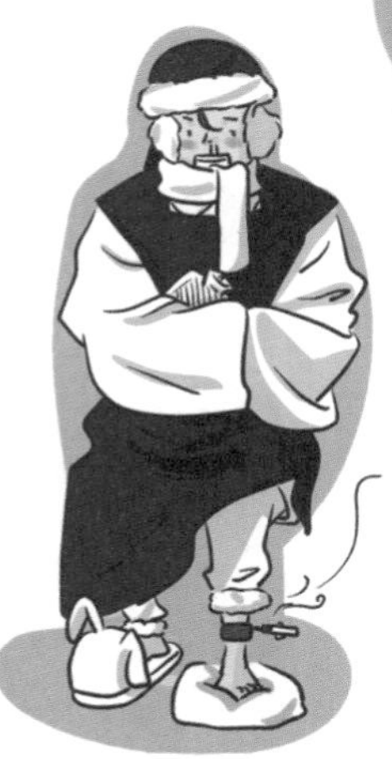

温经散寒

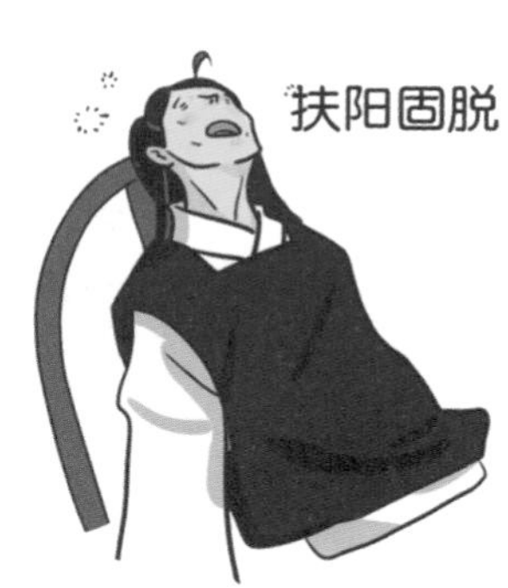
扶阳固脱

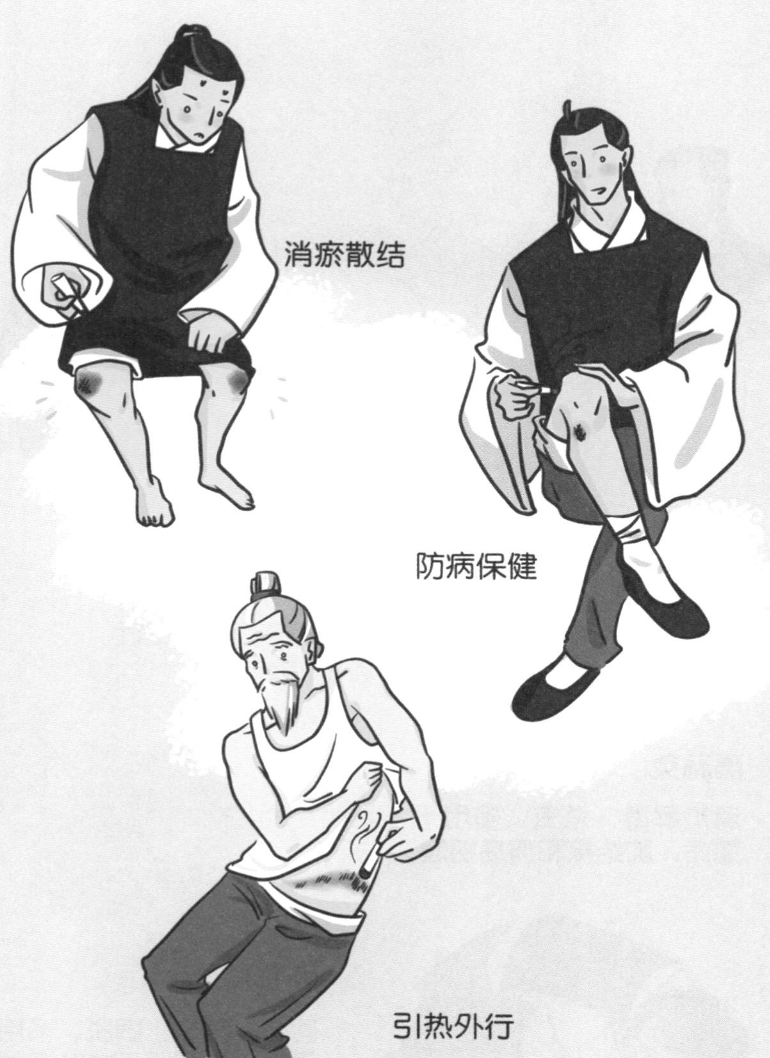
消瘀散结
防病保健
引热外行

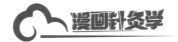

【间接灸及临床应用】

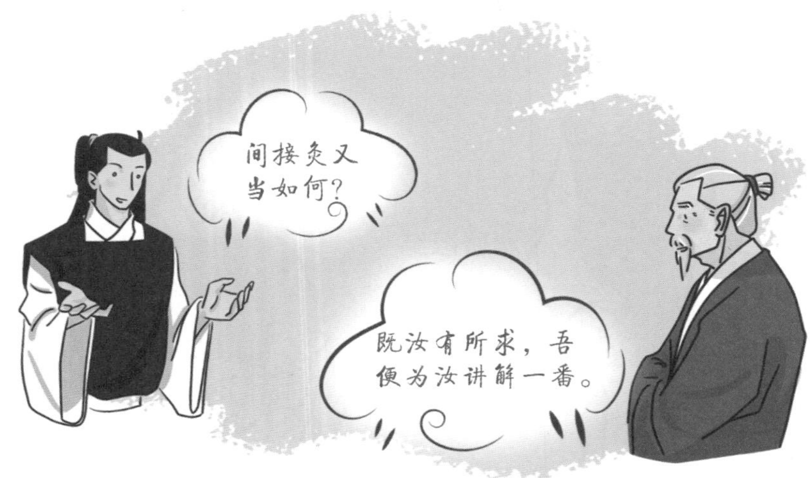
间接灸又
当如何？
既汝有所求，吾
便为汝讲解一番。

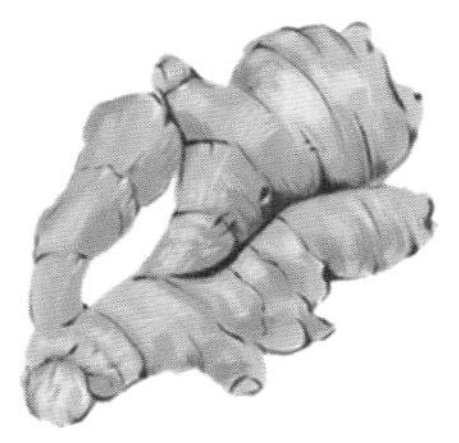

隔姜灸

温胃止呕，散寒止痛。常用于因寒而致的呕吐、腹痛和风寒痹痛。

隔蒜灸

清热解毒，杀虫。多用于瘰疬、肺结核和痈疡初起。

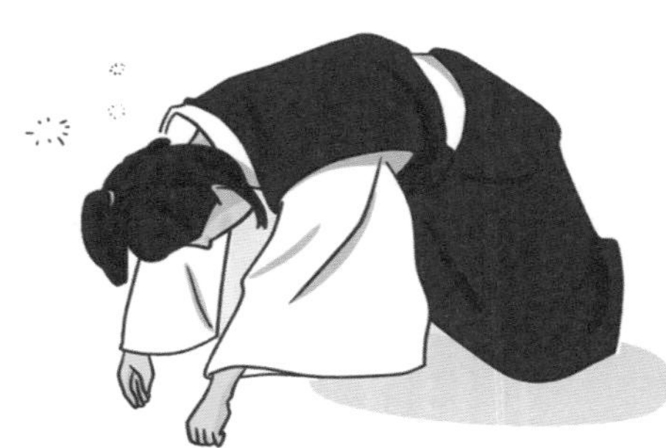

隔盐灸

回阳、救逆、固脱。多用于治疗伤寒阴证或吐泻并作、中风脱证等。

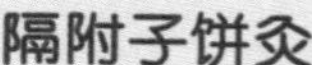

隔附子饼灸

温补肾阳。
用治命门火衰所致的各种疾病。

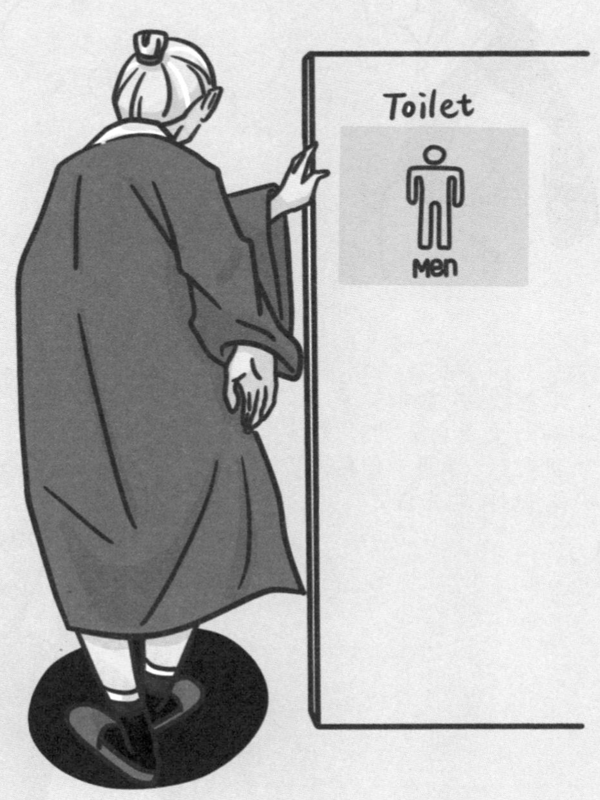
Toilet
Men

肾阳虚寒，夜尿多，畏寒，可行隔附子饼灸。

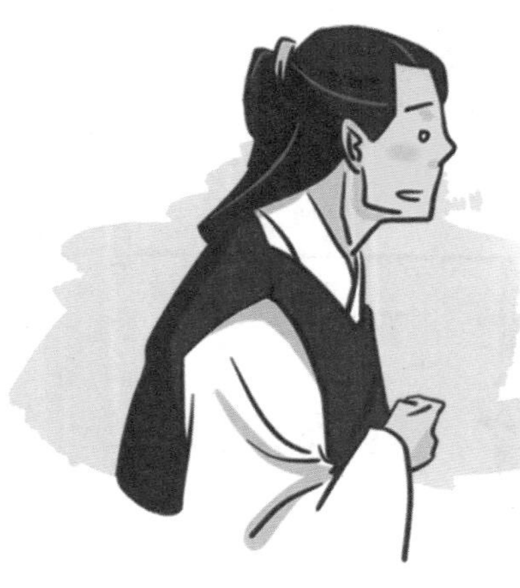
天师，灸法
唯艾灸而已？

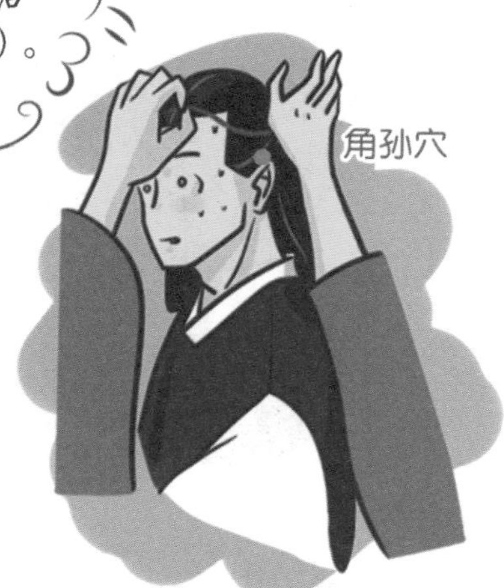
不然，亦有非艾灸法。
如灯火灸，以灯心草沾
油点灸（常用于角孙穴）。
善治小儿痄腮。
角孙穴

灯火灸

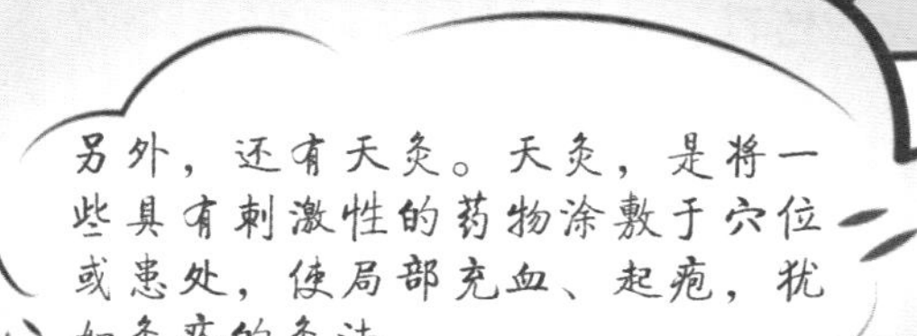
另外，还有天灸。天灸，是将一些具有刺激性的药物涂敷于穴位或患处，使局部充血、起疱，犹如灸疮的灸法。

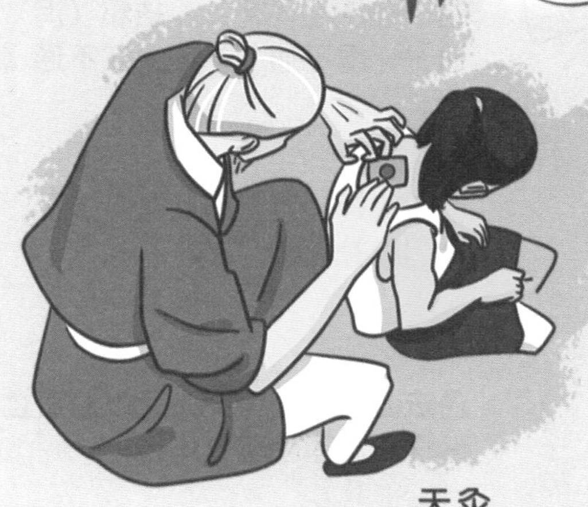
刺络放血之血分为赤血、白血，天灸起疱属于放白血。

天灸

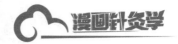

【灸法补泻】

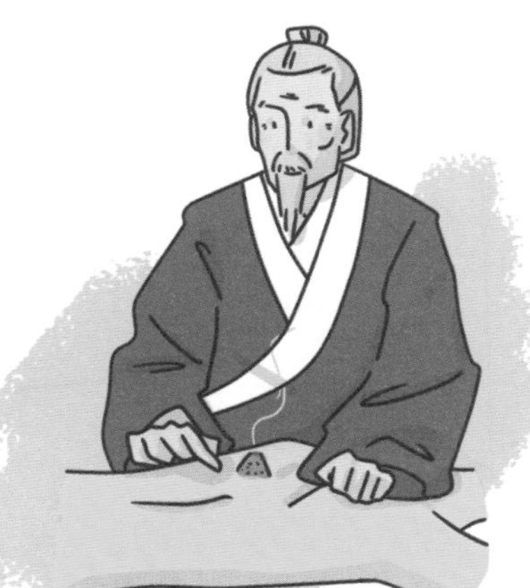

艾灸的补泻始载于《内经》。《灵枢·背俞》曰："从火补者，毋吹其火，须自灭也。"

"从火泻者，疾吹其火，传其艾，须其火灭也。"

灸法具有温通作用。
温——扶正（补），祛邪（泻）。
通——虚不通（补），实不通（泻）。

温法

温法偏补，可防病保健、扶正，如灸命门以补肾阳。

通法

通法偏泻，如可灸关元以消瘀止痛，治疗血瘀寒凝所致痛经。

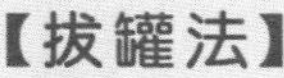

【拔罐法】

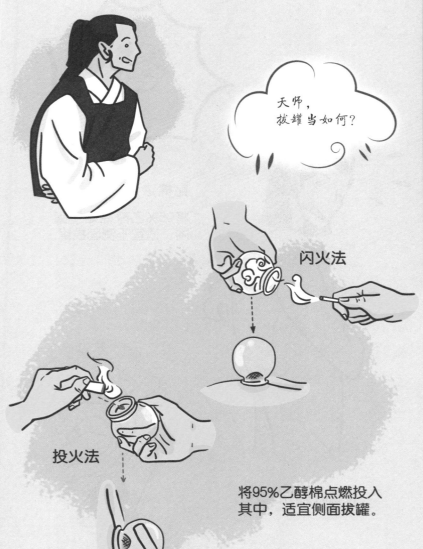

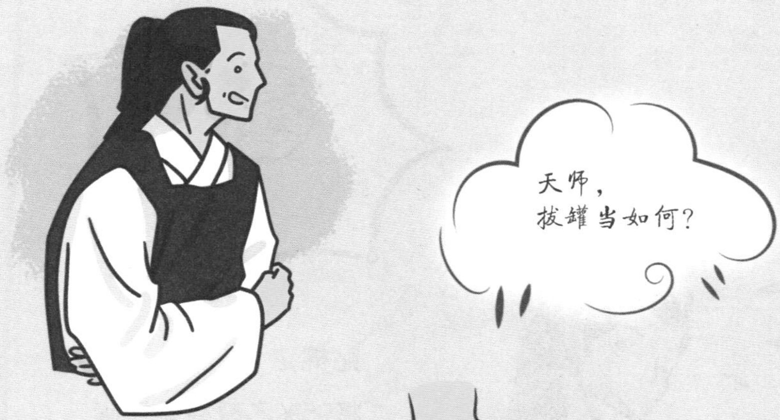

天师，
拔罐当如何？
闪火法
投火法

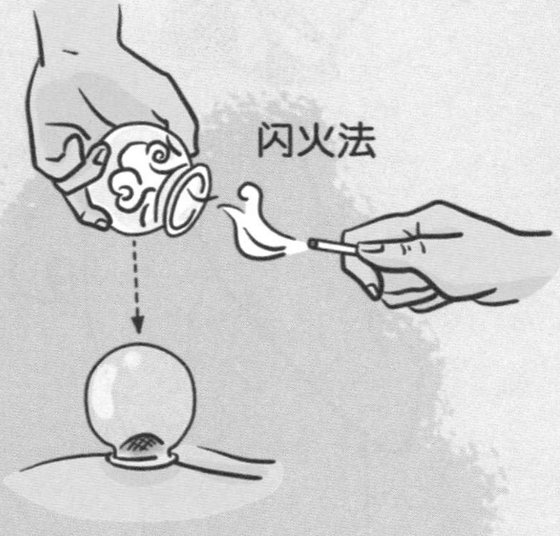

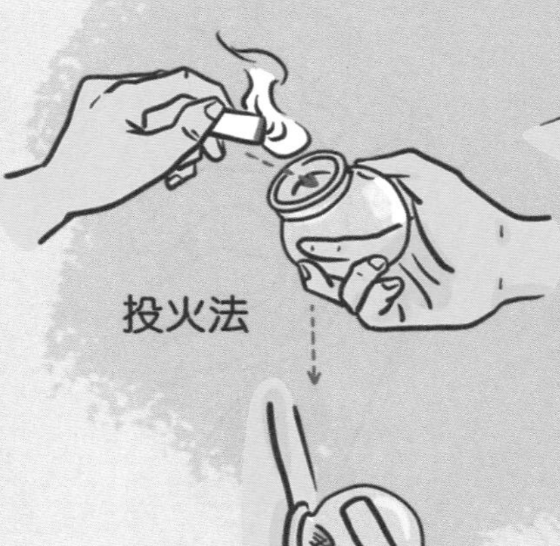

将95%乙醇棉点燃投入其中，适宜侧面拔罐。

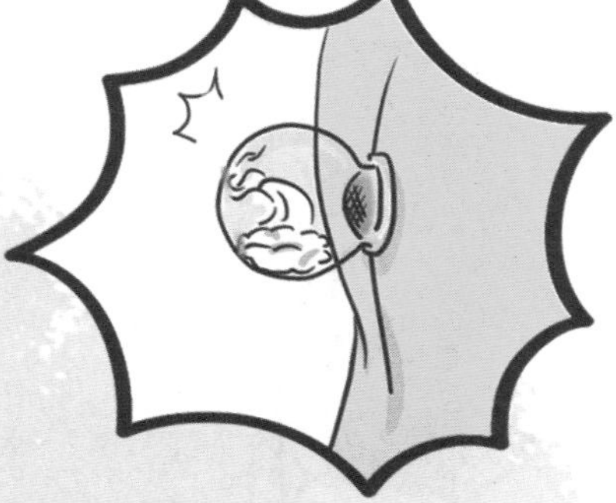

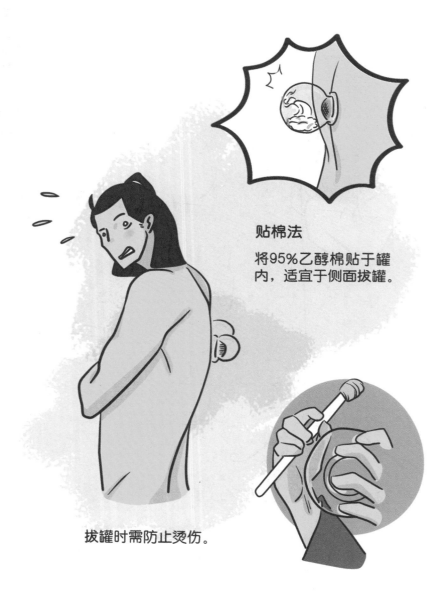

贴棉法

将95%乙醇棉贴于罐内，适宜于侧面拔罐。

拔罐时需防止烫伤。

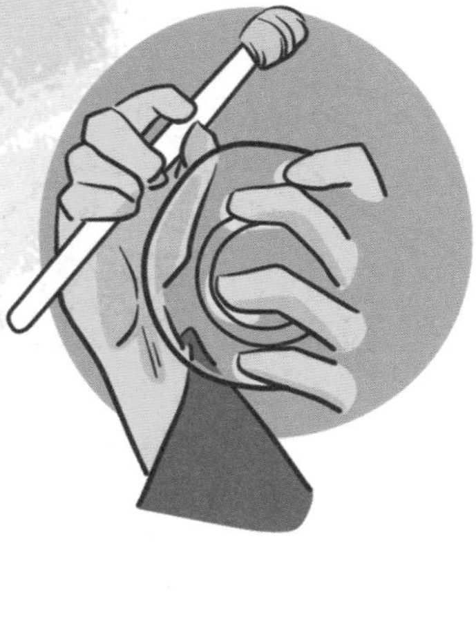

第六回　针灸治疗

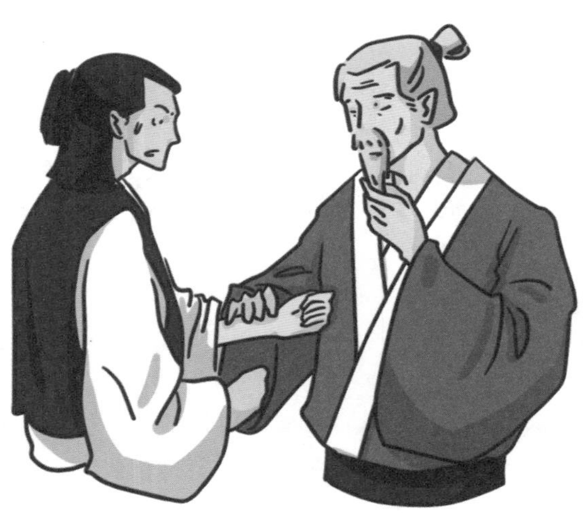

【中风】

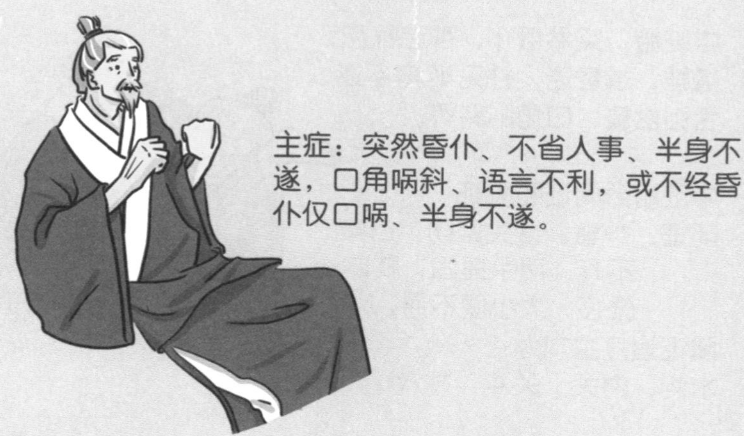

主症：突然昏仆、不省人事、半身不遂，口角㖞斜、语言不利，或不经昏仆仅口㖞、半身不遂。

中经络：意识清楚，半身不遂，肌肤不仁、舌强言謇、口角㖞斜。

主穴为：内关①、尺泽②、极泉③、水沟④、三阴交⑤、委中⑥。

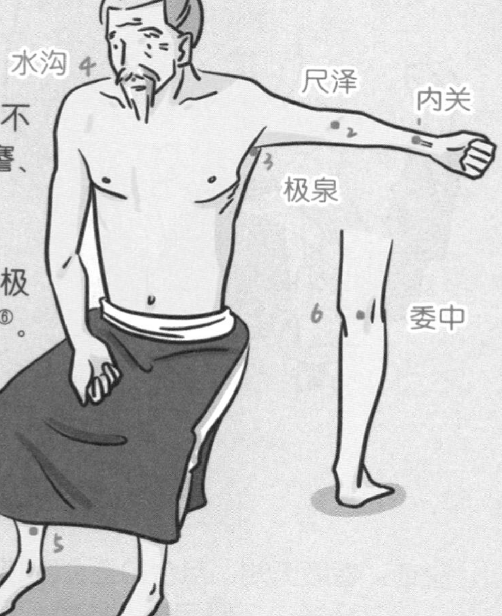
水沟 4
尺泽
内关
1
2
3
极泉
6
委中
三阴交
5

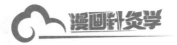

中脏腑

中脏腑：突然昏仆，神志恍惚，嗜睡，或昏迷，并见半身不遂，舌强言謇，口角㖞斜等。

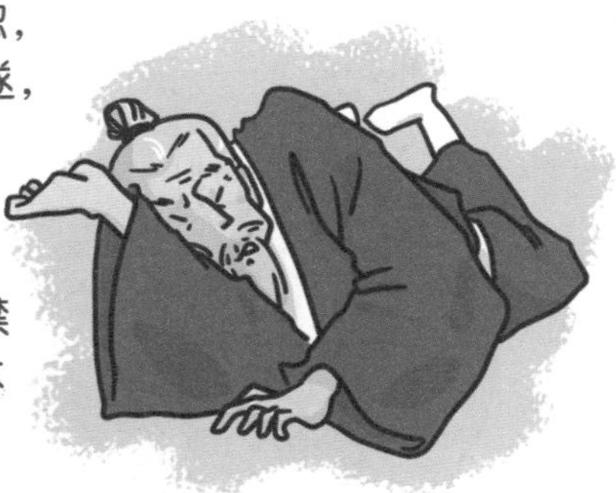

中脏腑分闭证和脱证

闭证：神昏，牙关紧闭，口噤不开，两手握固，肢体强痉，大小便不通。

闭证治疗主穴为：

水沟、内关、关冲、井穴

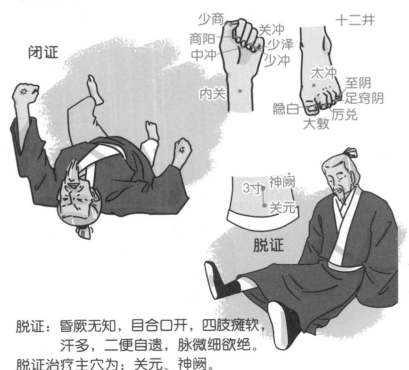

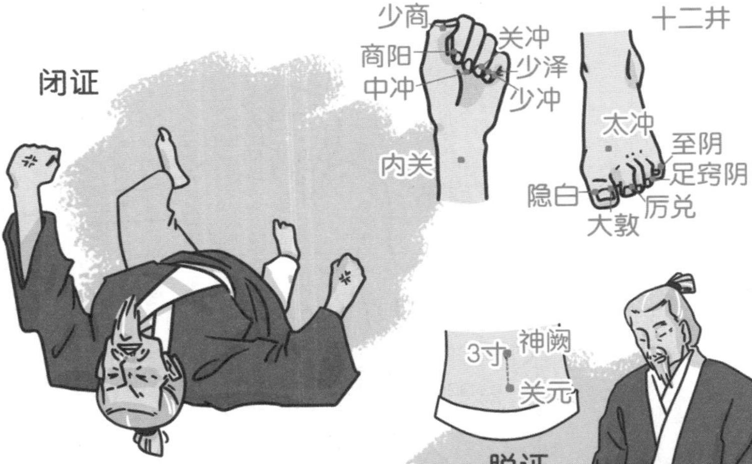

少商
商阳
中冲
关冲
少泽
少冲
内关
十二井
太冲
至阴
足窍阴
隐白
厉兑
大敦

闭证

3寸
神阙
关元

脱证

脱证：昏厥无知，目合口开，四肢瘫软，汗多，二便自遗，脉微细欲绝。

脱证治疗主穴为：关元、神阙。

【眩晕】

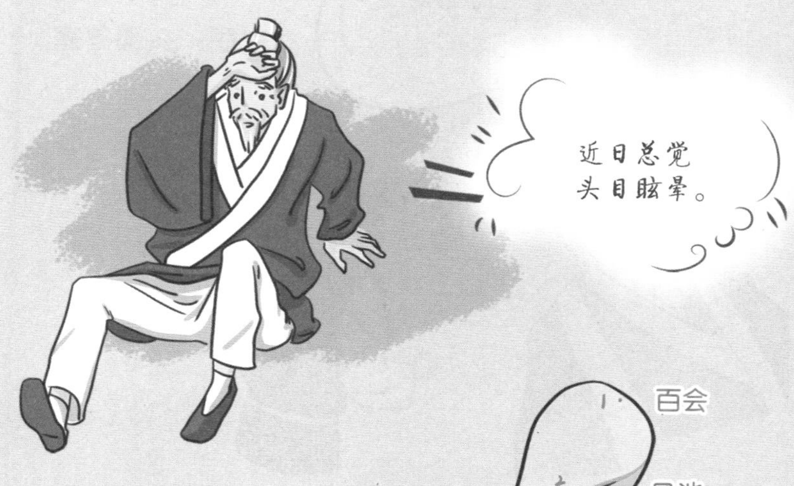
近日总觉
头目眩晕。

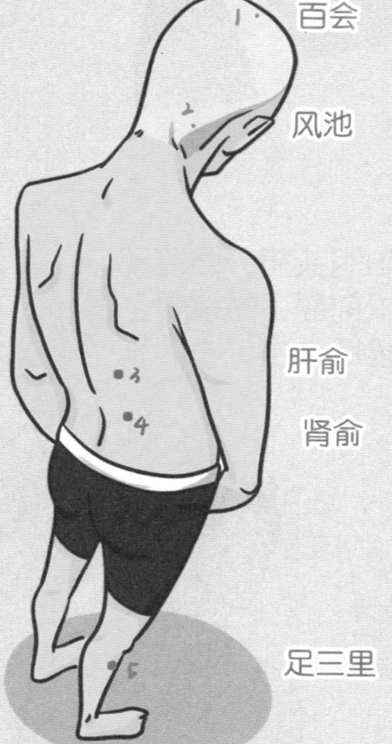
百会
风池
肝俞
肾俞
足三里

主症：自觉头晕眼花或视物旋转动摇。

主穴：百会①、风池②、肝俞③、肾俞④、足三里⑤

【头痛】

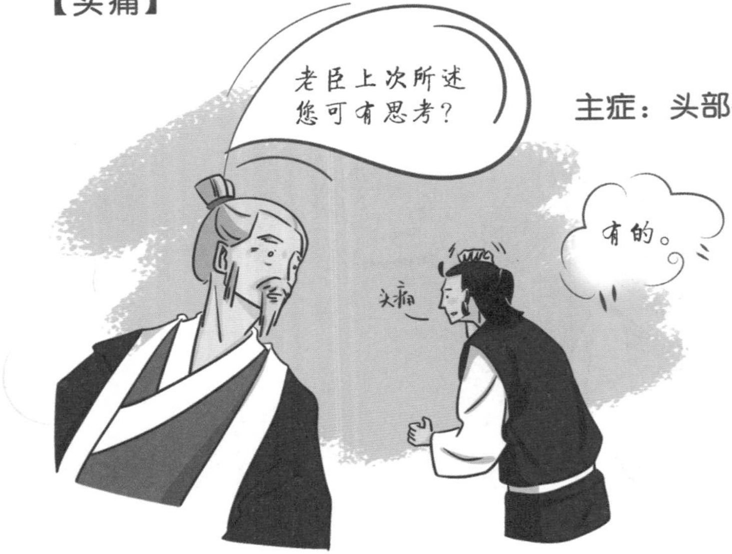

老臣上次所述
您可有思考？
头痛
有的。

主症：头部疼痛。

额头处疼
痛难忍呀！

阳明头痛：疼痛部位以前额、眉棱骨、鼻根部为主。

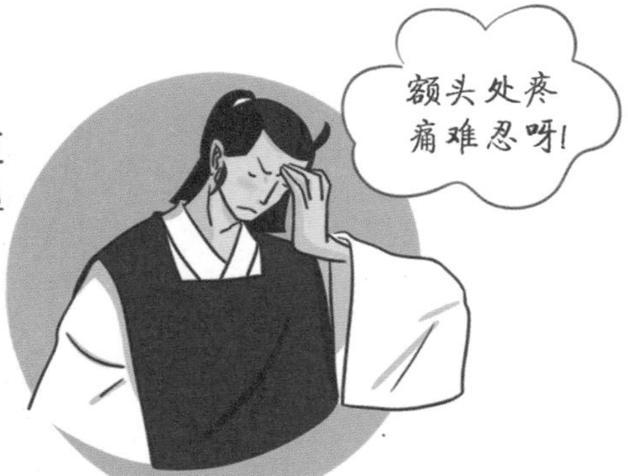

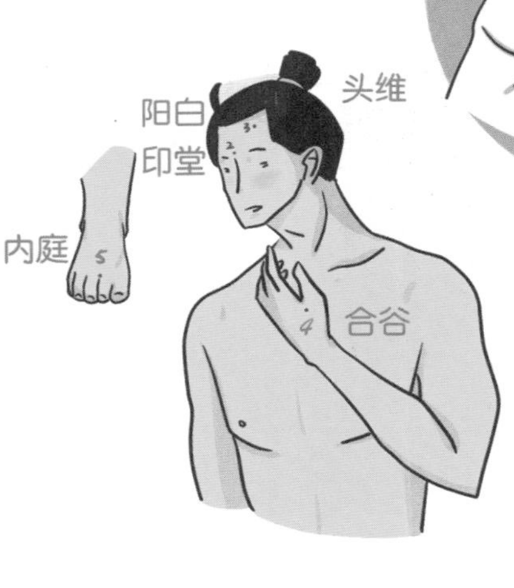

头维
阳白
印堂
内庭
合谷

阳明头痛治疗主穴：头维①、印堂②、阳白③、阿是穴、合谷④、内庭⑤。

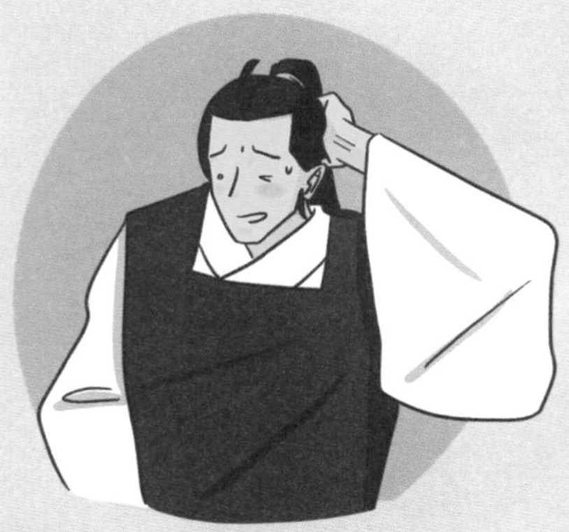
左侧头部
总觉不适。

少阳头痛：疼痛部位在侧头部。

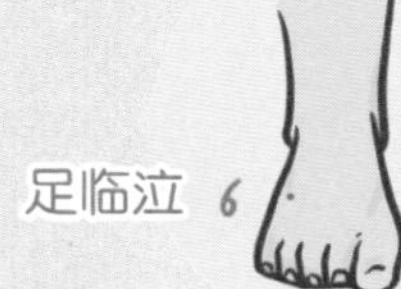
足临泣

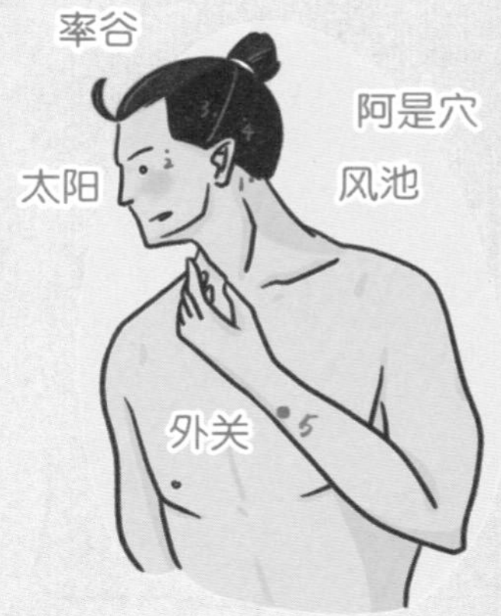
率谷
阿是穴
太阳
风池
外关

少阳头痛治疗主穴：风池①、太阳②、率谷③、阿是穴④、外关⑤、足临泣⑥。

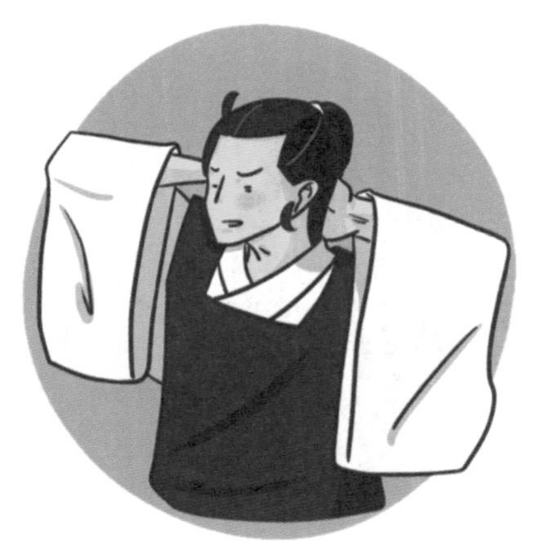

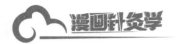

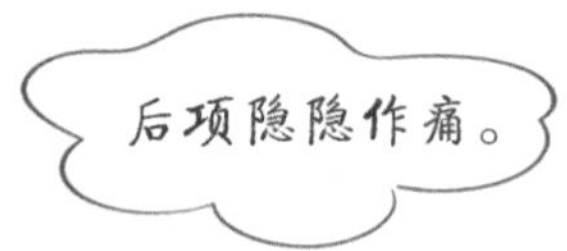
后项隐隐作痛。

太阳头痛：疼痛部位在后枕部，或下连于项部。

太阳头痛治疗主穴：天柱①、后顶②、阿是穴③、后溪④、申脉⑤。

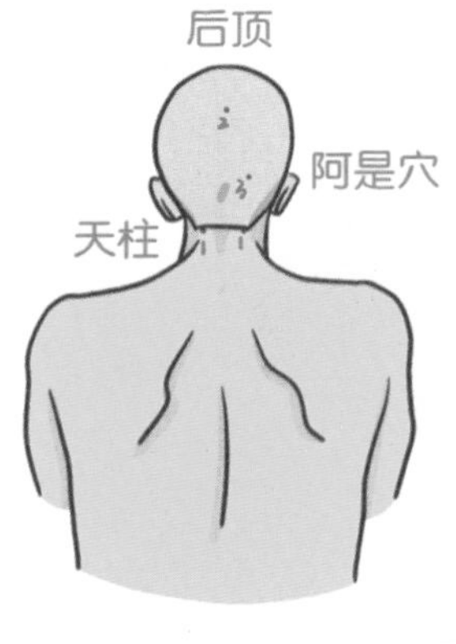
后顶
阿是穴
天柱

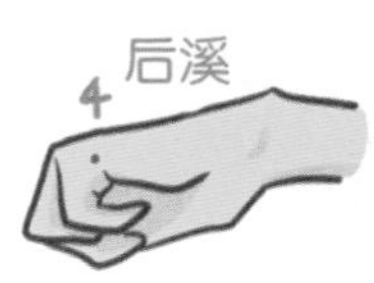
后溪
4

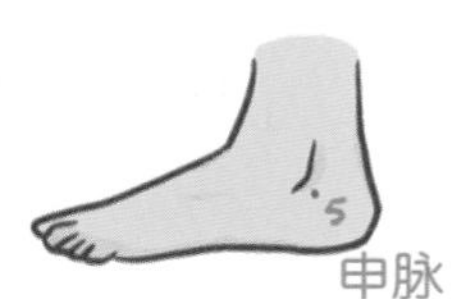
5
申脉

厥阴头痛：疼痛部位在颠顶部，或连于目系。

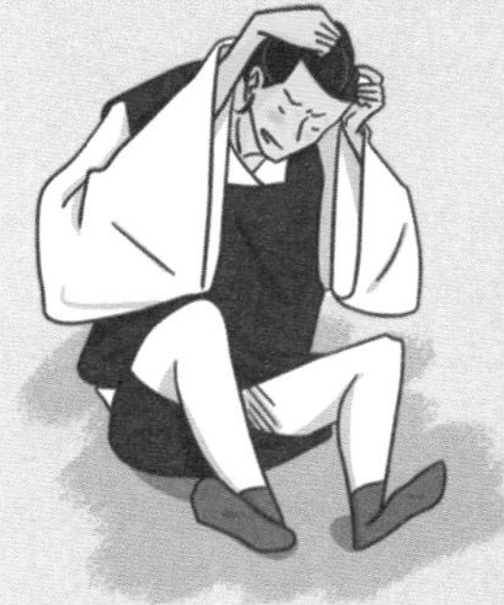
啊！啊！头顶
部疼痛异常。

百会
四神聪
阿是穴
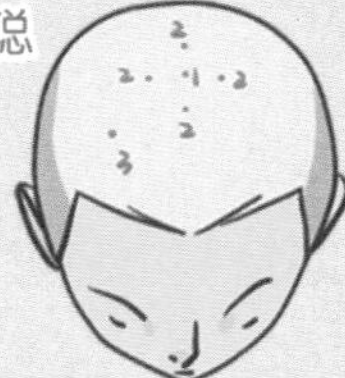
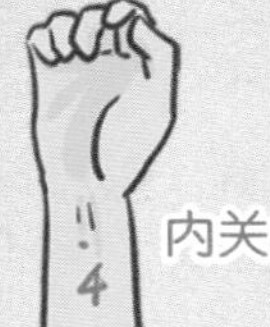
内关
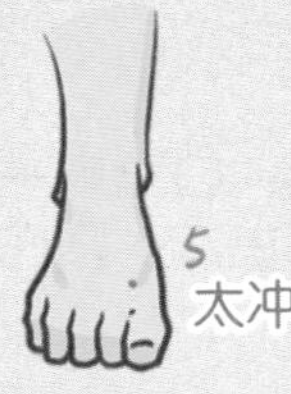
太冲

厥阴头痛治疗主穴：百会①、四神聪②、阿是穴③、内关④、太冲⑤。

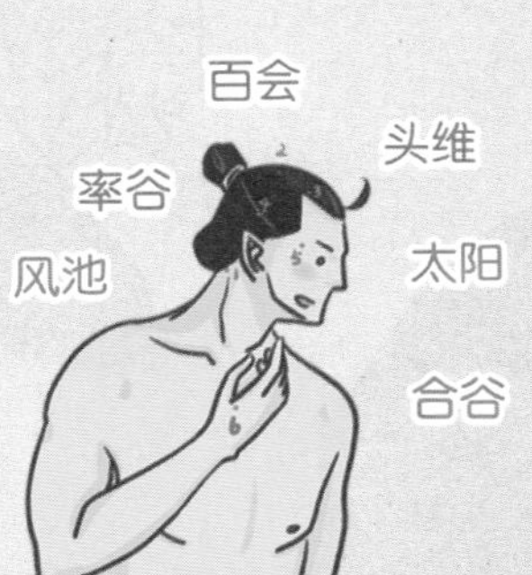
百会
头维
率谷
风池
太阳
合谷
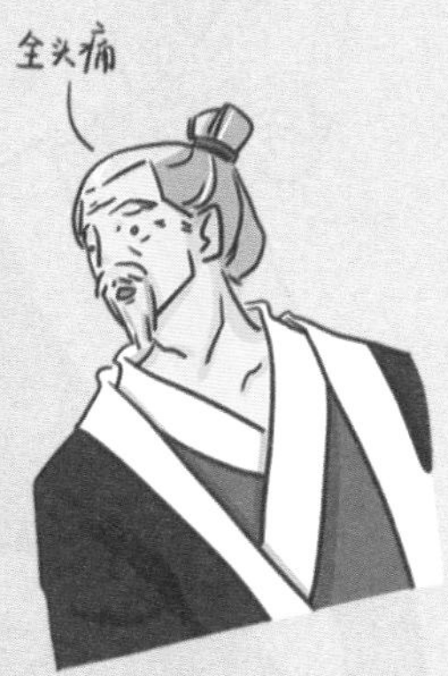
全头痛

全头痛治疗主穴：风池①、百会②、头维③、率谷④、太阳⑤、合谷⑥。

【面瘫】

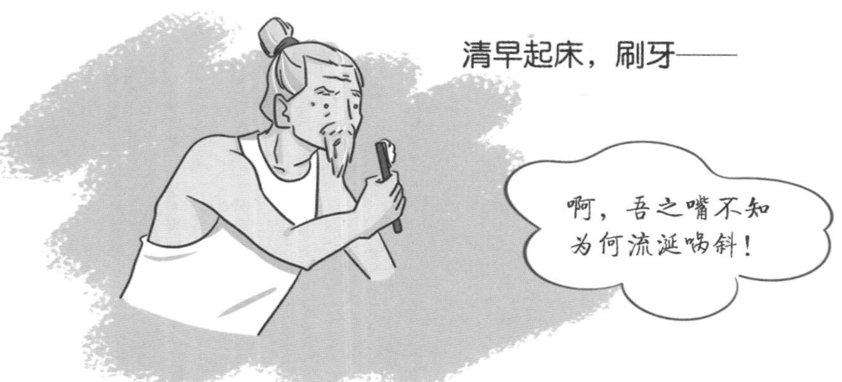
清早起床，刷牙——
啊，吾之嘴不知为何流涎㖞斜！

主症：口角向一侧㖞斜、眼睑闭合不全。
治疗主穴：阳白①、颧髎②、颊车③、地仓④、翳风⑤、合谷⑥。

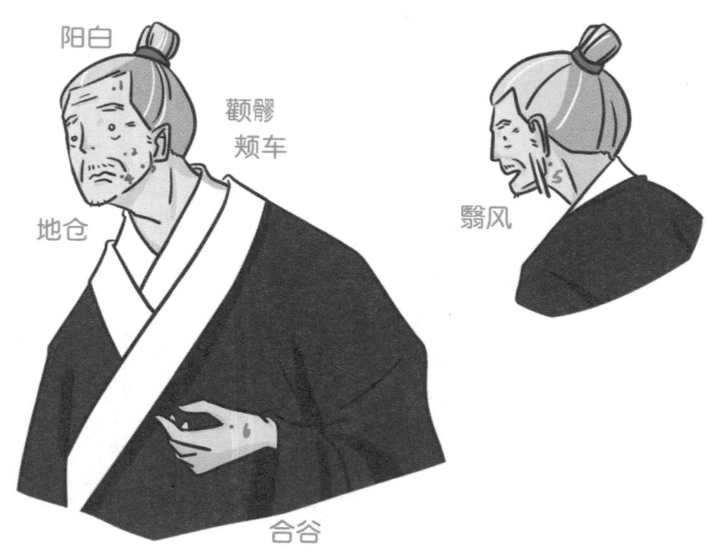
阳白
颧髎
颊车
地仓
翳风
合谷

【痹证】

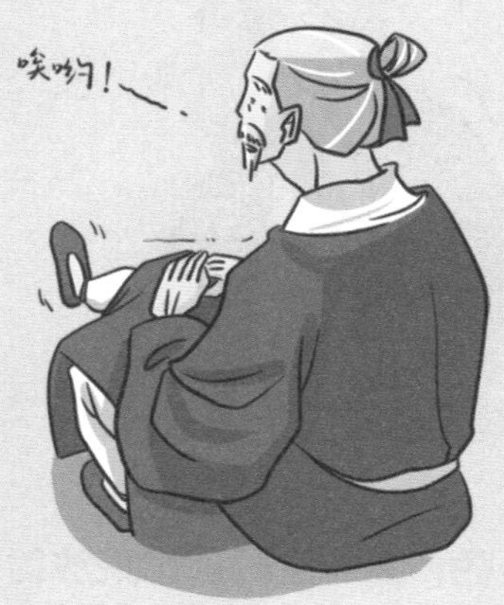
唉哟！
哎哟，这天寒地冻，
吾之膝盖又开始疼了。

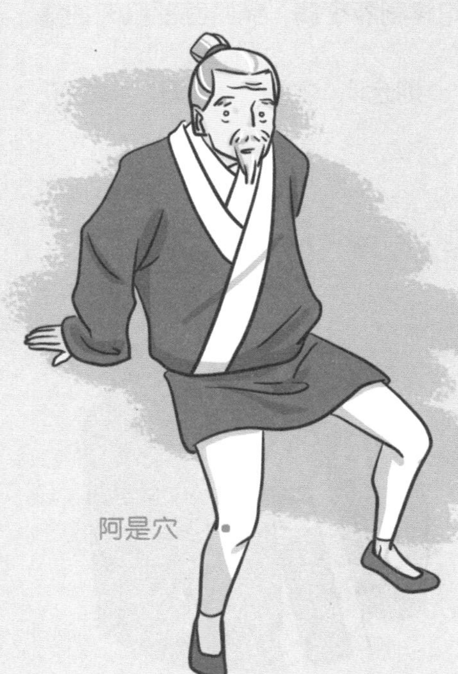
阿是穴

主症：关节及肌肉酸痛、麻木、重着、屈伸不利，甚或关节肿大灼热等。

治疗主穴：阿是穴、局部经穴。

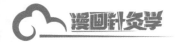

【面痛】

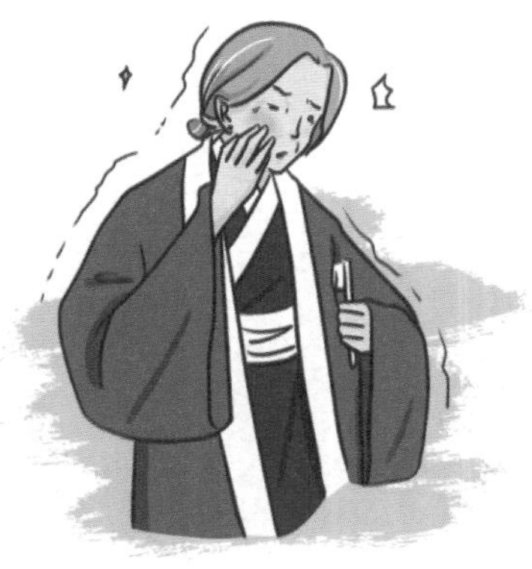

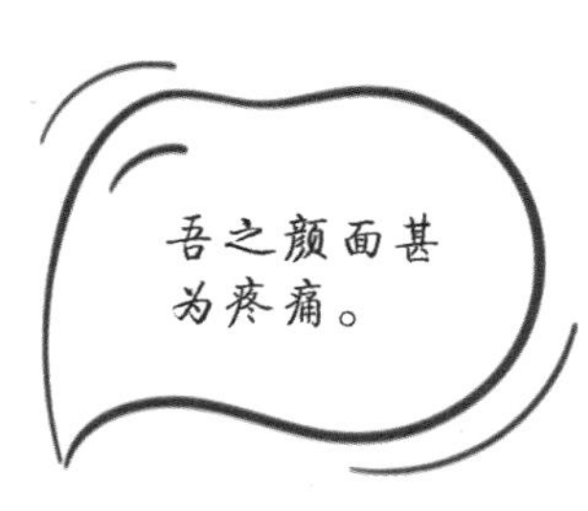
吾之颜面甚
为疼痛。

主症：眼、面颊部出现放射性、烧灼样抽掣疼痛，呈闪电样、刀割样、针刺样、电灼样剧烈疼痛，痛时面部肌肉抽搐。

治疗主穴：四白①、下关②、地仓③、太冲④、内庭⑤、合谷⑥。

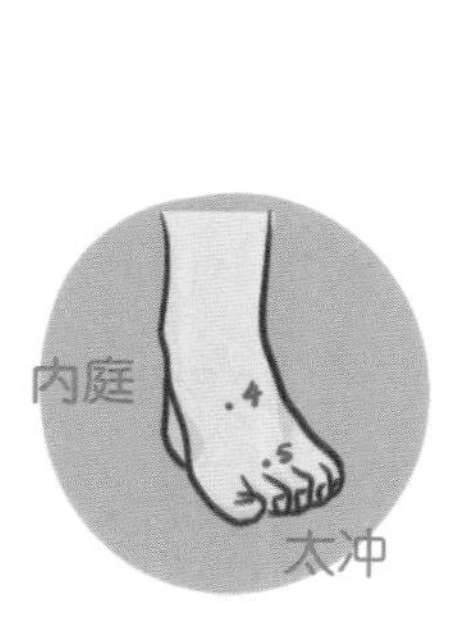
内庭
太冲

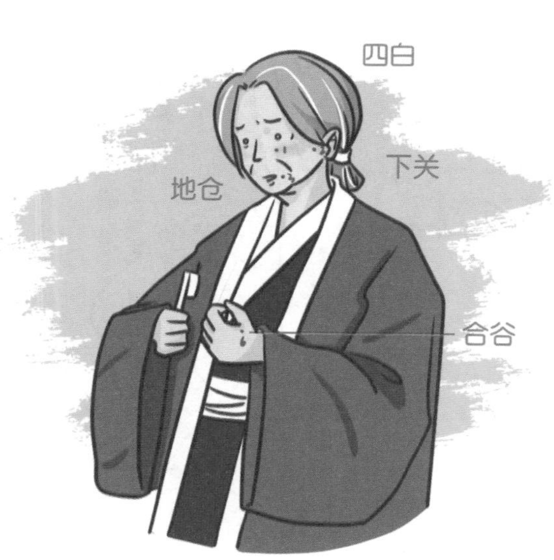
四白
下关
地仓
合谷

【感冒】

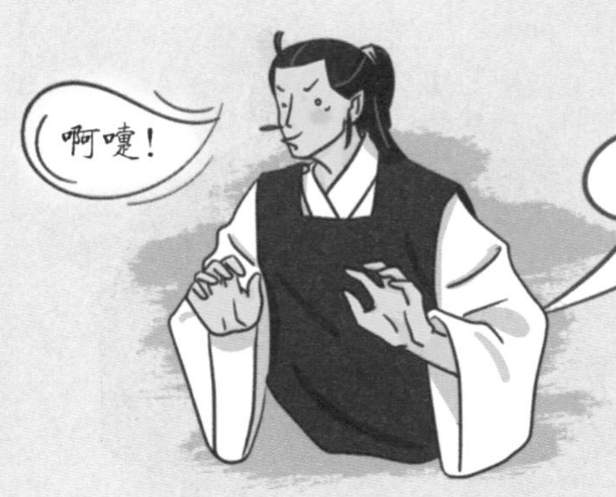
啊嚏！
吾近日喷嚏不止并觉身体寒冷，可能为前日吹风过度所致。

主症：鼻塞，咳嗽，头痛，恶寒发热，全身不适。

治疗主穴：列缺①、合谷②、风池③、太阳④、外关⑤。

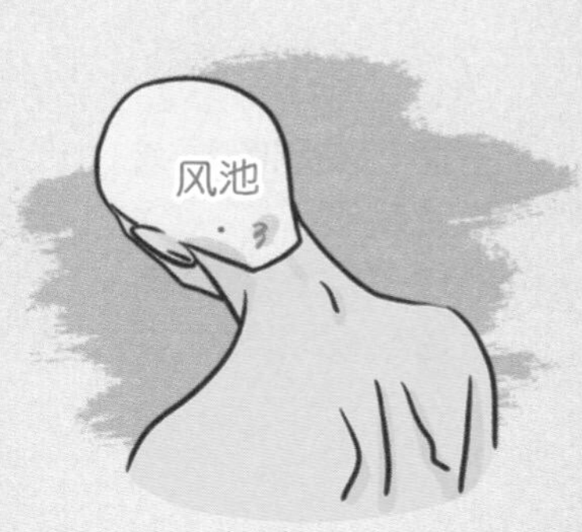
风池

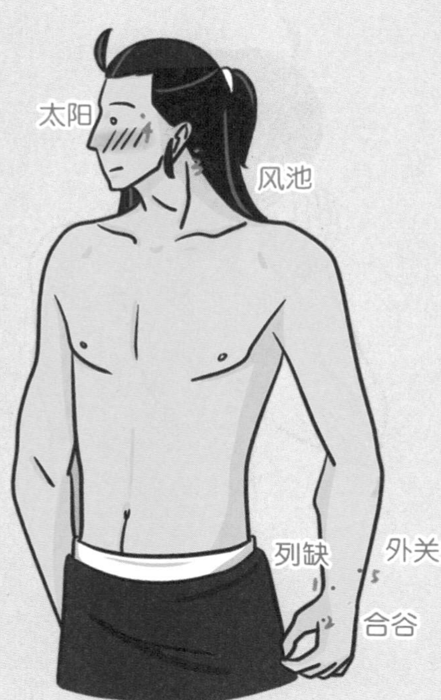
太阳
风池
列缺
外关
合谷

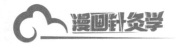

【咳嗽】

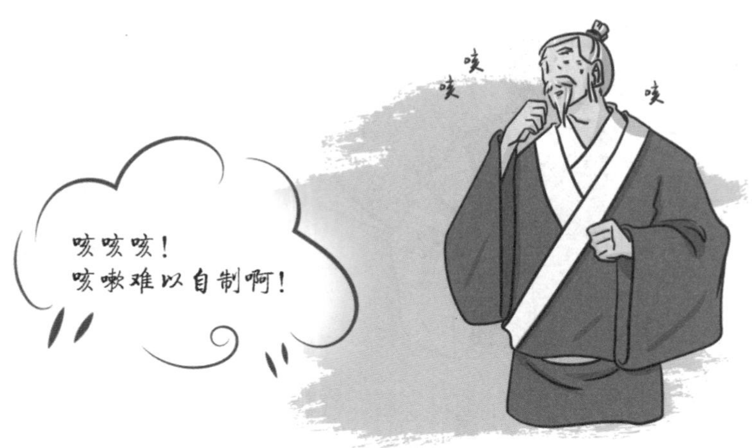
咳
咳
咳
咳咳咳！
咳嗽难以自制啊！

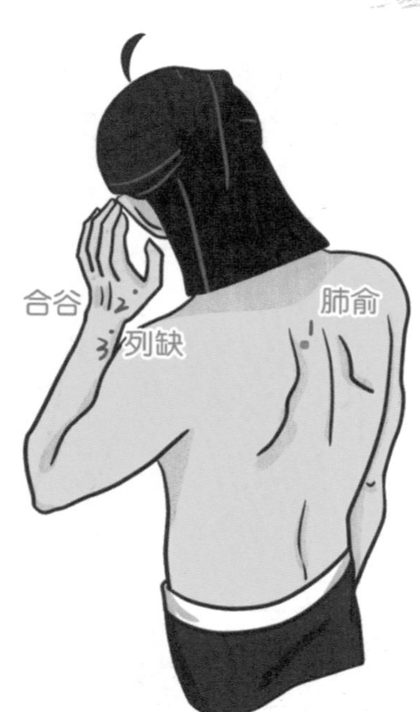
合谷
肺俞
列缺

主症：发出咳声或咳吐痰液。

治疗主穴：肺俞①、合谷②、列缺③。

【心悸】

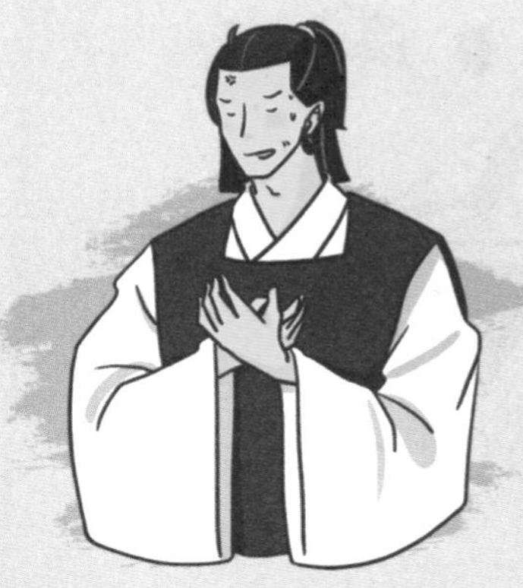

吾日理万机，
压力甚大，心
中惴惴不安。

主症：自觉心中悸动，时作时息，并善惊易恐，坐卧不安，甚则不能自主。

治疗主穴：内关①、神门②、郄门③、厥阴俞④、膻中⑤。

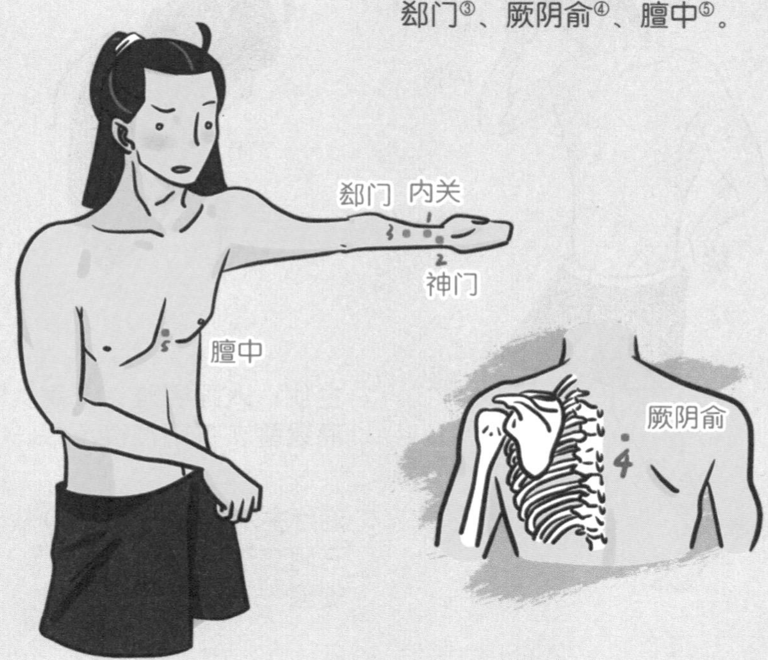

郄门
内关
1
3
2
神门
膻中
5
厥阴俞
4

【不寐】

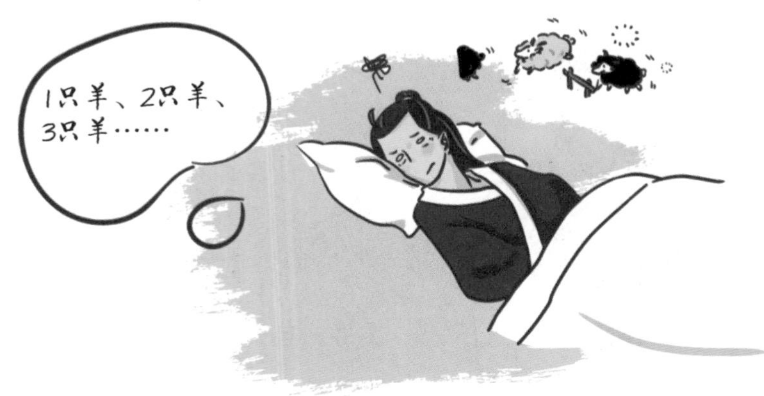
1只羊、2只羊、
3只羊……

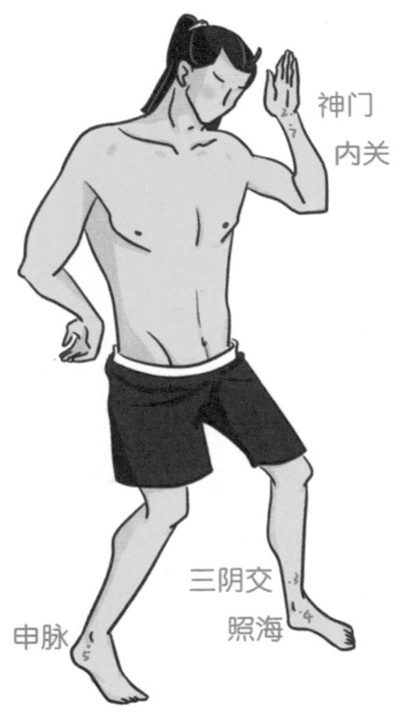
神门
内关
三阴交
照海
申脉

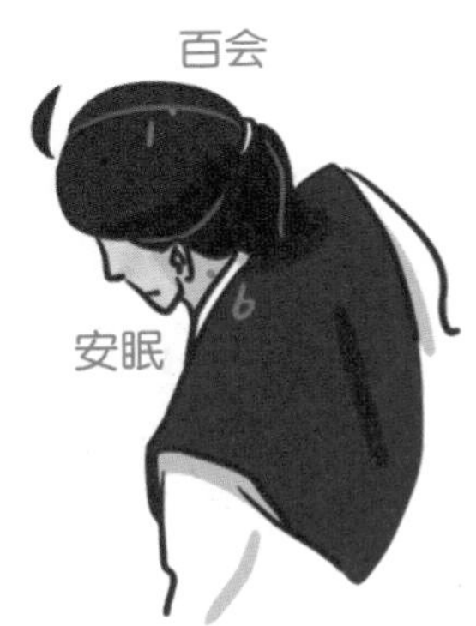
百会
安眠

主症：入睡困难，或寐而易醒，甚则彻夜不眠。

治疗主穴：百会①、神门②、三阴交③、照海④、申脉⑤、安眠⑥、内关⑦。

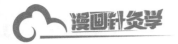

【郁证】

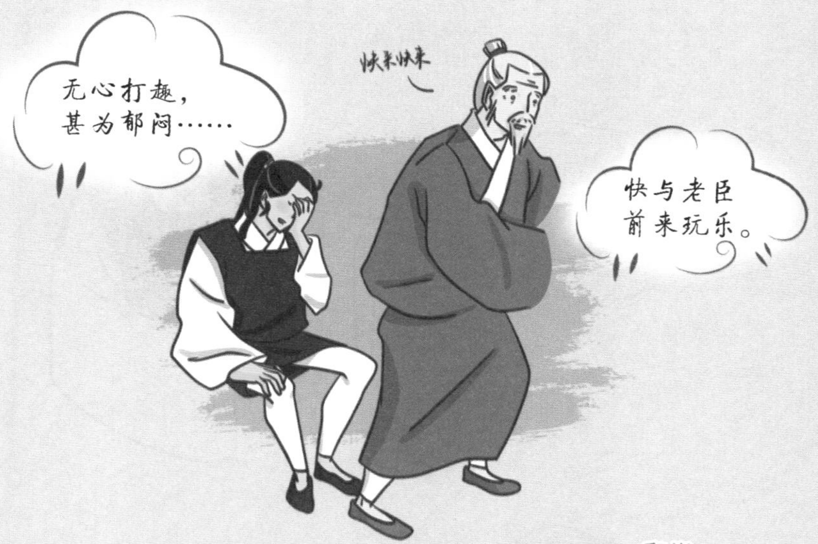
无心打趣，
甚为郁闷……
快来快来
快与老臣
前来玩乐。

主症：心情抑郁，情绪不宁，胸部满闷，胁肋胀满，或易怒易哭，或咽中如有异物梗塞。

治疗主穴：百会①、印堂②、神门③、太冲④、内关⑤、膻中⑥。

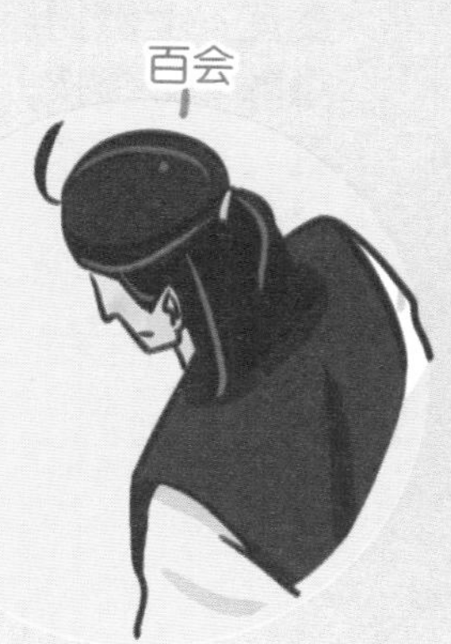
百会

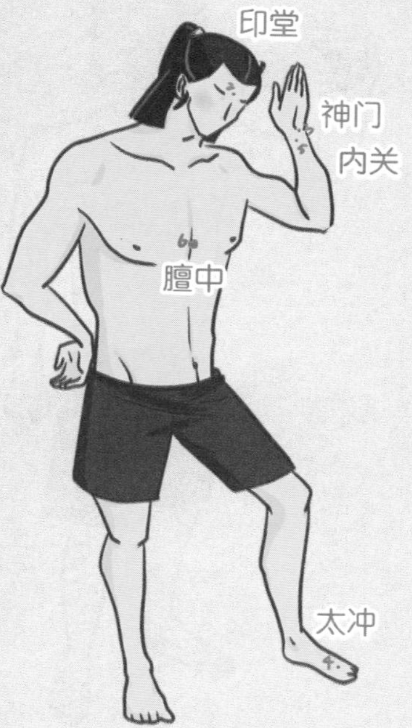
印堂
神门
内关
膻中
太冲

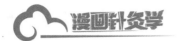

【胃痛】

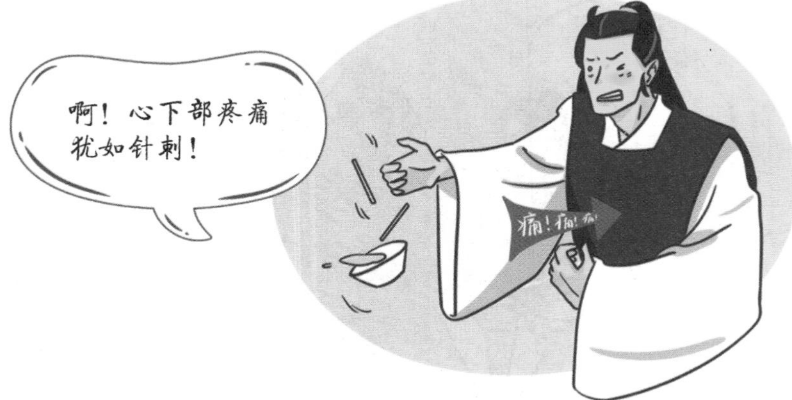
啊！心下部疼痛
犹如针刺！
痛！痛！痛！

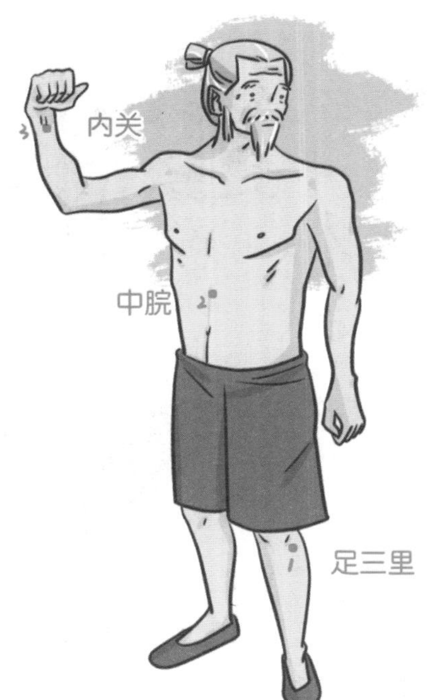
内关
中脘
足三里

实证：上腹胃脘部暴痛，痛势较剧，痛处拒按，饥时痛减，纳后痛增。

虚证：上腹胃脘部疼痛隐隐痛处喜按，空腹痛甚，纳后痛减。

治疗主穴：足三里①、中脘②、内关③。

【呕吐】

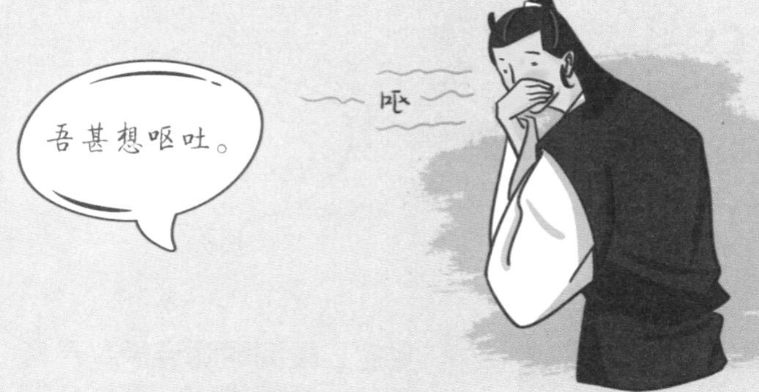
吾甚想呕吐。
呕

主症：胃中之物从口中吐出。

治疗主穴：中脘①、胃俞②、内关③、足三里④。

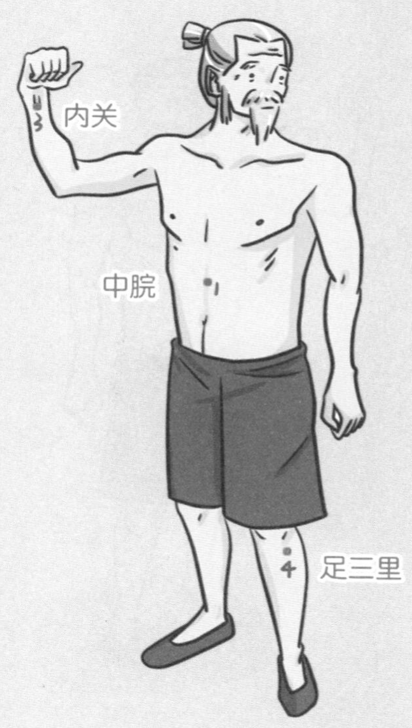
内关
中脘
足三里

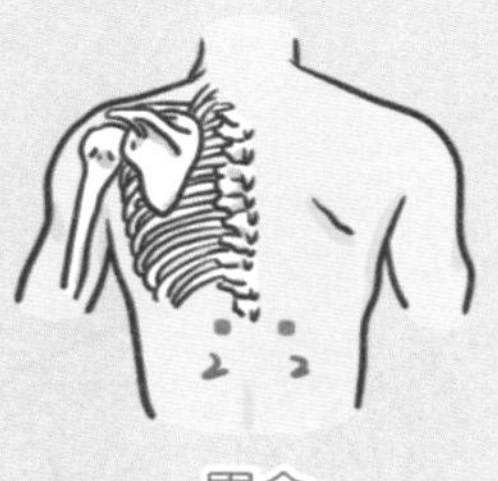
胃俞

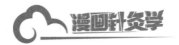

【呃逆】

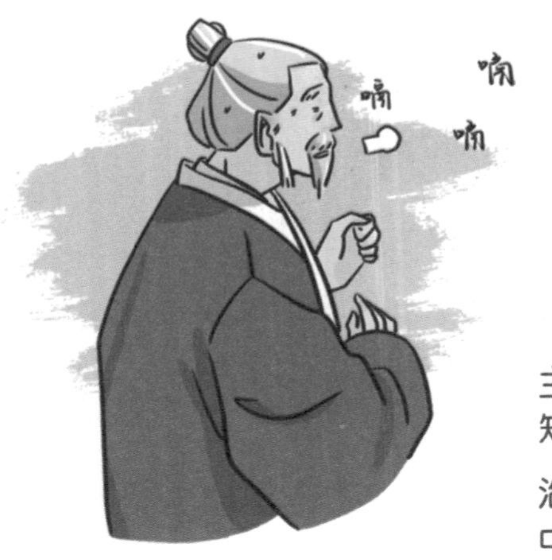
嗝
嗝
嗝

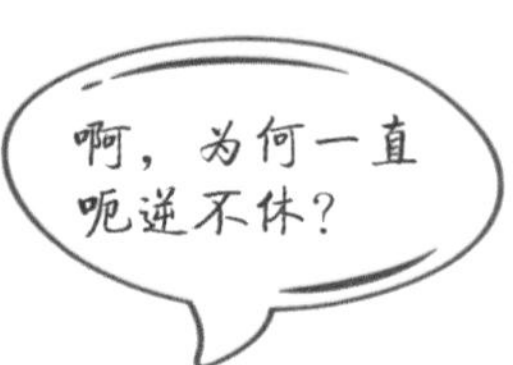
啊，为何一直呃逆不休？

主症：喉间呃呃连声，声音短促，频频发出，不能自制。

治疗主穴：膈俞①、内关②、中脘③、足三里④、膻中⑤。

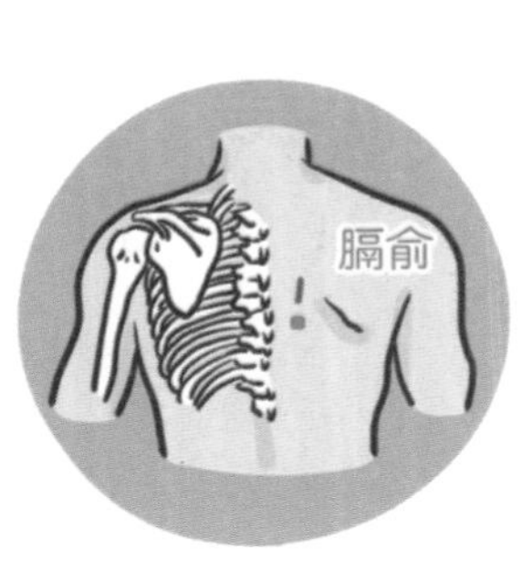
膈俞

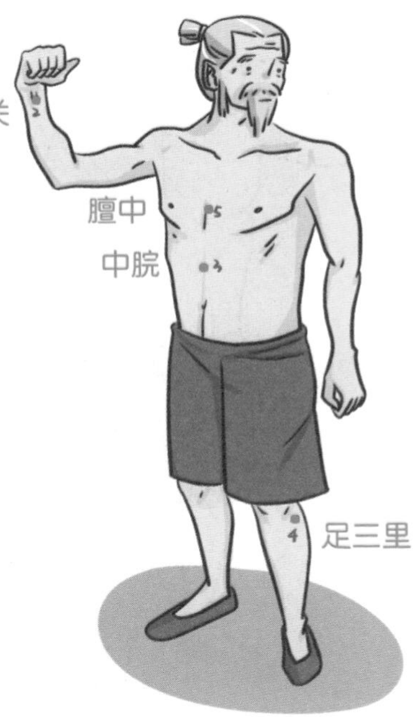
内关
膻中
中脘
足三里

【便秘】

唉！便意为何
迟迟不现？

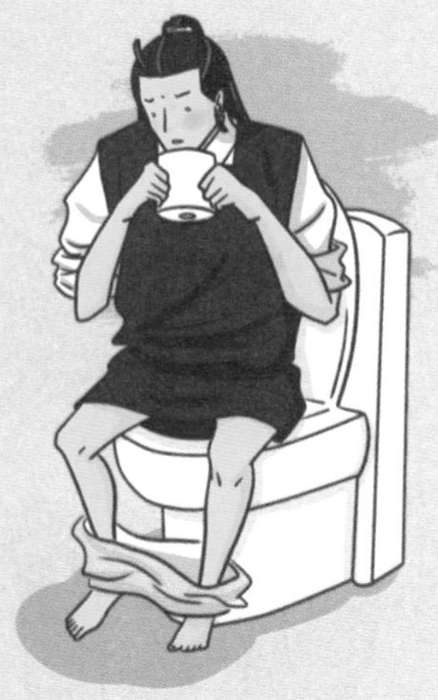

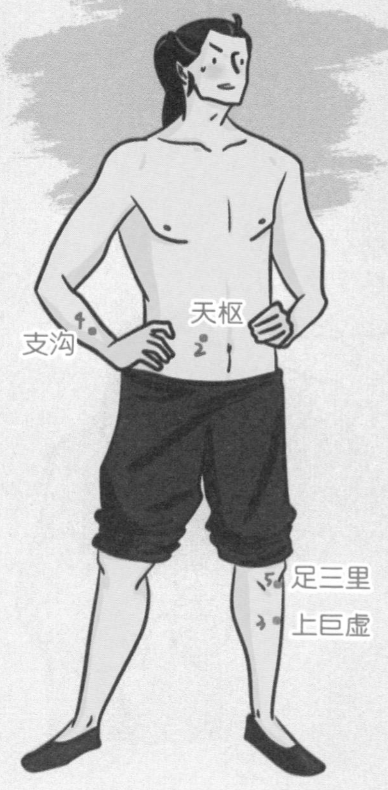
天枢
支沟
足三里
上巨虚

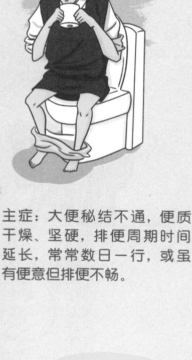

主症：大便秘结不通，便质干燥、坚硬，排便周期时间延长，常常数日一行，或虽有便意但排便不畅。

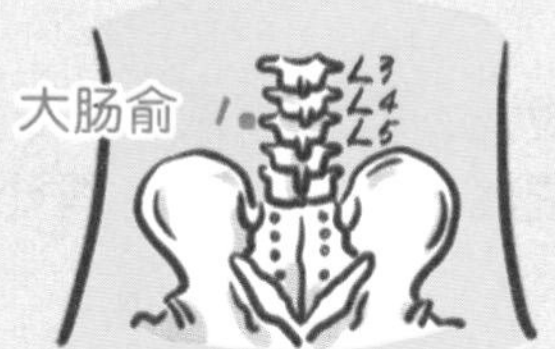
大肠俞
L3
L4
L5

治疗主穴：大肠俞①、天枢②、上巨虚③、支沟④、足三里⑤。

【痛经】

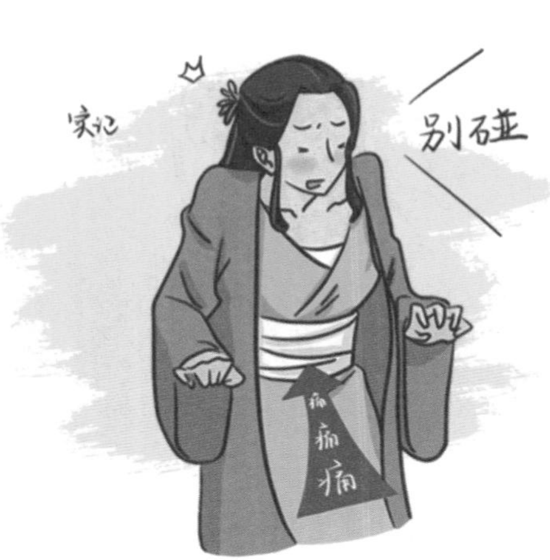
好疼！
越碰越疼！
别碰
痛
痛
痛

实证：经前或行经期小腹剧烈疼痛，痛处拒按。

按着小腹
好像舒服很多！

虚证：行经期或经后小腹或腰骶部绵绵隐痛、痛处喜按。

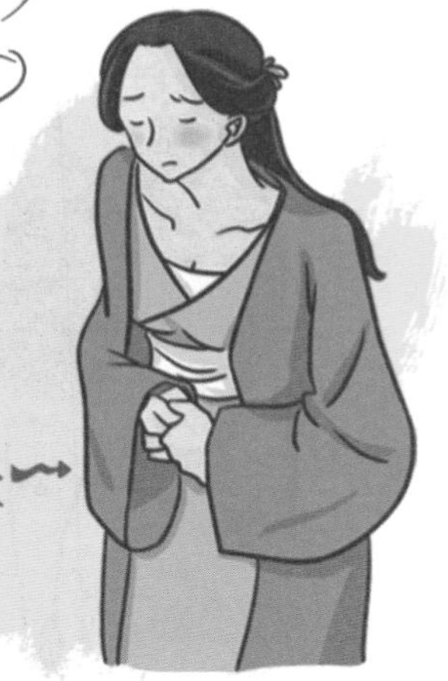
按

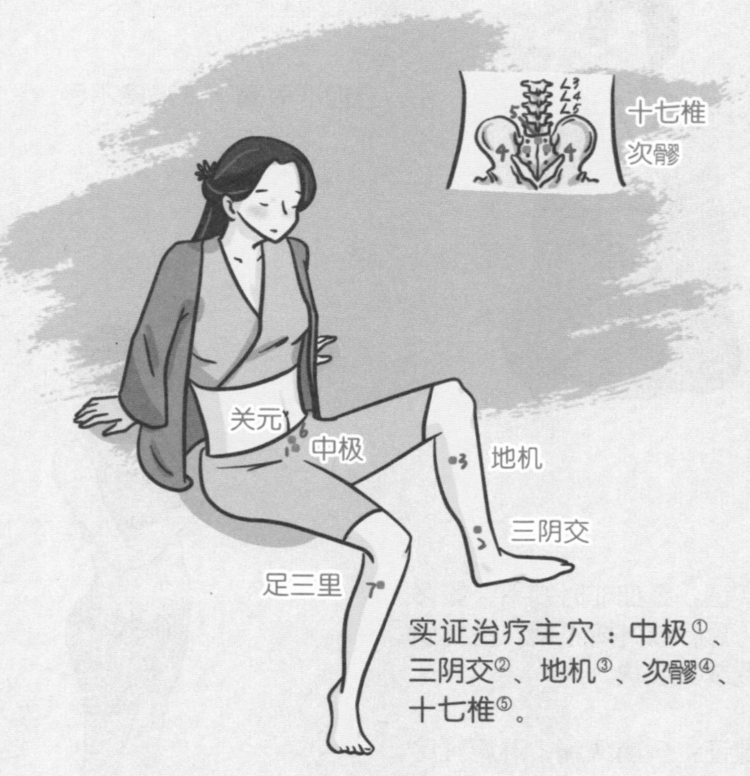
L3
L4
L5
十七椎
次髎
关元
中极
地机
三阴交
足三里

实证治疗主穴：中极①、三阴交②、地机③、次髎④、十七椎⑤。

虚证治疗主穴为：关元⑥、足三里⑦、三阴交②、次髎④、十七椎⑤。

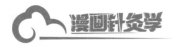

【崩漏】

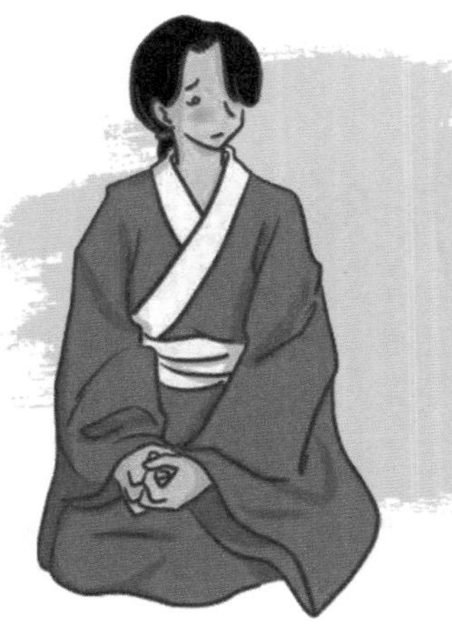

经血非时暴下或淋漓不尽。

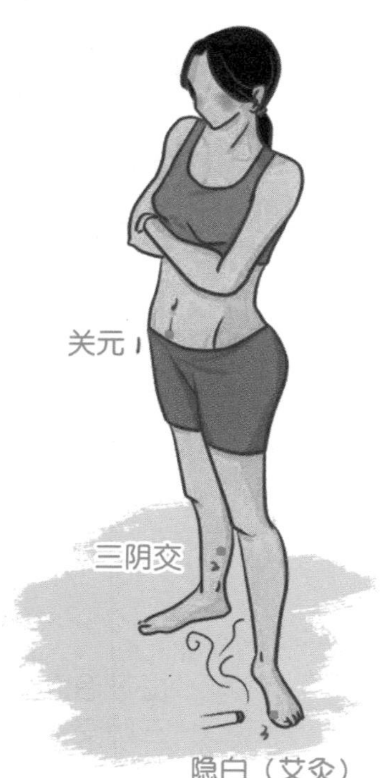
关元
三阴交
隐白（艾灸）

实证：经血非时暴下，量多势急，或淋漓不断，色红质稠或夹血块。

虚证：久崩久漏，淋漓难尽，色淡质稀。

治疗主穴：关元①、三阴交②、隐白③（艾灸）。

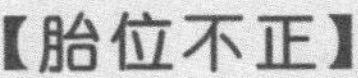

【胎位不正】

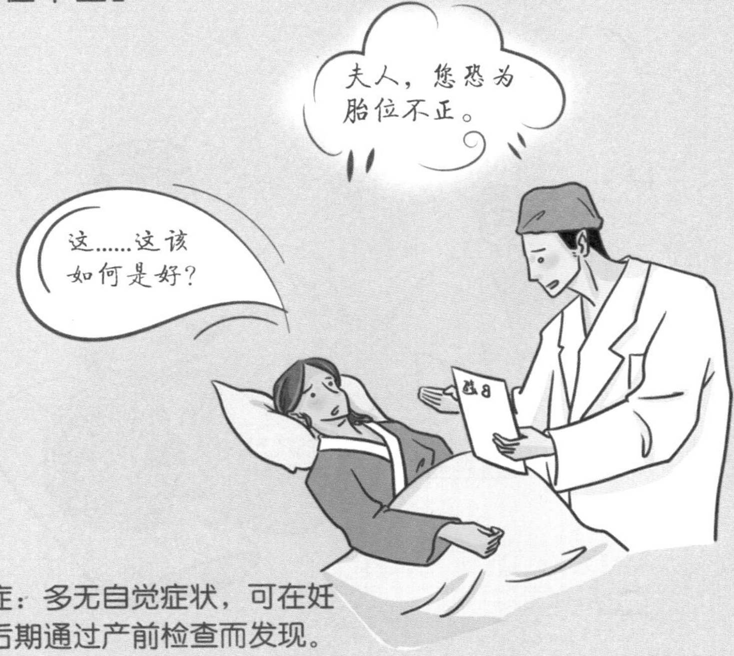
夫人，您恐为
胎位不正。
这……这该
如何是好？

主症：多无自觉症状，可在妊娠后期通过产前检查而发现。

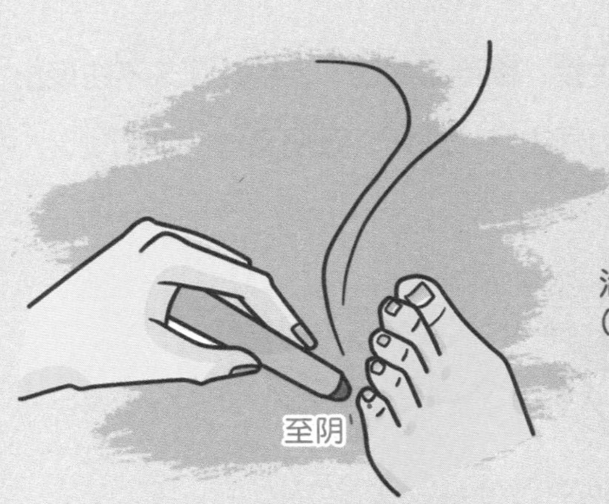
至阴

治疗主穴：至阴（常用灸法）。

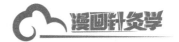

【滞产】

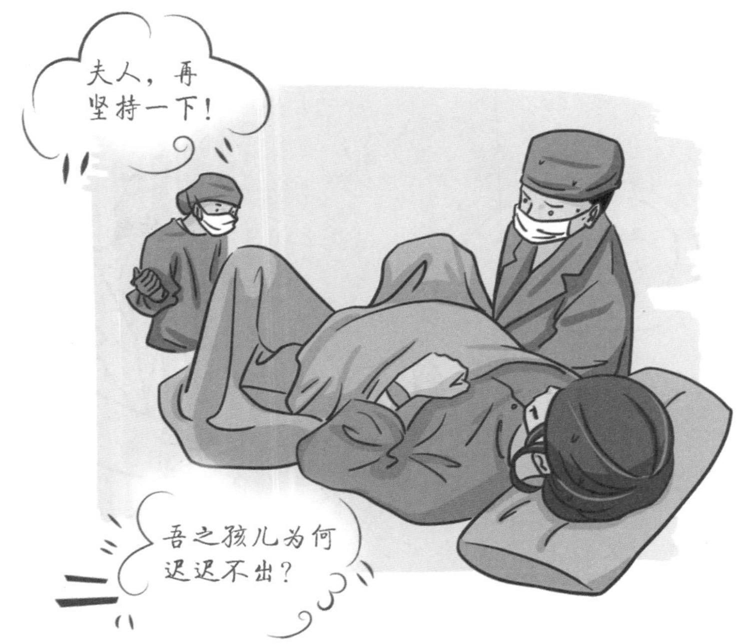
夫人，再
坚持一下！
吾之孩儿为何
迟迟不出？

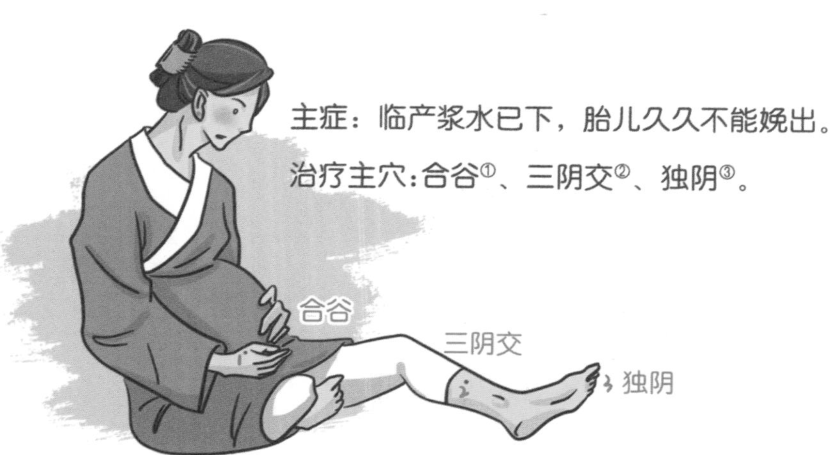
合谷
三阴交
独阴

主症：临产浆水已下，胎儿久久不能娩出。

治疗主穴：合谷①、三阴交②、独阴③。

【乳少】

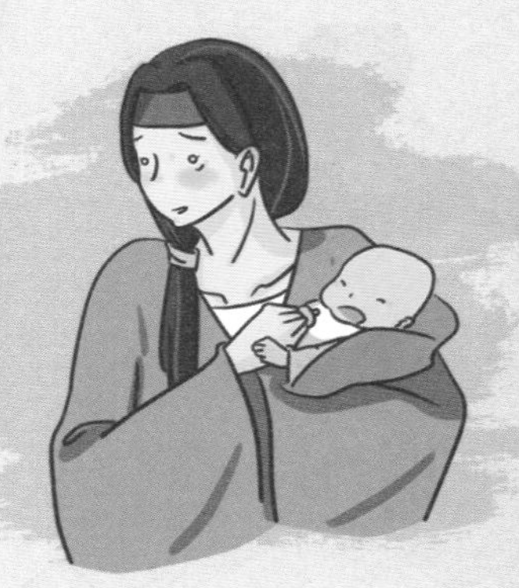
吾之孩儿缺奶水
喂养？可该如何
是好？

主症：产后哺乳期内产妇乳汁甚少或全无。

治疗主穴：膻中①、肩井②、少泽③、乳根④。

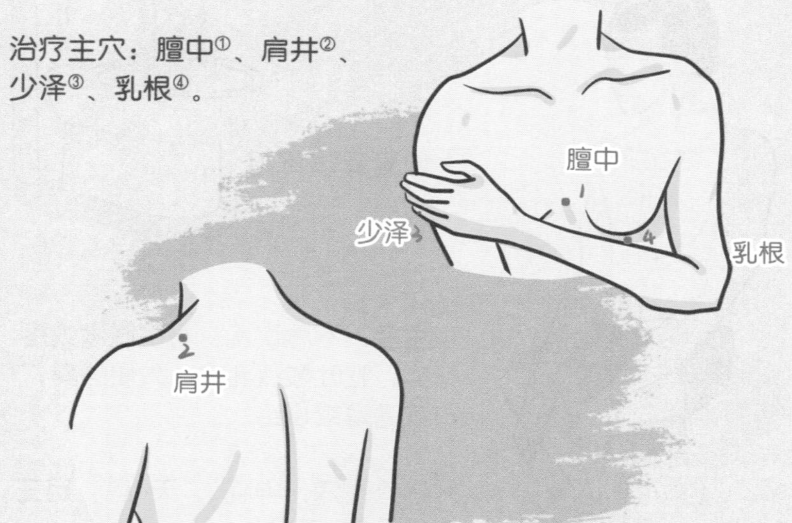
膻中
少泽
乳根
肩井

【小儿积食】

少爷，再进一些食吧。
一口？
吾尚感饱胀！
如厕臭秽不堪
中脘
天枢
足三里
上巨虚

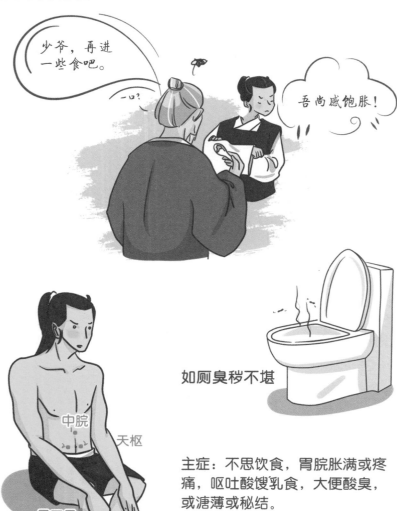

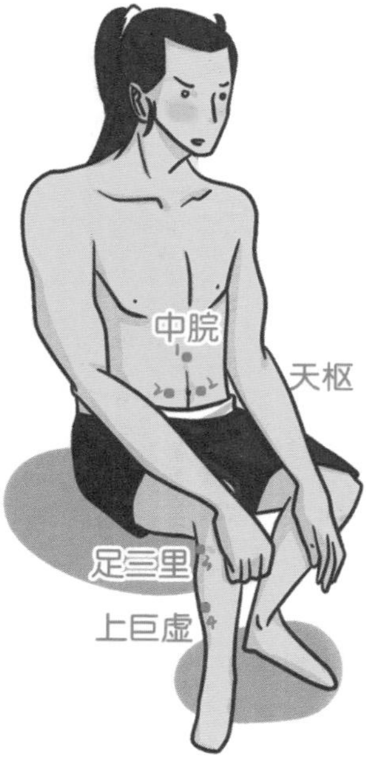

主症：不思饮食，胃脘胀满或疼痛，呕吐酸馊乳食，大便酸臭，或溏薄或秘结。

治疗主穴：中脘①、天枢②、足三里③、上巨虚④。

【湿疹】

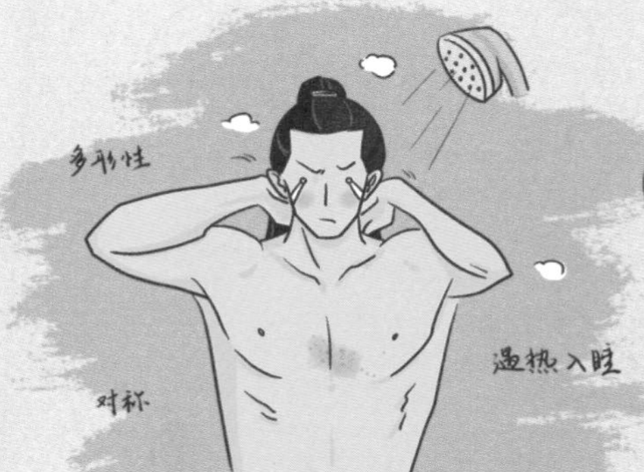
多形性
湿热入肤
对称
为何起了许多小水疱？
瘙痒难耐！

主症：皮肤呈丘疹、疱疹、渗出、肥厚，并反复发作。

治疗主穴：曲池①、阴陵泉②、血海③、阿是穴④、风市⑤。

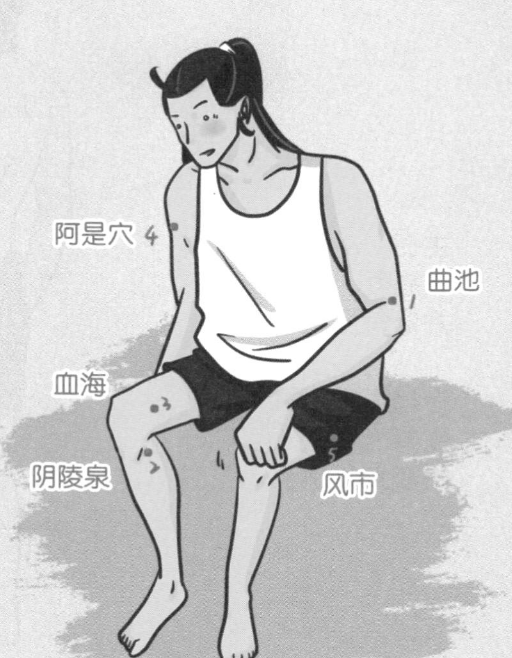
阿是穴 4
曲池 1
血海 3
阴陵泉 2
风市 5

【蛇串疮】

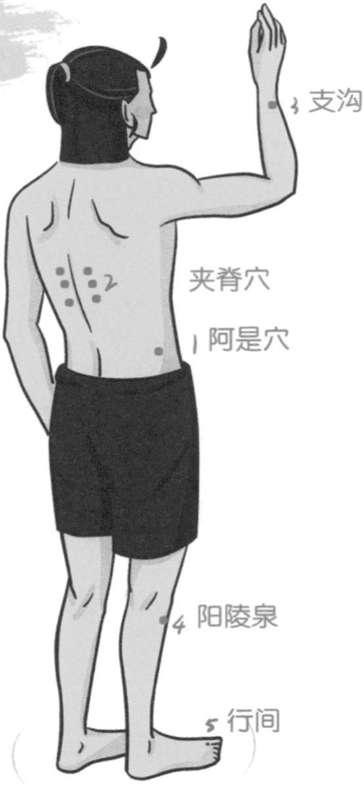

这些红带区域
甚是疼痛啊！
3 支沟
2 夹脊穴
1 阿是穴
4 阳陵泉
5 行间

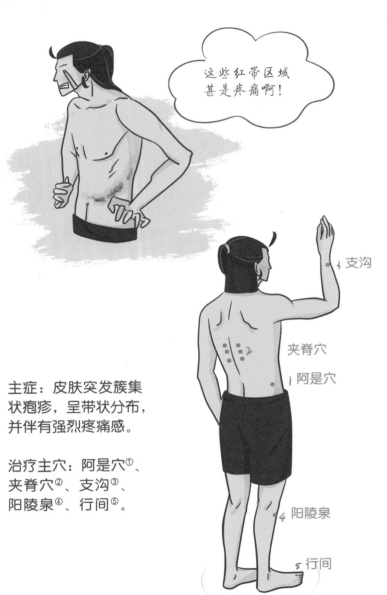

主症：皮肤突发簇集状疱疹，呈带状分布，并伴有强烈疼痛感。

治疗主穴：阿是穴①、夹脊穴②、支沟③、阳陵泉④、行间⑤。

【神经性皮炎】

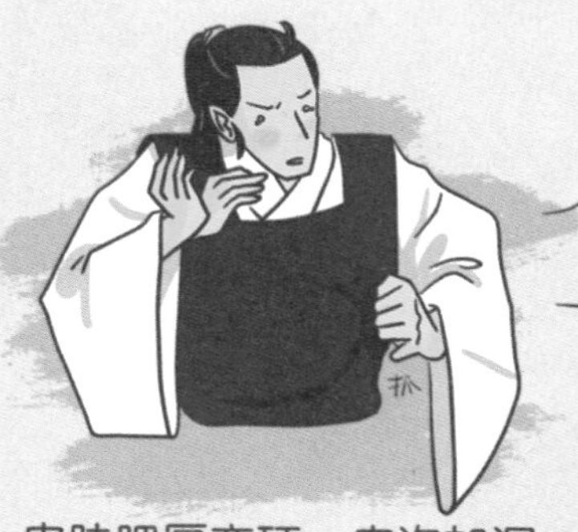
抓

瘙痒甚为难耐！

皮肤肥厚变硬、皮沟加深。

搔抓后有脱屑。

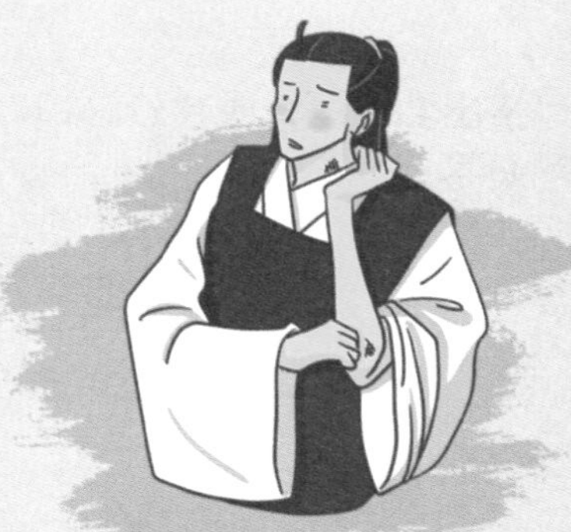

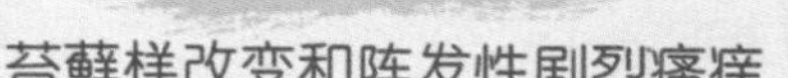
苔藓样改变和阵发性剧烈瘙痒。

治疗主穴：阿是穴①、曲池②、血海③、膈俞④。

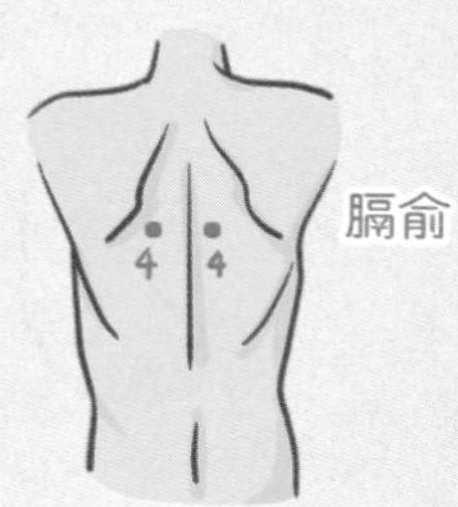
膈俞
4
4

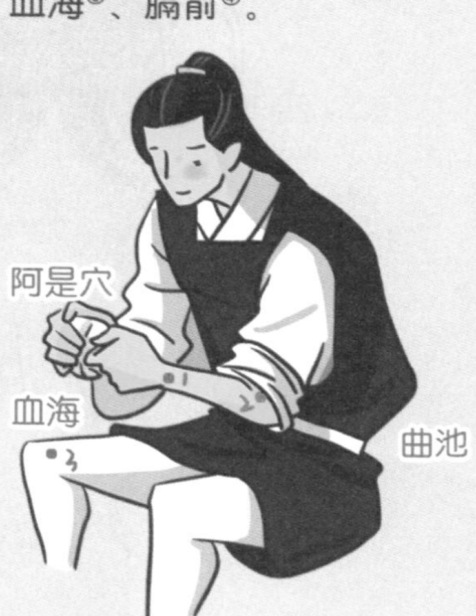
阿是穴
血海
曲池

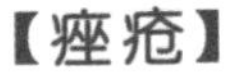

【痤疮】

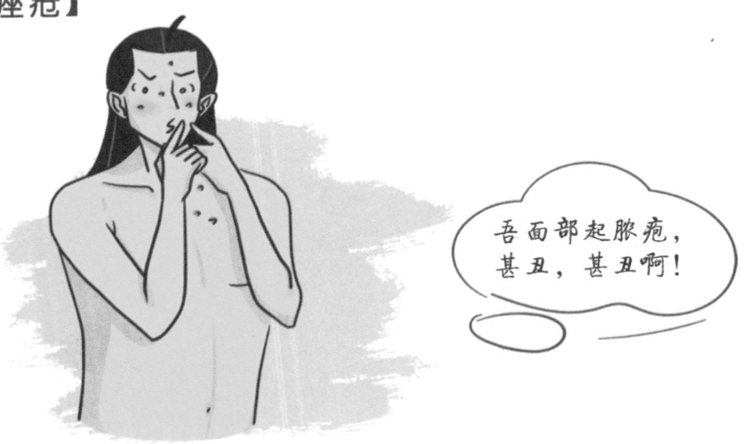
吾面部起脓疱，
甚丑，甚丑啊！

主症：初起为粉刺或黑头丘疹，可挤出乳白色粉质样分泌物，后期可出现脓疱、硬结、囊肿、瘢痕等。

治疗主穴：阿是穴①、四白②、颧髎③、肺俞④、大椎⑤、曲池⑥、内庭⑦。

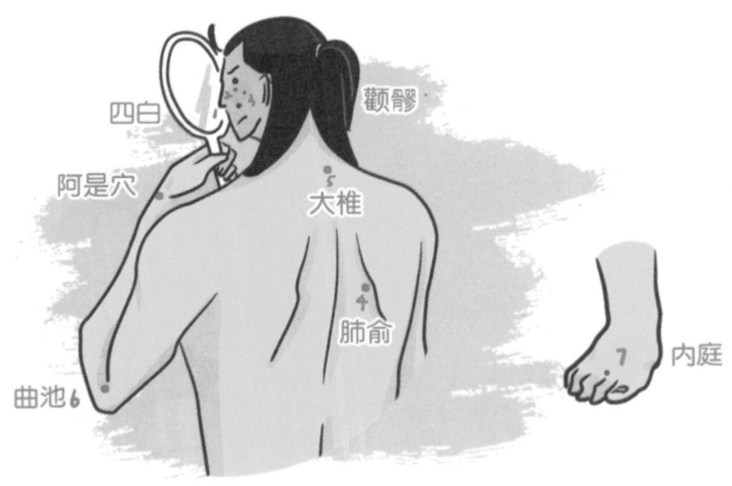
四白
颧髎
阿是穴
大椎
肺俞
曲池
内庭

【肩痹】

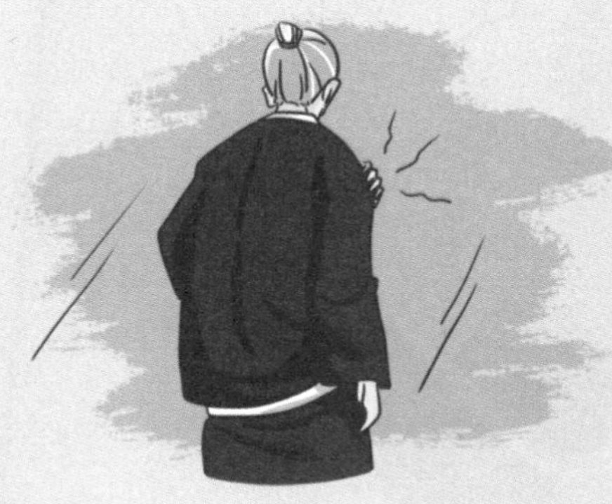

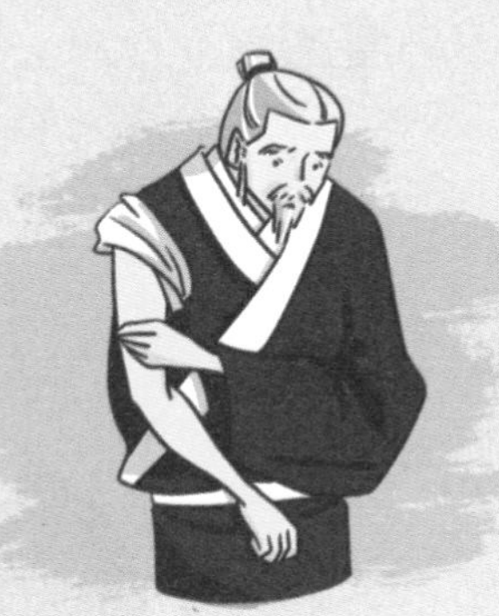
近来总觉
肩膀僵硬。

主症：早期肩部疼痛、酸重，呈静止性，有时可向颈部和整个上肢放射，肩部持续疼痛及活动受限。

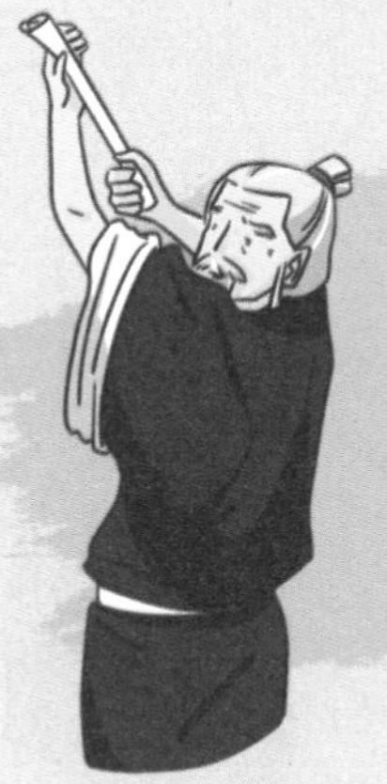

晚期活动受限明显。

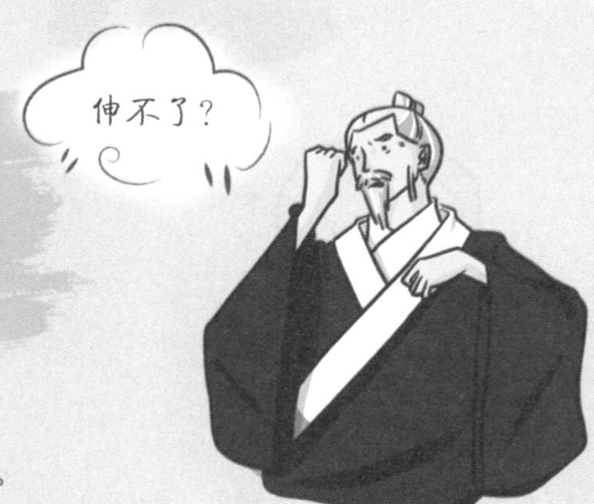
伸不了？

后伸困难。

举不了？
收不动？
外展受限。
内收受限。
臣该如何是好！
肩前
肩髃
肩髎
阿是穴
肩贞
曲池
阳陵泉

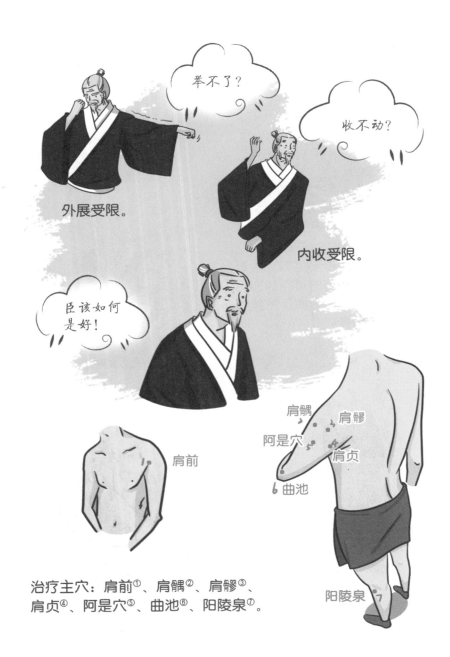

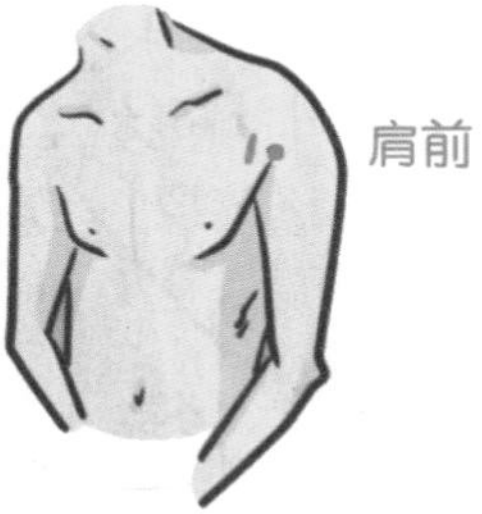

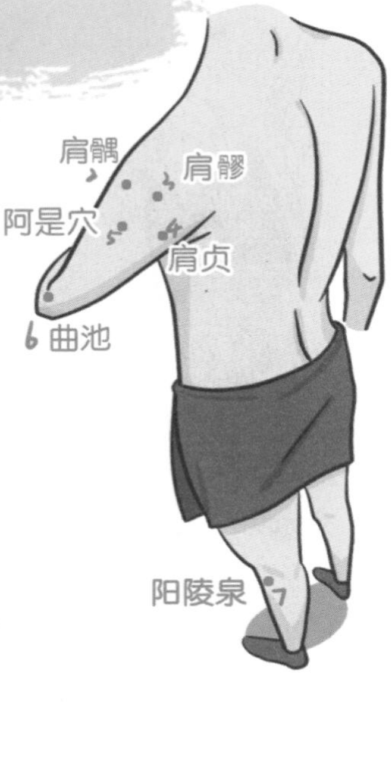

治疗主穴：肩前①、肩髃②、肩髎③、肩贞④、阿是穴⑤、曲池⑥、阳陵泉⑦。

【肘劳】

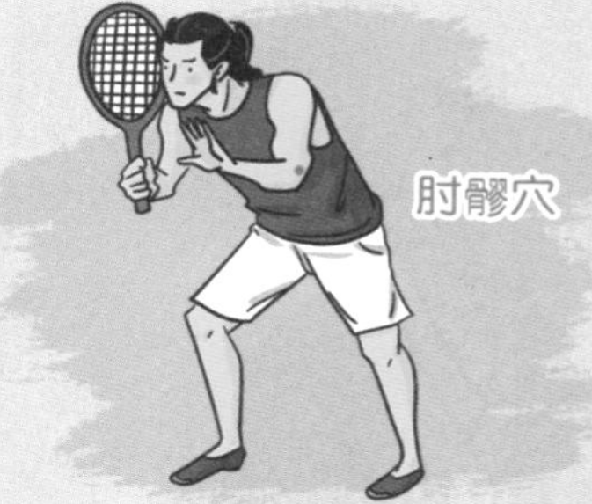
肘髎穴

网球肘

手阳明经筋证：肘关节外上方（肱骨外上髁周围）有明显的压痛点。

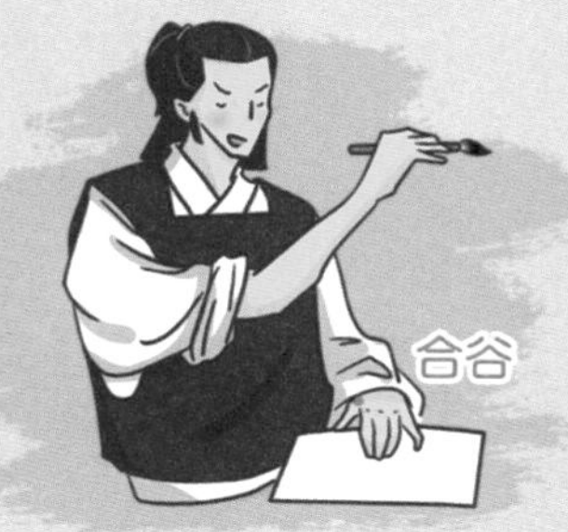
合谷

学生肘

手少阳经筋证：肘关节外部（尺骨鹰嘴处）有明显的压痛点。

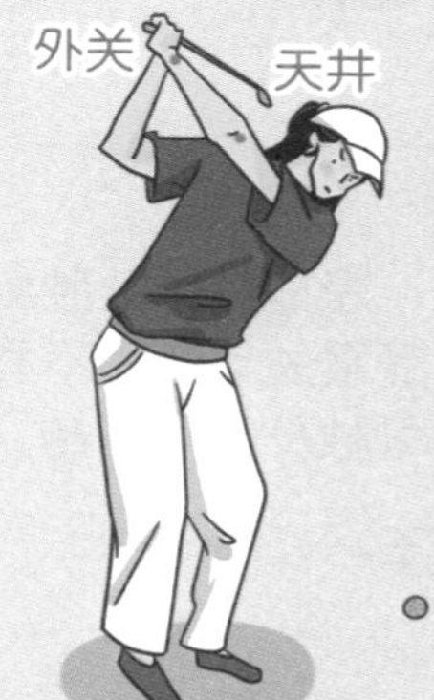
外关
天井

高尔夫球肘

手太阳经筋证：肘关节内下（肱骨内上髁周围）有明显的压痛。

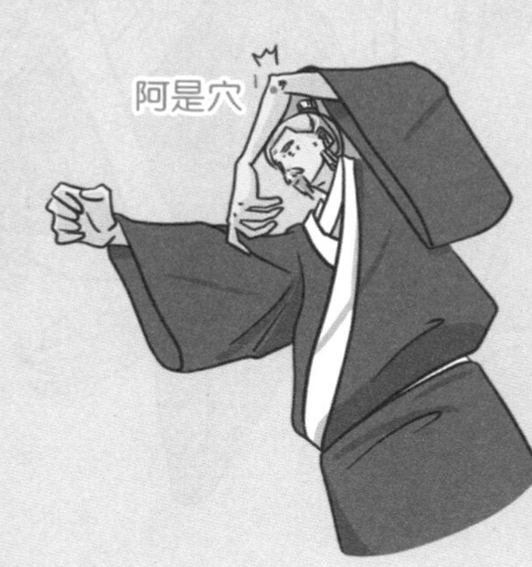
阿是穴

治疗主穴：阿是穴[①]。

【腱鞘炎】

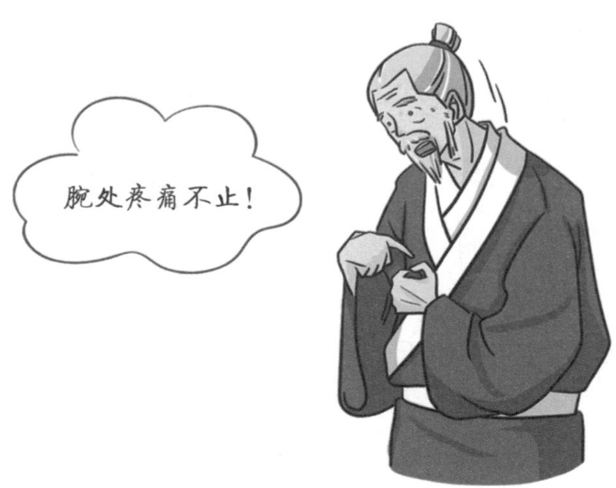
腕处疼痛不止！

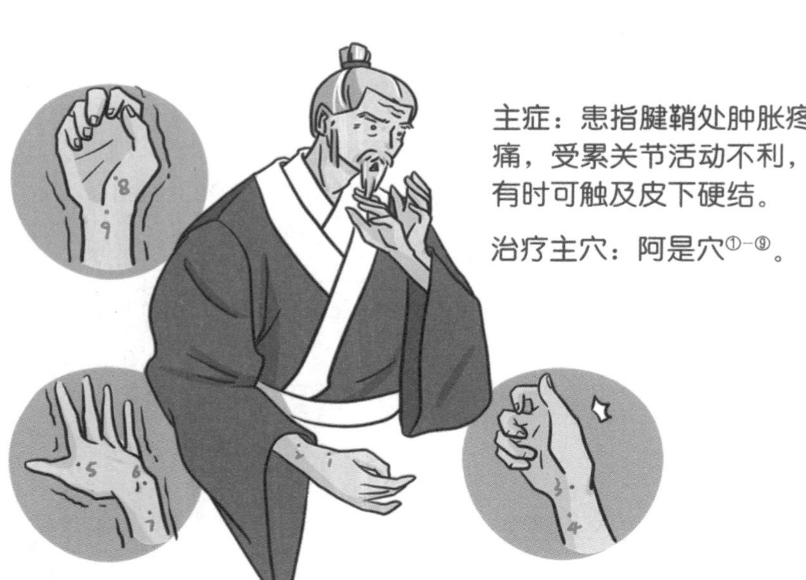

主症：患指腱鞘处肿胀疼痛，受累关节活动不利，有时可触及皮下硬结。

治疗主穴：阿是穴①-⑨。

【腰痛】

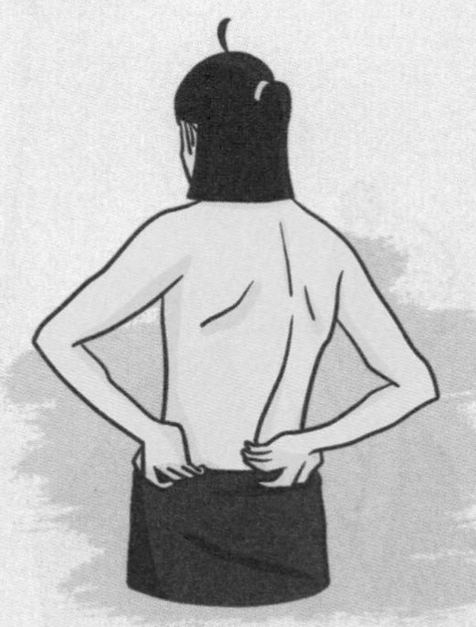

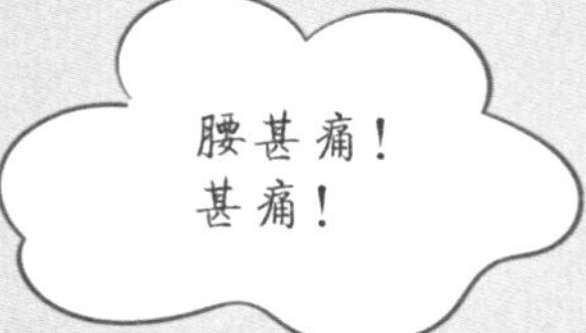
腰甚痛！
甚痛！

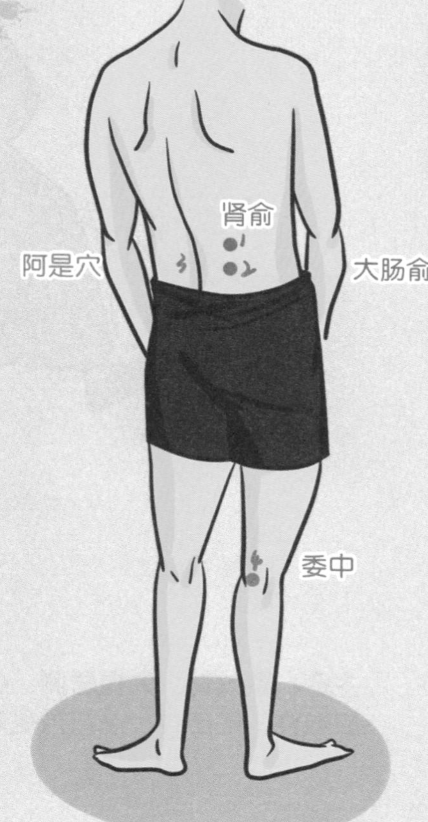
肾俞
阿是穴
大肠俞
委中

主症：腰部疼痛。

治疗主穴：肾俞①、大肠俞②、阿是穴③、委中④。

【坐骨神经痛】

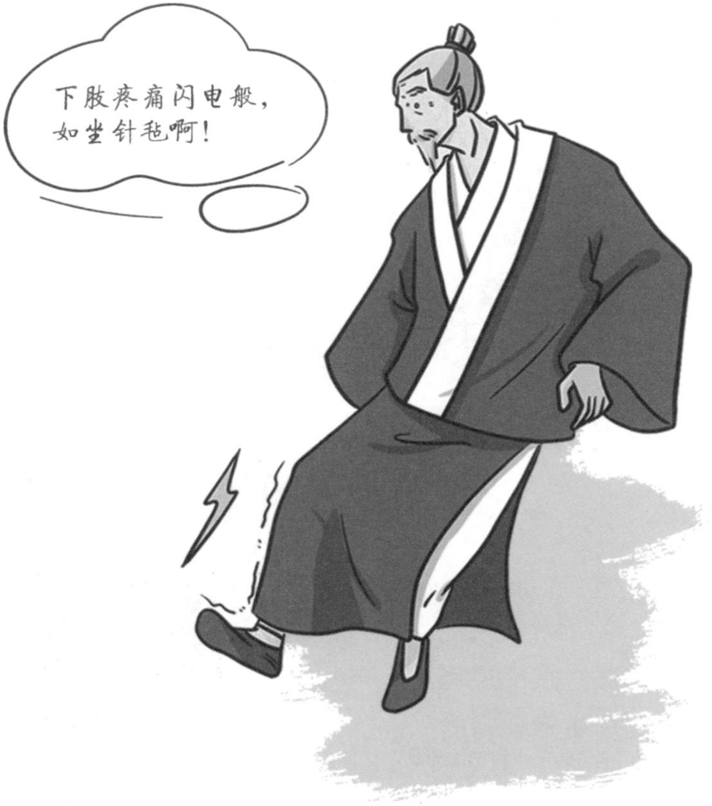

下肢疼痛闪电般，
如坐针毡啊！

主症：腰或臀、大腿后侧、小腿后外侧及足外侧放射样、电击样、烧灼样疼痛。

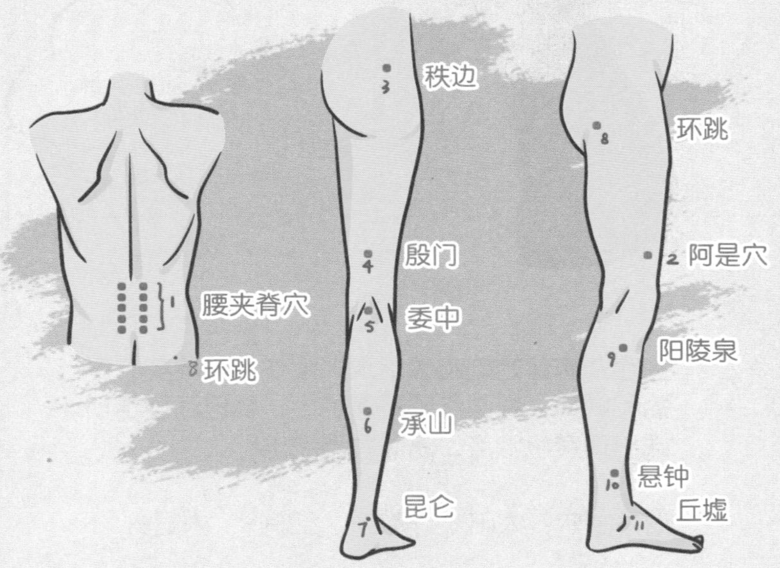
秩边
环跳
殷门
阿是穴
腰夹脊穴
委中
环跳
阳陵泉
承山
悬钟
昆仑
丘墟

足太阳经证治疗主穴：腰夹脊穴①、阿是穴②、秩边③、殷门④、委中⑤、承山⑥、昆仑⑦。

足少阳经证治疗主穴：腰夹脊穴①、阿是穴②、环跳⑧、阳陵泉⑨、悬钟⑩、丘墟⑪。

【麦粒肿】

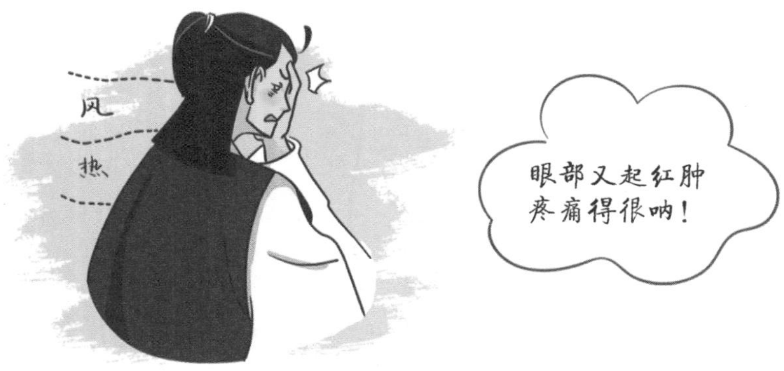
风
热
眼部又起红肿
疼痛得很呐！

主症：病起始则睑缘出现局限性红肿硬结、疼痛和触痛，继则红肿逐渐扩大，数日后硬结顶端出现黄色脓点，溃破后自流出。

治疗主穴：太阳①、攒竹②、二间③、内庭④。

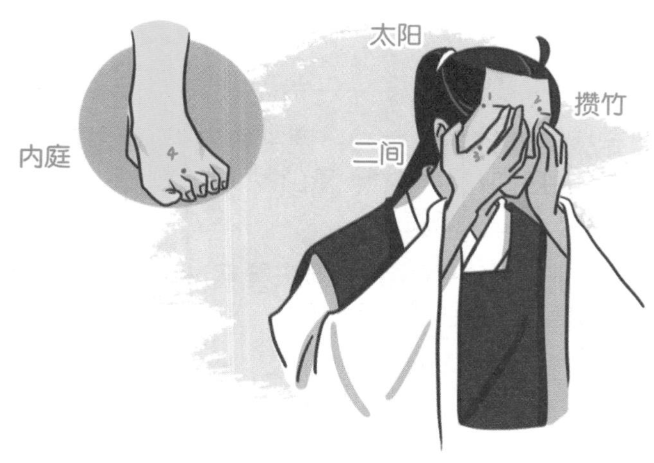
太阳
攒竹
二间
内庭

【耳聋耳鸣】

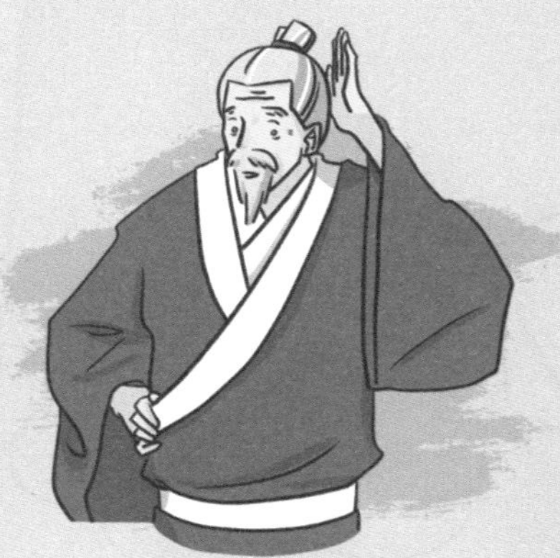
余耳响不停，
难以听清。

主症：耳聋、耳鸣。

实证治疗主穴：听会①、翳风②、侠溪③、中渚④。
虚证治疗主穴：听宫⑤、翳风②、太溪⑥、肾俞⑦。

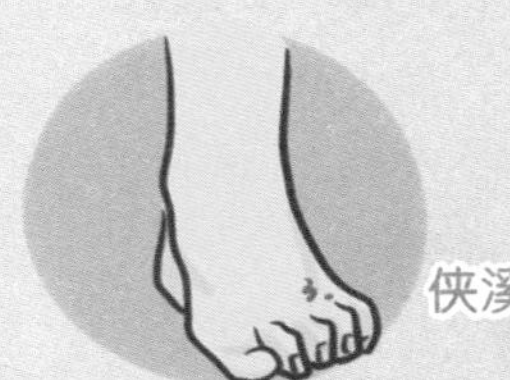
侠溪

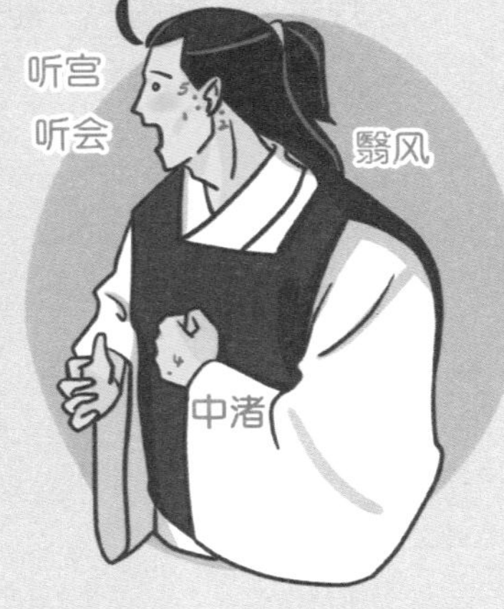
听宫
听会
翳风
中渚

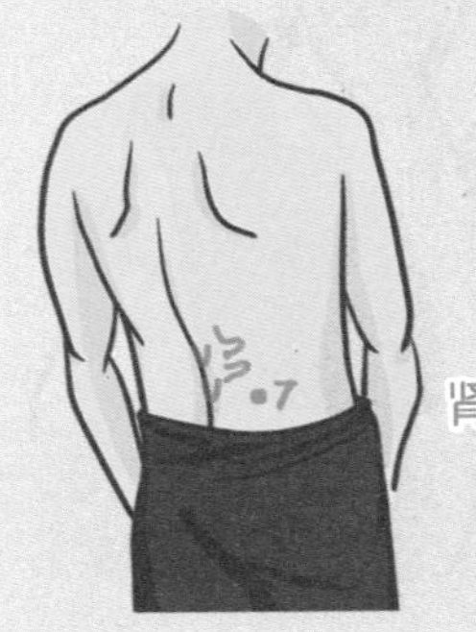
肾俞

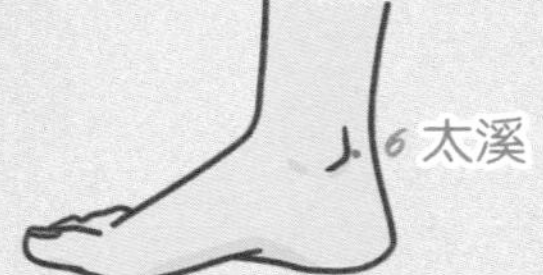
太溪

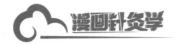

【鼻渊】

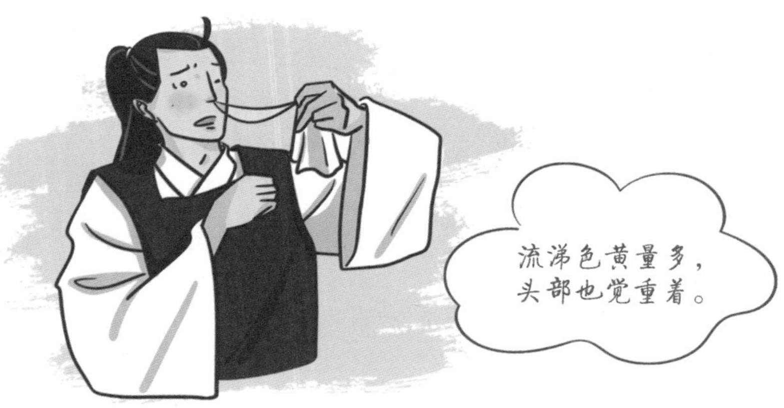
流涕色黄量多，
头部也觉重着。

主症：鼻流浊涕，色黄腥秽，鼻塞不闻香臭。
治疗主穴：印堂①、迎香②、合谷③、列缺④、通天⑤。

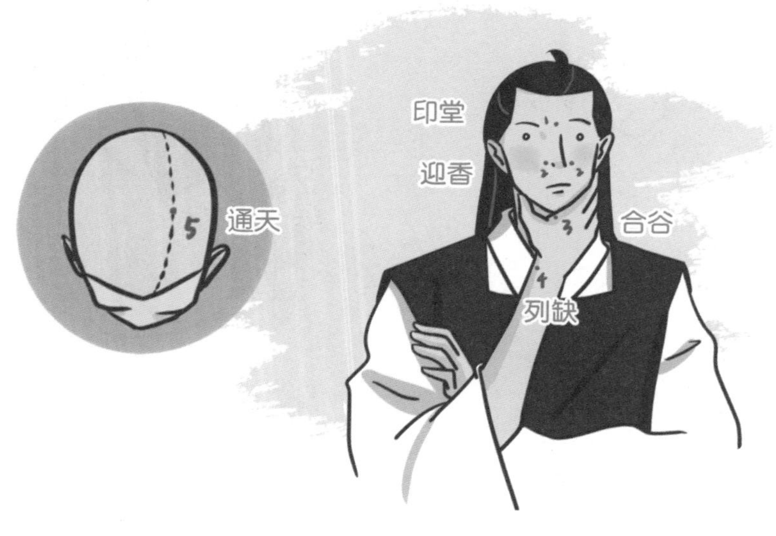
通天
5
印堂
迎香
合谷
列缺

【咽喉肿痛】

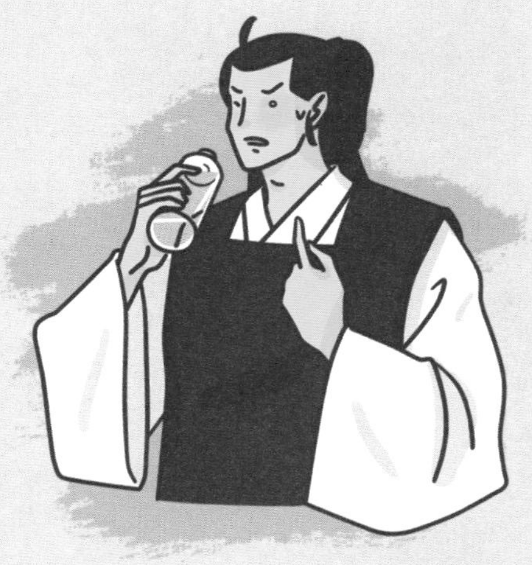

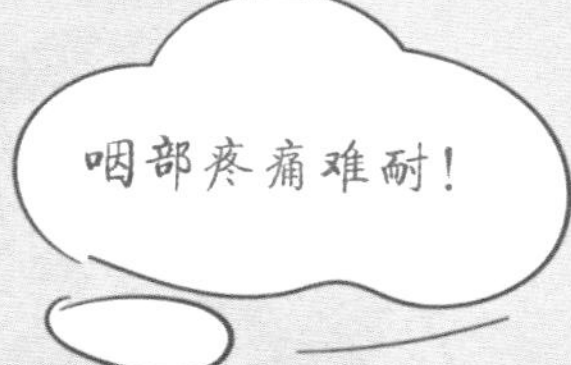
咽部疼痛难耐！

主症：咽喉肿痛。

实证治疗主穴：廉泉①、天突②、尺泽③、少商④、内庭⑤、关冲⑥。

虚证治疗主穴：太溪⑦、照海⑧、列缺⑨、鱼际⑩。

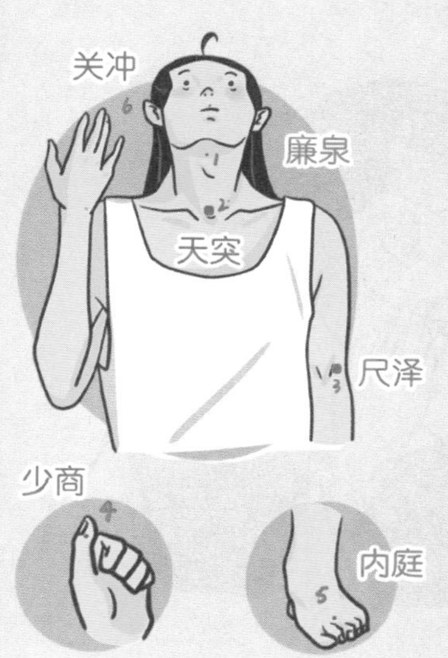
关冲
廉泉
天突
尺泽
少商
内庭

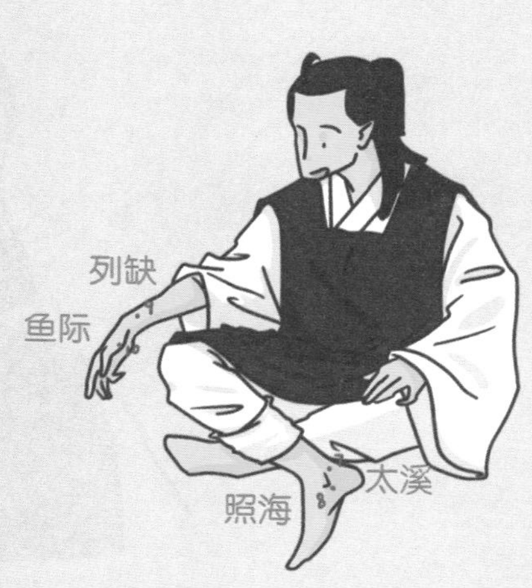
列缺
鱼际
太溪
照海

【牙痛】

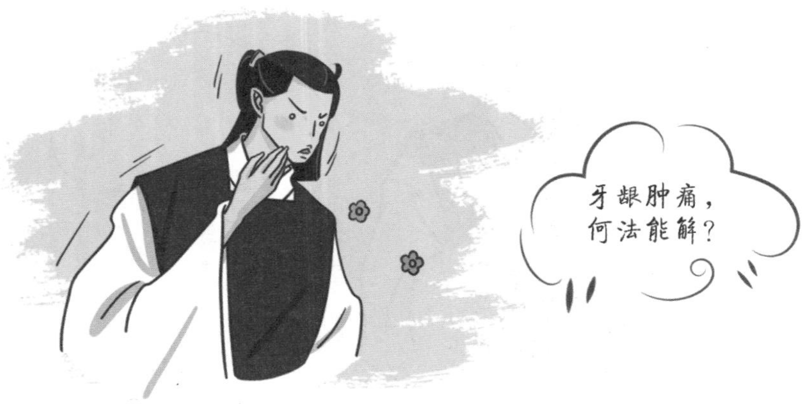
牙龈肿痛，
何法能解？

主症：牙齿疼痛。

治疗主穴：颊车①、下关②、合谷③。

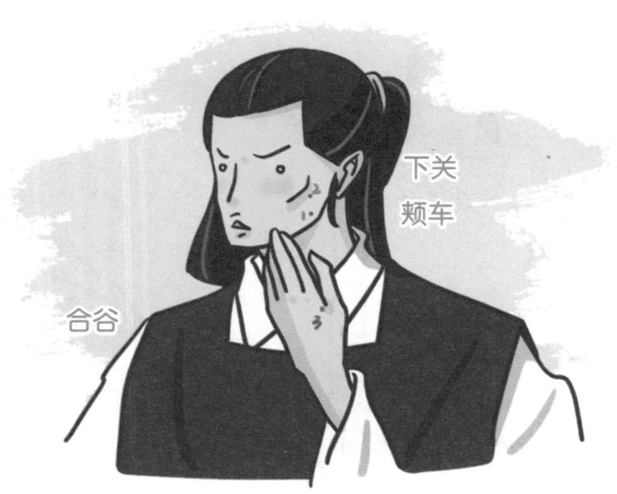
下关
颊车
合谷

【晕厥】

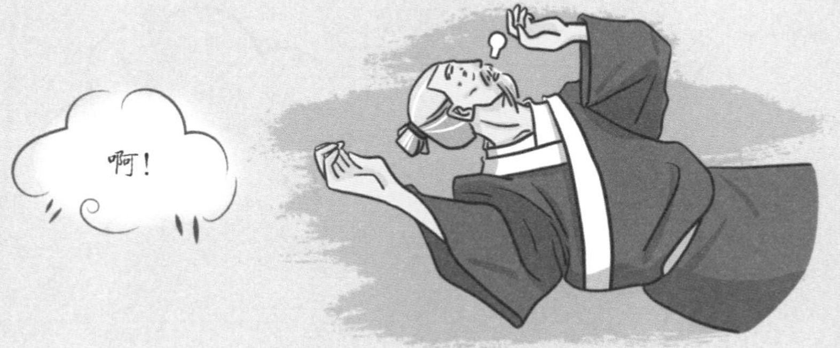
啊！

主症：突然昏仆，不省人事，四肢厥冷。
轻者昏厥时间较短，数秒至数分钟后恢复清醒。
重者昏厥时间较长，苏醒后无明显后遗症。

治疗主穴：水沟[①]、内关[②]、涌泉[③]。

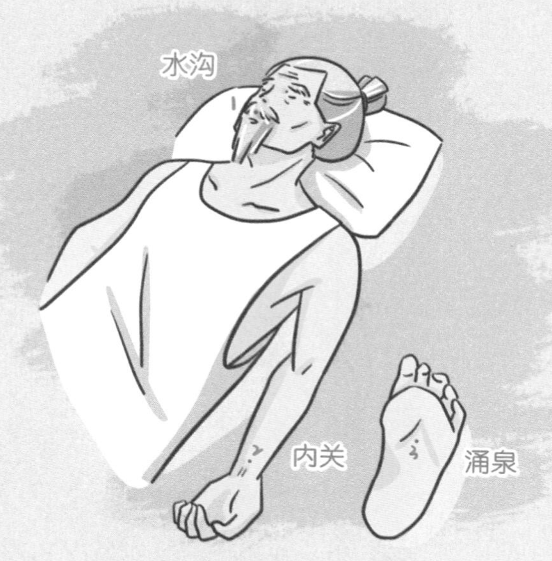
水沟
内关
涌泉

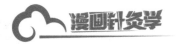

【高热】

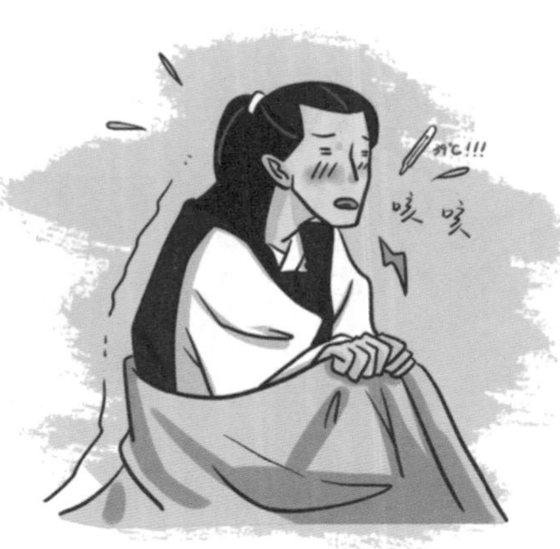
咳 咳

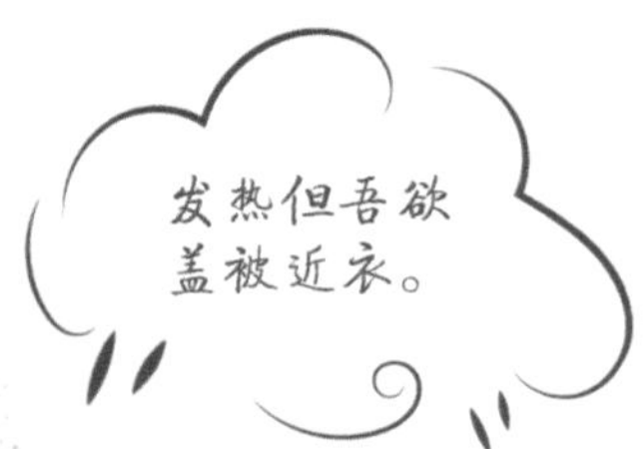
发热但吾欲
盖被近衣。

主症：体温升高，超过39℃。

治疗主穴：大椎①、曲池②、合谷③、十二井穴或十宣④。

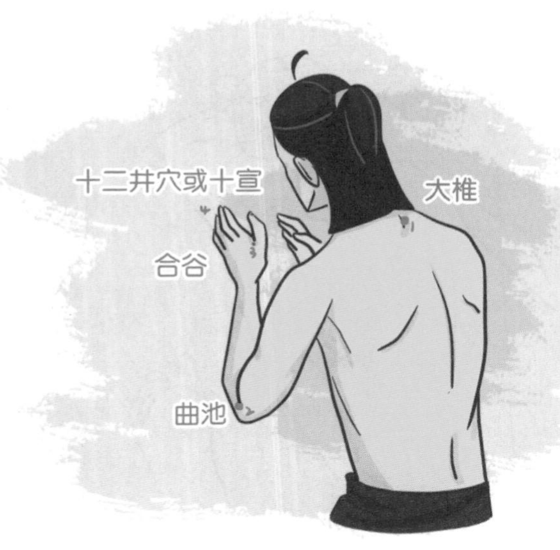
十二井穴或十宣
大椎
合谷
曲池

【项痹】

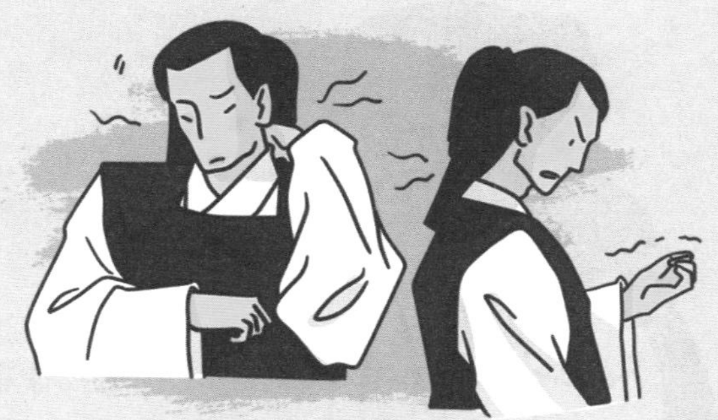

主症：头枕、肩颈、项背、上肢等部位疼痛及进行性肢体感觉和运动功能障碍。

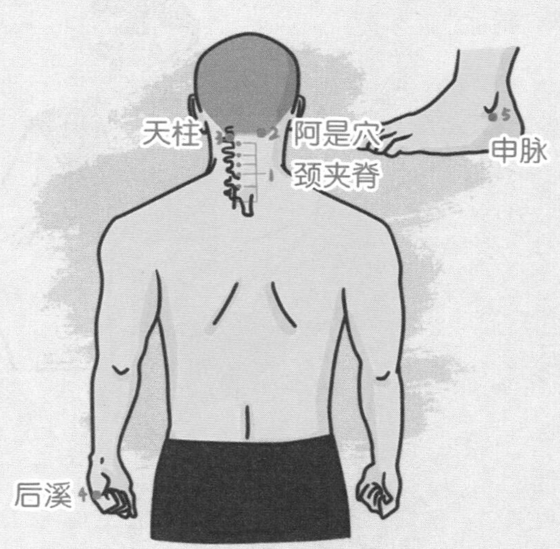
天柱
阿是穴
颈夹脊
申脉
后溪

治疗主穴：颈夹脊①、阿是穴②、天柱③、后溪④、申脉⑤。

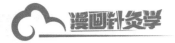

【近视】

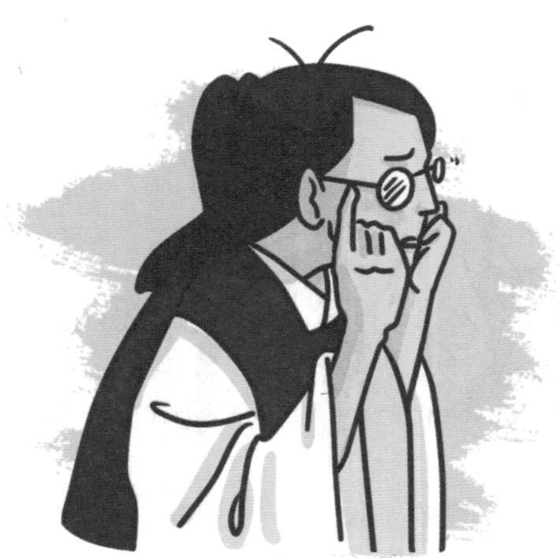

主症：视近物正常，视远物模糊不清。

治疗主穴：风池①、承泣②、睛明③、太阳④、光明⑤、养老⑥。

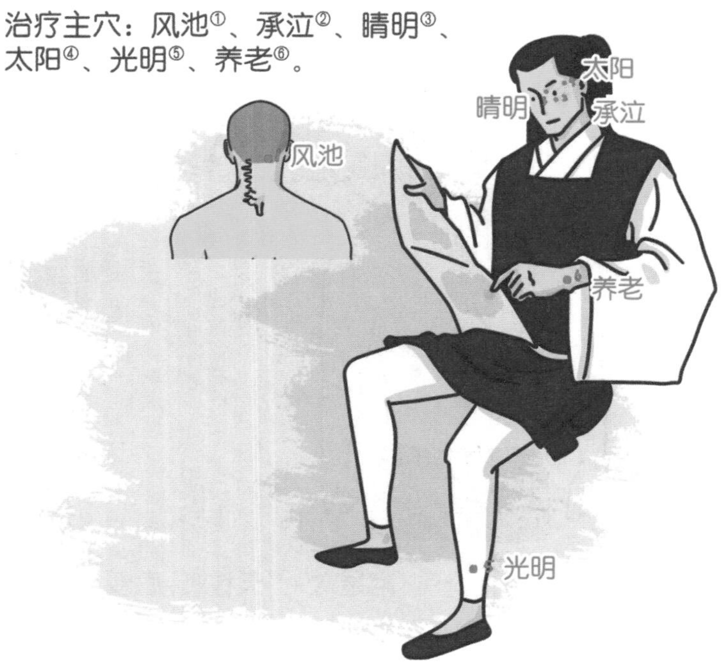
太阳
睛明
承泣
风池
养老
光明

【肥胖】

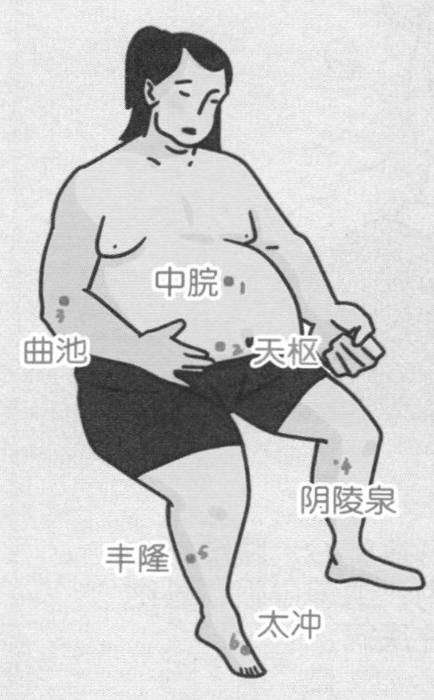
中脘
曲池
天枢
阴陵泉
丰隆
太冲

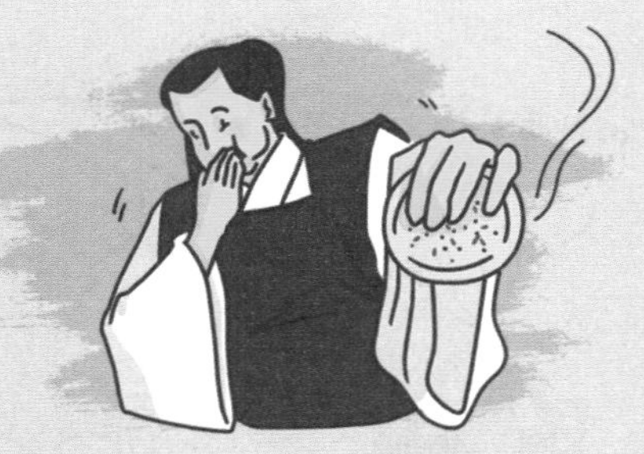

主症：形体肥胖，面肥颈臃，项厚背宽，腹大腰粗，臀丰腿圆。

治疗主穴：中脘①、天枢②、曲池③、阴陵泉④、丰隆⑤、太冲⑥。

【慢性疲劳综合征】

治疗主穴：百会①、关元②、肾俞③、足三里④、三阴交⑤、太冲⑥。

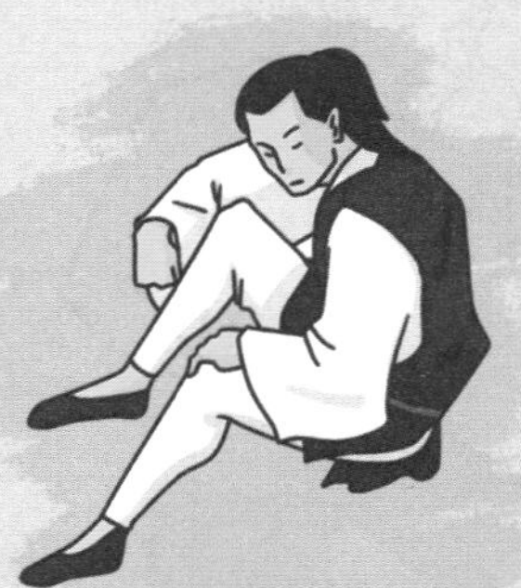

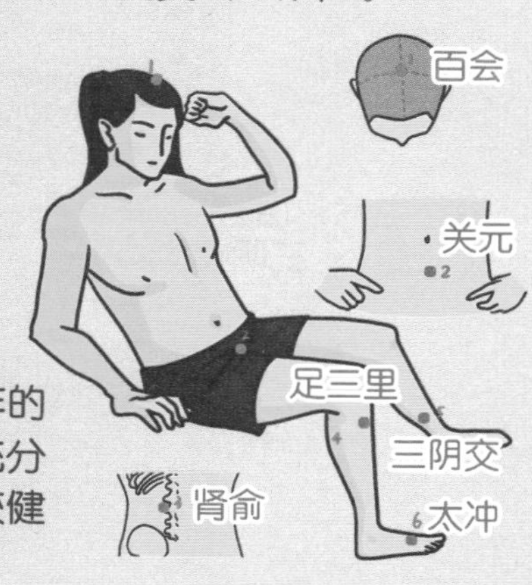
百会
关元
足三里
三阴交
肾俞
太冲

主症：原因不明的持续或反复发作的严重疲劳，并且持续半年以上，充分休息后疲劳不能缓解，活动水平较健康时下降50％以上。

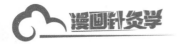

【衰老】

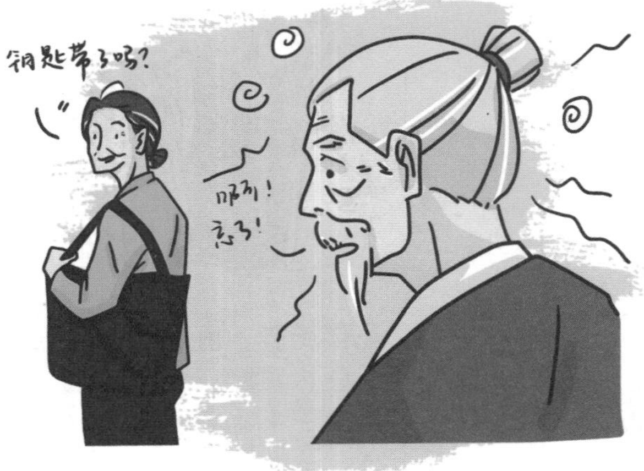
钥匙带了吗？
哎呀！
忘了！

主症：神疲健忘，反应迟钝，形寒肢冷，腰膝无力，动作迟缓，眩晕耳鸣，气短乏力，纳差少眠，甚则颜面浮肿等。常伴有多种老年性疾病。

治疗主穴：百会①、神阙②、关元③、足三里④、三阴交⑤。

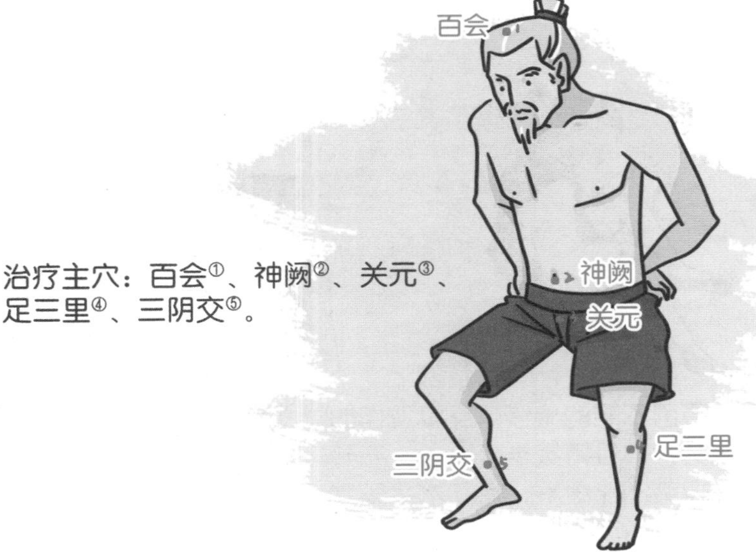
百会
神阙
关元
足三里
三阴交